J. Saloga
W. Mann
J. Knop

# Allergische Rhinitis

Einführung in Diagnostik und Therapie

# Allergische Rhinitis

## Einführung in Diagnostik und Therapie

Herausgegeben von
L. Klimek
J. Saloga
W. Mann
J. Knop

Unter Mitarbeit von
R. Benes
F. Horak
R. Mösges

Mit 75 Abbildungen,
davon 64 mehrfarbig,
und 25 Tabellen

Schattauer Stuttgart New York

Dr. med. Ludger Klimek
Hals-, Nasen-, Ohrenklinik

PD Dr. med. Joachim Saloga
Hautklinik

Prof. Dr. med. Wolf Mann
Hals-, Nasen-, Ohrenklinik

Prof. Dr. med. Jürgen Knop
Hautklinik

Universität Mainz
Langenbeckstr. 1
55131 Mainz

Die Deutsche Bibliothek – CIP-Einheitsaufnahme
Allergische Rhinitis : Einführung in Diagnostik und Therapie ; mit 25 Tabellen / hrsg. von L. Klimek ... Unter Mitarb. von R. Benes ... – Stuttgart ; New York : Schattauer, 1998
ISBN 3-7945-1832-2

In diesem Buch sind die Stichwörter, die zugleich eingetragene Warenzeichen sind, als solche nicht besonders kenntlich gemacht. Es kann also aus der Bezeichnung der Ware mit dem für diese eingetragenen Warenzeichen nicht geschlossen werden, daß die Bezeichnung ein freier Warenname ist.

Hinsichtlich der in diesem Buch angegebenen Dosierungen von Medikamenten usw. wurde die größtmögliche Sorgfalt beachtet. Gleichwohl werden die Leser aufgefordert, die entsprechenden Prospekte der Hersteller zur Kontrolle heranzuziehen.



Printed in Germany

Lektorat: Dr. rer. nat. André Dorochevsky

Illustrationen: Angelika Kramer, Sophienstraße 25, 70178 Stuttgart

Gedruckt auf chlor- und säurefrei gebleichtem Papier.

ISBN 3-7945-1832-2

# Vorwort

Die allergische Rhinitis ist die häufigste immunologische Erkrankung und eine der verbreitetsten Erkrankungen überhaupt. Zudem nehmen allergische Erkrankungen der Atemwege in besorgniserregender Weise zu. Wir Ärzte werden daher heute in einem nie gekannten Ausmaß mit entsprechenden Beschwerden unserer Patienten konfrontiert.

Nicht zuletzt durch jüngste Forschungsergebnisse liegt heute eine Vielzahl allergologischer und immunologischer Fakten vor, deren Einordnung in die klinische Arbeit nicht immer einfach ist. Eine qualifizierte Patientenversorgung ist jedoch ohne fundiertes Basiswissen ebensowenig möglich wie klinisch relevante Forschung ohne Praxisbezug. Wir sind daher gern dem Wunsch nachgekommen, aktuelles Grundlagenwissen und klinisch-praktische Informationen speziell zur allergischen Rhinitis in einem Buch zu vereinen. Als Grundlage diente hierfür unser im gleichen Verlag erscheinendes Buch „Allergologie und Umweltmedizin".

Wir danken dem Schattauer Verlag, insbesondere Herrn Dr. W. Bertram und Herrn Dr. A. Dorochevsky, für die hervorragende Zusammenarbeit und die rasche und gründliche Verwirklichung des Projekts.

Mainz, im Oktober 1997
Die Verfasser

# Inhalt

# Kapitel 1
# Grundzüge des menschlichen Immunsystems

Das **Immunsystem** hat die Aufgabe, den Organismus gegen potentiell gefährliche Einwirkungen, insbesondere Mikroorganismen, zu schützen. Dabei ist die Unterscheidung von „selbst" und „fremd" eine wesentliche Voraussetzung. Immunantworten gegen „selbst" können zu **Autoimmunkrankheiten** führen. Überschießende Immunantworten gegen harmlose äußere Noxen können zu **Intoleranzreaktionen** bzw. zu **spezifischen Allergien** führen. **Immundefekte** (angeboren oder erworben) lassen den Organismus partiell ungeschützt gegen verschiedene Mikroorganismen und andere Schädigungen.

Das Immunsystem kann in angeborene und erworbene Immunität unterteilt werden. Beide sind eng miteinander verzahnt. Die **angeborene Immunität** besteht aus den Phagozyten (neutrophile, eosinophile und basophile Granulozyten, Monozyten/Makrophagen), den natürlichen Killerzellen (NK-Zellen) und löslichen Faktoren wie Lysozym, Komplement u.a.

Die **erworbene Immunität** setzt die vorherige Auseinandersetzung des Individuums mit dem Auslöser der Immunantwort voraus und wird durch Lymphozyten und Antikörper vermittelt. Die Antigenrezeptoren auf T-Lymphozyten (T-Zell-Rezeptor, TCR) und B-Lymphozyten (membranständiges Immunglobulin, B-Zell-Rezeptor, BCR) bzw. in der sezernierten Form die Antikörper sind die einzigen spezifischen Elemente des Immunsystems, da sie bestimmte Anteile von äußeren Noxen, wie z.B. Mikroben, gezielt erkennen (d.h. binden) können. Solche spezifisch erkannten Anteile werden als **Antigene** bezeichnet. Die zur spezifischen Erkennung der vielen möglichen Antigene notwendige **Diversität** (Vielfalt) der T-Zell-Rezeptoren und der Antikörper wird folgendermaßen erzeugt: Unterschiedliche Teilstücke dieser Moleküle (variabler Anteil [V], Diversität [D], Verbindungsanteil [J] und konstanter Anteil [C]), die im Genom kodiert sind, werden in unterschiedlicher Weise aneinandergesetzt (Rekombination).

**Antikörper** oder **Immunglobuline** (Abb. 1.1) sind Moleküle, die von B-Lymphozyten bzw. Plasmazellen gebildet werden und aus zwei leichten und zwei schweren Ketten bestehen. Sie können entsprechend ihren schweren Ketten in unterschiedliche **Klassen** eingeteilt werden: IgA ($\alpha$-Kette), IgD ($\delta$-Kette), IgE ($\varepsilon$-Kette), IgG ($\gamma$-Kette) und IgM ($\mu$-Kette). IgG wird zusätzlich in **Subklassen** (Isotypen) eingeteilt ($IgG_1$ bis $IgG_4$), ähnlich auch IgA. Die leichten Ketten sind $\kappa$ und $\lambda$ und haben ebenfalls einen variablen und einen konstanten Anteil.

Die einzelnen Ketten bestehen aus mehreren Domänen mit unterschiedlichen Funktionen. Den proteolytischen Spaltprodukten entsprechend wird der **konstante Anteil** als Fc- oder pFc'-Stück bezeichnet; der **variable Anteil**, der das Antigen bindet, wird als Fab- oder $F(ab')_2$-Stück bezeichnet (die erstgenannten Produkte entstehen nach Spaltung mit Papain, die letztgenannten Produkte entstehen nach Spaltung mit Pepsin). Die konstanten Abschnitte binden an **Fc-Rezeptoren**, die den Immunglobulinklassen entsprechend mit griechischen Buchstaben indiziert werden (z.B. $Fc_{\gamma}R$). Gibt es mehrere Rezeptoren für eine bestimmte Ig-Klasse, werden sie nach abfallender Affinität numeriert.

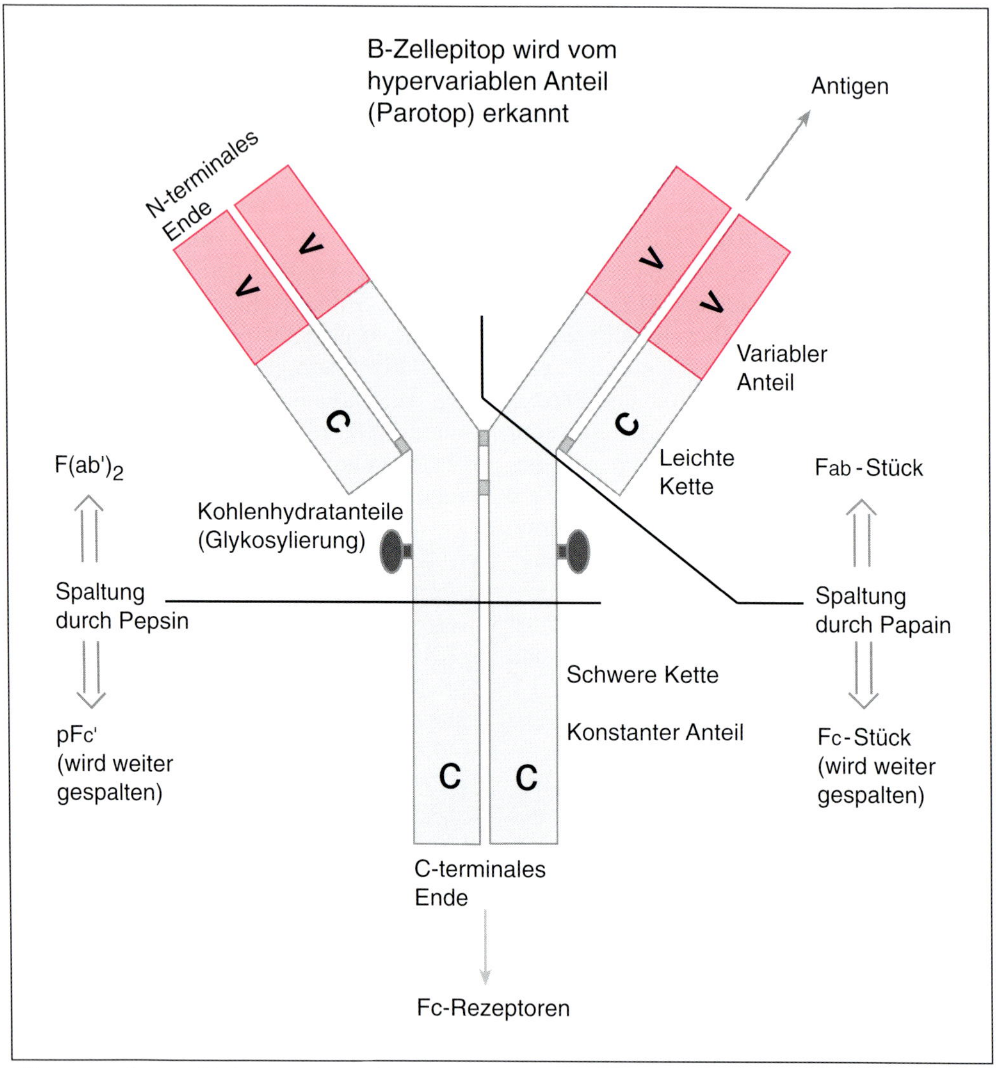


**Abb. 1.1** Antikörpermolekül (monomer). C = konstante Region; V = variable Region; Fab, F(ab')2, Fc, pFc' = Spaltprodukte nach enzymatischer Verdauung.

**IgA** ist das vorherrschende Immunglobulin in Körpersekreten, wobei es hauptsächlich in dimerer Form vorliegt und durch die sekretorische Komponente vor Proteolyse geschützt wird. **IgD** befindet sich hauptsächlich auf der Membran von B-Zellen (wo auch IgM vorkommt), bevor der Wechsel zu anderen Immunglobulinklassen stattfindet, wobei dann diese anderen Immunglobulinklassen auf der B-Zelloberfläche exprimiert werden. **IgE** findet sich nur in Spuren im Blut und ist unterschiedlich stark glykosyliert (vgl. Grundlagen der Allergie vom Soforttyp, S. 9 ff). **IgG** ist das Hauptimmunglobulin im Blut (ca. 70%) und wird hauptsächlich bei der sekundären Immunantwort (bei Antigenreexposition) gebildet. **IgM-Moleküle** bilden eine pentamere Struktur aus fünf Einzelmolekülen und stellen die „frühen“ Antikörper bei Immunantworten dar. Sie kommen hauptsächlich im Blut vor.

Die **Zellen des Immunsystems** (Abb. 1.2) stammen von gemeinsamen Vorläufern (Stammzellen) aus dem Knochenmark ab. Hier entstehen sich weiter differenzierende **kolonieformende Einheiten**. **T-Lymphozyten** (T-Zellen) durchlaufen in der Regel zusätzlich einen **Selektionsprozess** im Thymus. Dort werden einerseits autoreaktive T-Zellen eliminiert (negative Selektion), andererseits nur solche T-Zellen positiv selektioniert, die Antigen im Kontext von MHC-Molekülen (Haupthistokompatibilitätskomplex) erkennen. Dies erklärt die spätere **MHC-Restriktion** der T-Lymphozyten und verhindert, daß sie Immunantworten gegen „selbst“ einleiten oder auf alle möglichen Stimuli reagieren.

Lymphozyten befinden sich außer in der Zirkulation hauptsächlich in den **lymphatischen Organen.** Primäre lymphatische Organe sind: Thymus, Bursa-Fabricii-Äquivalente im Knochenmark. Sekundäre lymphatische Organe sind: Milz, Lymphknoten. Lymphozyten sind migratorisch aktiv (Abb. 1.3). **Naive T-Zellen** (CD45RA), d.h. T-Zellen, die noch nicht durch Antigenkontakt aktiviert worden sind, rezirkulieren vor allem direkt durch die lymphatischen Organe (Lymphknoten). **Memory-T-Zellen** (CD45RO) durchwandern hauptsächlich im Rahmen der **Immunosurveillance** andere Organe (vor allem Haut und Schleimhäute) und gelangen durch den Lymphstrom in die Lymphknoten, die mit dem drainierten Gewebe eine funktionelle Einheit bilden (SALT = Skin-associated lymphoid tissue, MALT = Mucosa-associated lymphoid tissue). Weiterhin bilden spezialisierte dendritische Zellen in den Epithelien (z.B. Langerhans-Zellen in der Haut) einen Vorposten des Immunsystems und wandern nach Antigenkontakt in die örtlichen drainierenden Lymphknoten aus, um Immunantworten einzuleiten. Schließlich bilden Freßzellen wie Makrophagen das **retikuloendotheliale System** (RES), das körpereigenes oder fremdes Material aufnimmt (Kupffer-Sternzellen in der Leber, Makrophagen in verschiedenen Geweben wie Lymphknoten, Alveolen der Lunge, Mesangium der Nieren, serösen Häuten, Mikroglia im Gehirn).

Der **Haupthistokompatibilitätskomplex** (MHC = Major histocompatibility complex) (Abb. 1.4) wird in Klasse I (HLA-A, -B, -C) und Klasse II (HLA-DP, -DQ, -DR) eingeteilt, wobei HLA für Human leucocyte antigen steht. **MHC-Klasse-I-Antigene** werden auf allen kernhaltigen Zellen des Körpers exprimiert, **MHC-Klasse-II-Moleküle** jedoch nur auf spezialisierten Zellen.

T-Zellen, die MHC-Klasse-I-restringiert sind, exprimieren das akzessorische Molekül **CD8** in Assoziation mit dem **T-Zell-Rezeptor** (TCR). Funktionell handelt es sich dabei um **zytotoxische Zellen** oder **Suppressorzellen.** T-Zellen, die MHC-Klasse-II-restringiert sind, exprimieren das akzessorische Molekül **CD4**, das ebenfalls mit dem TCR assoziiert ist. Funktionell handelt es sich hierbei um **Helferzellen**, die z. B. Hilfe an B-Zellen leisten, um Immunglobuline zu produzieren. Der TCR selbst kommt als **$\alpha\beta$-TCR** und als **$\gamma\delta$-TCR** vor und ist mit dem **CD3-Komplex** verbunden, der für die Signaltransduktion über den TCR wichtig ist. Alle T-Zellen sind daher CD3-positiv.

MHC-Klasse-II-Moleküle werden hauptsächlich auf **antigenpräsentierenden Zellen** (APC), wie z. B. dentritischen Zellen, Makrophagen und B-Zellen, exprimiert. APC sind unabdingbar, um T-Zell-Antworten einzuleiten, wobei sie Proteinantigene in Peptide zerlegen und eingebettet in ihre MHC-Moleküle präsentieren (Antigenaufnahme, Prozessierung und Präsentation).

Um eine vollständige Aktivierung von T-Zellen zu erzielen, sind zusätzliche **kosti-**

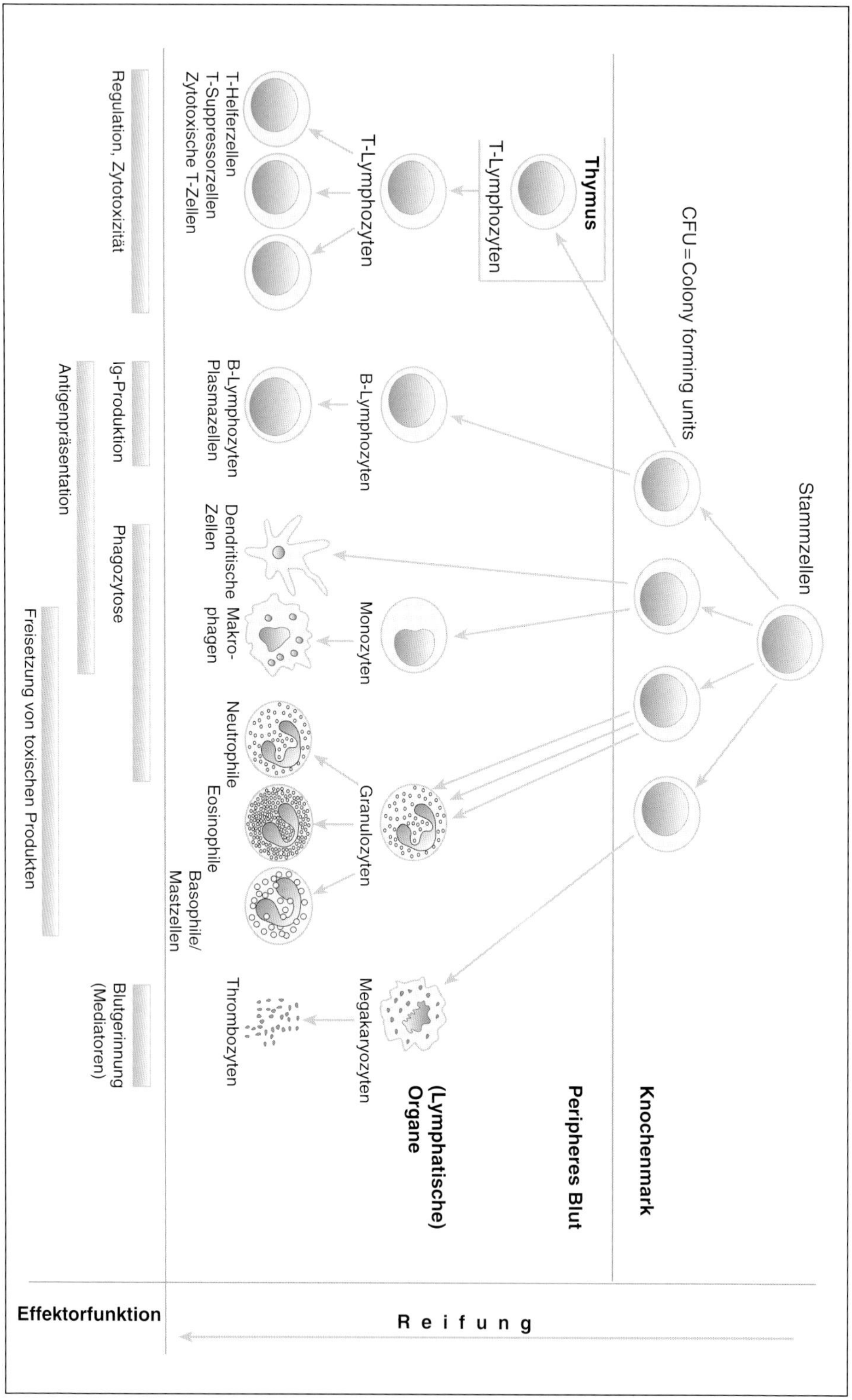


**Abb. 1.2** Abstammung der Zellen des Immunsystems.

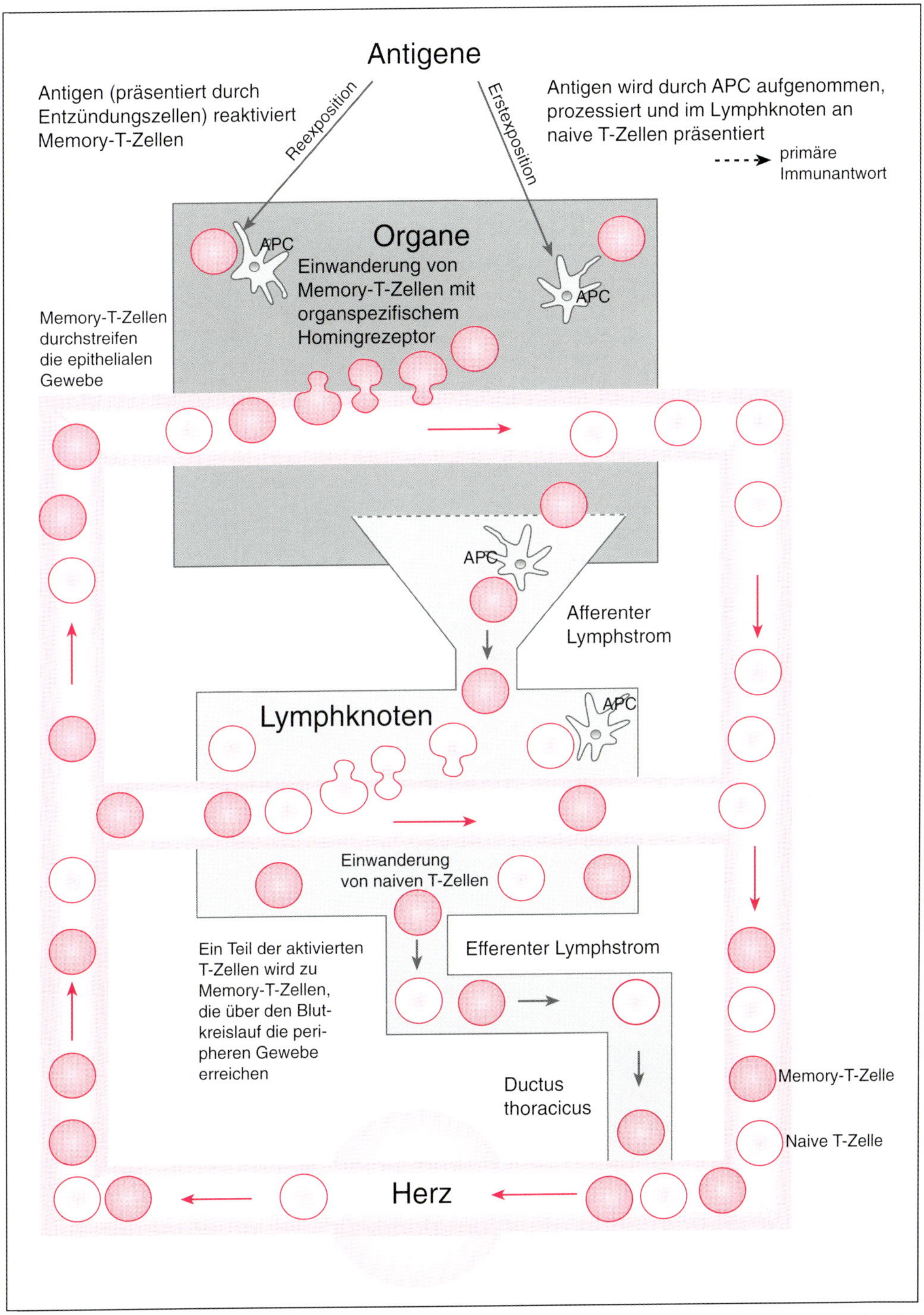


**Abb. 1.3** Immunüberwachung (Immunosurveillance) und Rezirkulation von T-Lymphozyten. APC = antigenpräsentierende Zelle.

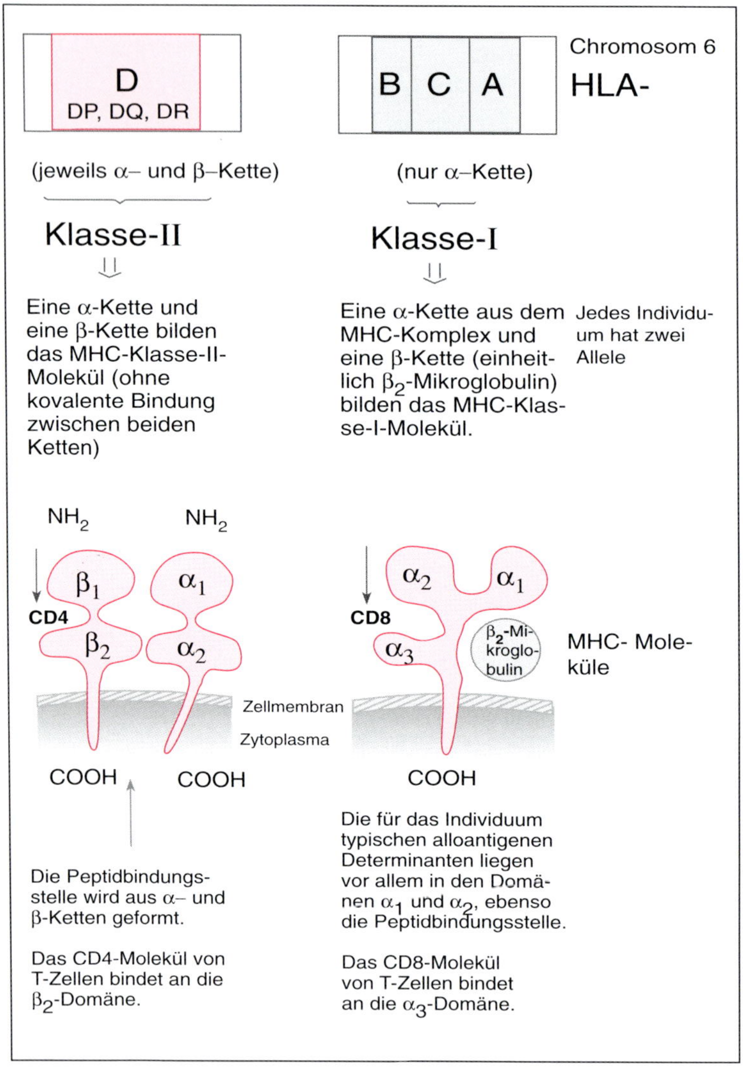


**Abb. 1.4** Haupthistokompatibilitätskomplex (MHC).

**mulatorische Signale** notwendig. Dies sind einerseits lösliche Faktoren wie Interleukin 1, andererseits membranständige Moleküle wie die B7-Gruppe, die auf seiten der T-Zellen den Gegenrezeptor CD28/CTLA-4 binden.

Außerdem ist für solche zellulären Interaktionen eine enge Kontaktaufnahme erforderlich, die durch **Adhäsionsmoleküle** wie LFA-1 und ICAM-1 stabilisiert wird.

Adhäsionsmoleküle sind auch für die **Einwanderung von Entzündungszellen** in das Gewebe von großer Bedeutung. Dies ist ein mehrstufiger Prozeß. Er beginnt mit dem Rollen von Entzündungszellen mit dem Blutstrom am **Gefäßendothel** entlang; dabei sind Selektine beteiligt, die sich zwischen verschiedenen Geweben unterscheiden. Dann erfolgt eine feste Adhäsion an der Gefäßwand. Dieser Vorgang wird durch

Integrine (z. B. ICAM-1) vermittelt. Anschließend kommt es zu einer Transmigration der Zellen in das entzündete Gewebe. Hier findet eine weitere Wanderung (gegen das Konzentrationsgefälle) von **chemotaktischen Substanzen** im Interstitium statt. Die Wanderung von migratorisch aktiven Entzündungszellen wird durch die Expression bestimmter Oberflächenmoleküle gesteuert, die andere ortsfeste Moleküle binden (Haptotaxis). Solche Moleküle werden, ähnlich wie die vaskulären Adhäsionsmoleküle, durch proinflammatorische Mediatoren reguliert.

Die löslichen **Mediatoren**, die von Zellen zur interzellulären Kommunikation generiert werden, sind zahlreich und können ganz unterschiedlichen Substanzklassen zugeordnet werden. Proteine, die von Immunzellen zur Kommunikation benutzt werden, werden als **Zytokine** (Tab. 1.1) bezeichnet. Bei Lymphozyten werden die Zytokine Lymphokine genannt; bei Monozyten und Makrophagen werden sie Monokine genannt. Zu den Zytokinen gehören auch die **Interleukine** (IL-1 bis IL-16), der **Tumornekrosefaktor** (TNF-α und TNF-β) und das **„Immuninterferon"** (IFN-γ). Diese Botenstoffe wirken mittels spezifischer **Rezeptoren** auf ihre Zielzellen ein. Nach Bindung an die Rezeptoren werden Signale an das Zellinnere weitergeleitet **(Signaltransduktion)**. Ähnliche Signalprozesse werden auch durch die Kreuzvernetzung von TCR oder BCR oder anderen Oberflächenmolekülen wie MHC-Molekülen oder Fc-Rezeptoren vermittelt. Da die meisten zuletzt besprochenen membranständigen oder löslichen Moleküle Proteine sind, werden sie folgendermaßen erzeugt: Nach Transkription entsprechender DNA-Segmente im Genom **(Gene)** zu mRNA erfolgt deren Translation in den Ribosomen. Entsprechend kann der Nachweis der zugehörigen RNA, der heute mit sehr empfindlichen Methoden wie Polymerase-Kettenreaktion (PCR) geführt wird, als Hinweis auf die Regulation und Expression dieser Proteine herangezogen werden. Dennoch muß immer zwischen RNA-Produktion, Proteinproduktion und der tatsächlicher Ausschleusung der Proteine aus der Zelle unterschieden werden.

### Weiterführende Literatur


1. Gemsa D, Kalden JR, Resch K (Hrsg). Immunologie: Grundlagen, Klinik, Praxis. 4. Aufl. Stuttgart: Thieme 1996.
2. Paul WE (ed). Fundamental Immunology. 3rd ed. New York: Raven Press 1993.
3. Roitt IM, Brostoff J, Male DK (Hrsg). Kurzes Lehrbuch der Immunologie. 3. Aufl. Stuttgart: Thieme 1995.

**Tab. 1.1** Zytokine und ihre Funktion.

| Zytokin | Funktion |
|---|---|
| **G-CSF** | Förderung der Entwicklung von Granulozyten<br>Aktivierung von Neutrophilen |
| **GM-CSF** | Förderung der Entwicklung von Granulozyten und Monozyten<br>Wachstumsfaktor für dendritische Zellen<br>Förderung der APC-Funktion von Makrophagen |
| **IFN-$\alpha/\beta$** | Antivirale Wirkung<br>Stimulation von NK-Zellen<br>Steigerung der MHC-I- und Hemmung der MHC-II-Expression<br>Hemmung der IL-4-bedingten IgE-Induktion |
| **IFN-$\gamma$** | Förderung der Zytotoxizität (NK-Zellen, T-Zellen)<br>Aktivierung von Monozyten/Makrophagen<br>Steigerung/Induktion der MHC-Molekülexpression<br>Induktion von ICAM-1, d.h. proinflammatorischer Effekt<br>Förderung von $T_{H1}$-Zellen<br>Hemmung von $T_{H2}$-Zellen und der IgE-Produktion |
| **IL-1$\alpha/\beta$** | (Ko-)Stimulation von $T_H$-Zellen, B-Zellen und NK-Zellen<br>Induktion von ICAM-1 und ELAM-1 an Gefäßendothelien<br>Induktion von Arachidonsäuremetaboliten, Fieber |
| **IL-2** | Aktivierung von verschiedenen Immunzellen (vor allem CTL → LAK)<br>Wachstumsfaktor für aktivierte T-Zellen |
| **IL-3** | Förderung der Entwicklung von zahlreichen Vorläuferzellen im Knochenmark<br>Voraktivierung von Basophilen und anderen Zellen |
| **IL-4** | Wachstumsfaktor für aktivierte B-Zellen<br>Steigerung der MHC-II-, CD23- und CD40-Expression auf B-Zellen<br>Förderung von $T_{H2}$-Zellen sowie der $IgG_4$- und IgE-Produktion<br>Hemmung von $T_{H1}$-Zellen<br>Wachstumsfaktor für Mastzellen<br>Induktion von VCAM-1 an TNF-$\alpha$-aktivierten Gefäßendothelien<br>Antitumoreffekt (wohl über zytotoxische Eosinophile) |
| **IL-5** | Stimulation von Eosinophilen<br>Eosinophilie |
| **IL-6** | Akute-Phase-Protein bei Entzündung<br>Förderung der B-Zellentwicklung zu Plasmazellen (Ig-Produktion) |
| **IL-7** | Förderung des Wachstums von aktivierten T-Zellen, Pro-B-Zellen |
| **IL-8** | Chemotaxis (fast alle Immunzellen)<br>Aktivierung von Neutrophilen<br>Hemmung der IgE-Produktion<br>Förderung der Angiogenese |
| **IL-9** | Entwicklung von Erythrozytenvorläufern (mit Erythropoetin)<br>Zusätzlicher Wachstumsfaktor für $T_H$-Zell- und Mastzellinien |
| **IL-10** | Hemmung von Makrophagen<br>Hemmung von $T_{H1}$-Zellen und NK-Zellen via APC-Hemmung<br>Aktivierung von B-Zellen inklusive Förderung der Ig-Produktion |
| **IL-11** | Förderung der Entwicklung von Megakaryozyten<br>Anregung der IgG-Produktion |
| **IL-12** | Förderung der Zytotoxizität von NK- und LAK-Zellen<br>Wachstumsfaktor für aktivierte T-Zellen und NK-Zellen<br>Förderung der $T_{H1}$-Entwicklung<br>Hemmung der IgE-Produktion<br>Antagonisierung von Anergie und Suppression |
| **IL-13** | Hemmung der Makrophagenfunktion<br>Induktion von CD23 auf B-Zellen<br>Induktion/Förderung der IgE- sowie IgG- und IgM-Produktion |
| **IL-14** | Förderung der Proliferation von aktivierten B-Zellen<br>Hemmung der Ig-Produktion |
| **IL-15** | Ähnliche Effekte wie IL-2 |
| **IL-16** | Freisetzung aus CD8-positiven T-Zellen (präformiert) nach Stimulation mit Histamin oder Serotonin<br>Chemotaktisch und Wachstumsfaktor für CD4-positive T-Helferzellen |
| **TGF-$\beta$** | Förderung der Bildung der extrazellulären Matrix, Wundheilung (Narbe)<br>Hemmung des Wachstums von Epithel- und Endothelzellen, Lymphozyten und hämatopoetischen Zellen im Knochenmark<br>Chemotaxis für Neutrophile, T-Zellen und Monozyten<br>Hemmung der IgE-, IgG- und IgM-Produktion<br>Förderung der IgA-Produktion |
| **TNF-$\alpha$** | Zytolyse<br>Induktion von ICAM-1, VCAM-1 und E-Selektin (ELAM-1) an Gefäßendothelien<br>Chemotaxis und Aktivierung von Neutrophilen<br>Verstärkung der T-Zell-Proliferation<br>Kachexie |
| **TNF-$\beta$** | Zytotoxizität gegen Tumorzellen<br>Wachstumsfaktor für Fibroblasten |

APC = antigenpräsentierende Zelle, CSF = koloniestimulierender Faktor, CTL = zytotoxische T-Lymphozyten, E-Selektin (ELAM) = endotheliales Leukozytenadhäsionsmolekül, ICAM = interzelluläres Adhäsionsmolekül, IFN = Interferon, Ig = Immunglobulin, IL = Interleukin, LAK = lymphokinaktivierte Killerzellen, MHC = Haupthistokompatibilitätskomplex, NK = natürliche Killerzellen, TGF = transformierender Wachstumsfaktor, TNF=Tumornekrosefaktor, VCAM = vaskuläres Adhäsionsmolekül

# Kapitel 2
# Immunologische Grundlagen der Allergie vom Soforttyp

## Begriffsbestimmungen und Geschichte

Der Begriff **Allergie** wurde erstmals 1906 von Clemens von Pirquet zur Unterscheidung von nützlichen und schädlichen Immunreaktionen gebraucht (23). Heute werden nur überschießende (krankmachende) spezifische immunologische Reaktionen gegen exogene Substanzen als Allergie bezeichnet und damit von Autoimmunität abgegrenzt. Akut auftretende allergische Krankheitserscheinungen wurden bereits 1902 von Richet und Portier als **Anaphylaxie** bezeichnet (26). Der Begriff der **Atopie** wurde 1923 von Coca und Cooke geprägt (3). Er steht für die vererbbare Neigung, Allergien zu entwickeln. Die heute noch verwendete **Einteilung von allergischen Reaktionsformen in Typ I bis IV** wurde 1963 von Coombs und Gell (5) vorgenommen (Tab. 2.1).

Meilensteine in der Erforschung der Typ-I-Allergie waren 1910 die Identifikation von Histamin als Mediator durch Dale und Laidlaw (6), 1921 der Nachweis der Übertragbarkeit der Typ-I-Allergie mittels Serum durch Prausnitz und Küster (24), die Identifikation des IgE-Moleküls 1966 durch Ishizaka et al. (9, 10) bzw. unabhängig davon 1967 durch Johannson (11) sowie 1979 die Beschreibung der Leukotriene als länger wirksame Mediatoren durch Samuelson (27).

**Tab. 2.1** Einteilung der allergischen Reaktionsformen nach Coombs und Gell (5).

| | |
|---|---|
| **Typ I** | Mastzell- und IgE-vermittelte Immunreaktion (Reaktion vom Soforttyp) |
| **Typ II** | Zytotoxische Immunreaktion |
| **Typ III** | Immunkomplexvermittelte Immunreaktion |
| **Typ IV** | Zellulär (T-Zell-)vermittelte Immunreaktion (Reaktion vom verzögerten Typ) |

## Entstehungsbedingungen einer Allergie

Für die Entstehung einer Allergie sind sowohl **genetische Einflüsse** als auch Umwelteinflüsse maßgebend. So steigt das Risiko für Kinder, an einem atopischen Leiden wie allergischer Rhinokonjunktivitis, allergischem Asthma bronchiale oder atopischem Ekzem (Neurodermitis) zu erkranken von normalerweise ca. 10 bis 15 % auf 30 bis 40 %, wenn ein Elternteil Atopiker ist, und auf 50 bis 80 %, wenn beide Eltern Atopiker sind. Kopplungsanalysen haben bislang zwei Genlokalisationen ergeben, die mit der Vererbung von Atopie gekoppelt sind. Die eine liegt auf Chromosom 11q in der Nähe der β-Kette des $F_{\varepsilon}RI$, die andere in der Nähe des IL-4-Gens auf Chromosom 5q (4, 17). Einflüsse der HLA-Gene sind für die Entstehung von Allergien gegen ganz bestimmte Allergene feststellbar, aber nicht für die allgemeine Neigung, Allergien zu entwickeln (18).

Neben der eigentlichen **Allergenexposition** (spezifischer Umweltfaktor) sind wahrscheinlich weitere, **unspezifische Umwelt-**

**faktoren** für die Allergieentstehung wichtig. Diese können einerseits einen Einfluß auf die Allergene ausüben, z.B. indem sie:

- Pollenkörner mit Schadstoffpartikeln bedecken;
- Allergene chemisch modifizieren;
- die Expression bestimmter, besonders potenter Allergene (z. B. in Pollenkörnern) erhöhen;
- die Konzentration an Allergenen insgesamt erhöhen, wie dies z.B. in gut isolierten und beheizten Innenräumen für die Hausstaubmilbenallergene der Fall ist (30).

Andererseits wirken Umweltfaktoren auch auf den menschlichen Organismus ein. So leisten wahrscheinlich Umwelteinflüsse, die eine chronische Entzündung der oberen Luftwege fördern (Mikroben, Schadgase und Partikel), einer echten Sensibilisierung Vorschub und tragen zur Manifestation von Symptomen bei (25).

## Antigenpräsentierende Zellen und Induktion einer spezifischen Sensibilisierung

Ein Allergen dringt zunächst über das Epithel des Respirations- oder Verdauungstraktes bzw. der Haut in den Körper ein (Abb. 2.1). Dort trifft es auf spezialisierte, hochpotente **antigenpräsentierende Zellen** (dendritische Zellen, Langerhans-Zellen), die das Allergen als Gesamtprotein aufnehmen und prozessieren. Dabei wird das Allergen in Peptide zerlegt und an MHC-Moleküle gebunden (Abb. 2.2). In dieser Bindung wird es dann (wohl hauptsächlich in den drainierenden örtlichen Lymphknoten, wohin die antigenpräsentierenden Zellen auswandern) T-Zellen präsentiert (Abb. 2.2 u. Abb. 2.3) (15). Spezifische **naive T-Zellen** mit einem passenden Rezeptor werden aktiviert, vermehren sich und kehren als **Memory-T-Zellen** immer wieder in das entsprechende Gewebe zurück (Homing) (22). Dort können sie bei erneuter Allergenexposition mit dem Allergen reagieren (vgl. Abb. 2.7, S. 19). Neben der skizzierten **spezifischen Interaktion** von antigenpräsentierenden Zellen und T-Zellen sind zur vollständigen Aktivierung von T-Zellen weitere, sogenannte **kostimulatorische Signale** erforderlich. Sie umfassen Interaktionen sowohl von membranständigen Molekülen, wie z. B. der B7-Gruppe auf antigenpräsentierenden Zellen und CD28 auf T-Zellen, als auch von löslichen Mediatoren wie Interleukin-1. Fehlen solche Signale, kommt es nicht zu einer **Sensibilisierung**, sondern zur Anergie von T-Zellen (Zustand der Nichterregbarkeit), zum Absterben dieser Zellen und zur **immunologischen Toleranz** (vgl. Abb. 2.3) (12). Der Abschaltung von Immunantworten kommt bei der Regulation des Immunsystems eine große Bedeutung zu, um fehlgeleitete, überschießende oder endlos verlaufende Reaktionen zu vermeiden.

## $T_{H1}$/$T_{H2}$-Polarisierung

Neben der alten Einteilung von T-Zellen in $CD4^+$-T-Helferzellen und $CD8^+$ zytotoxische bzw. Suppressorzellen hat sich eine neue Einteilung der T-Helferzellen entsprechend ihrer Zytokinproduktion durchgesetzt. Noch nicht determinierte $CD4^+$-T-Helferzellen werden **$T_{H0}$-Zellen** genannt. Sie können sich differenzieren in **$T_{H1}$-Zellen**, die u.a. Interferon-$\gamma$ (IFN-$\gamma$), Tumornekrosefaktor-$\beta$ (TNF-$\beta$) und Interleukin-2 (IL-2) produzieren oder **$T_{H2}$-Zellen**, die z.B. IL-4, IL-5, IL-6, und IL-13 produzieren (20, 21). IL-3, IL-10, TNF-$\alpha$ und Granulocyte macrophage colony stimulating fac-

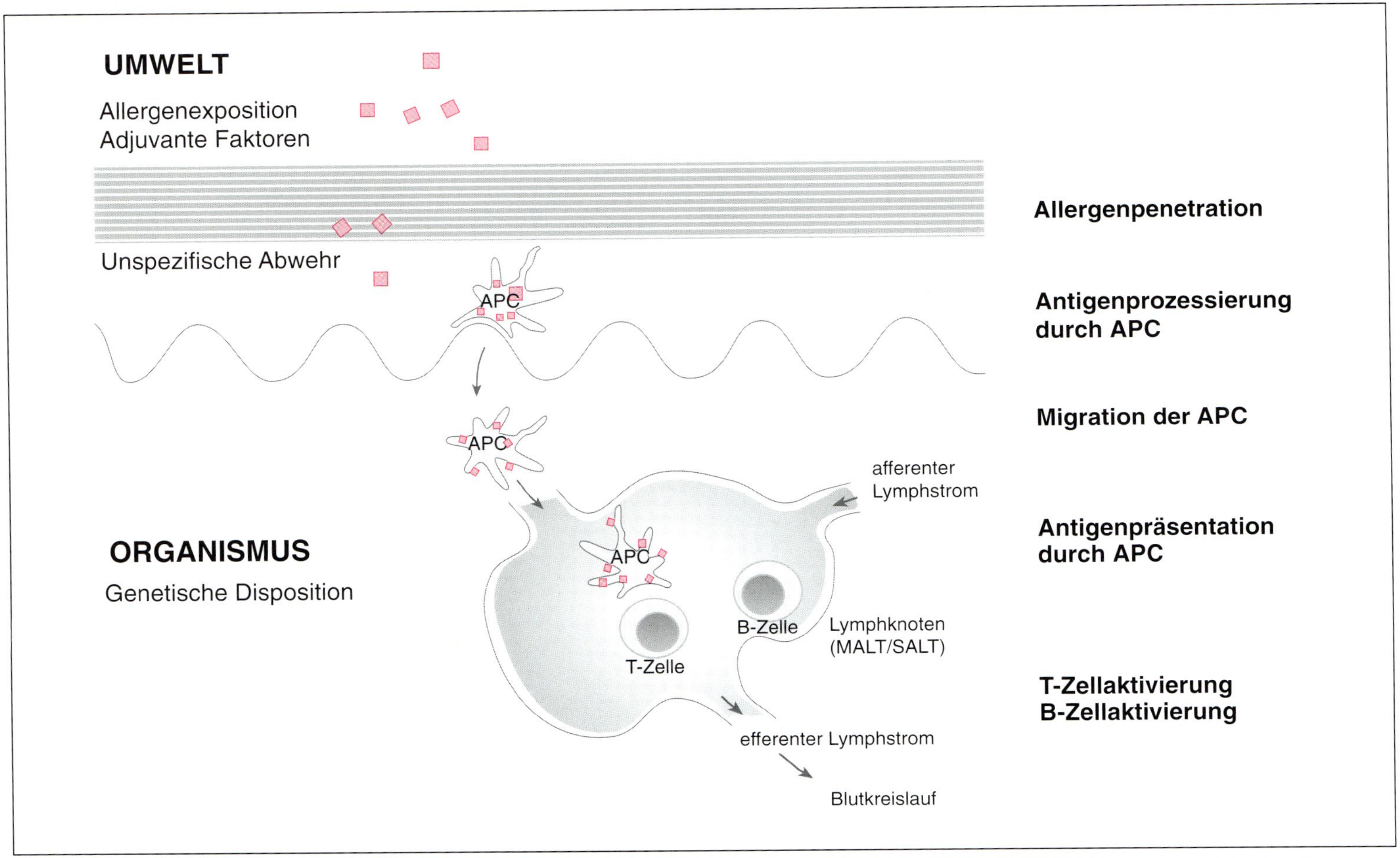


**Abb. 2.1** Sensibilisierungsphase (Allergie vom Soforttyp) (s. auch Abb. 2.2 bis 2.5). APC = antigenpräsentierende Zelle; B = B-Lymphozyt; T = T-Lymphozyt; MALT = Mucosa-associated lymphoid tissue; SALT = Skin-associated lymphoid tissue.

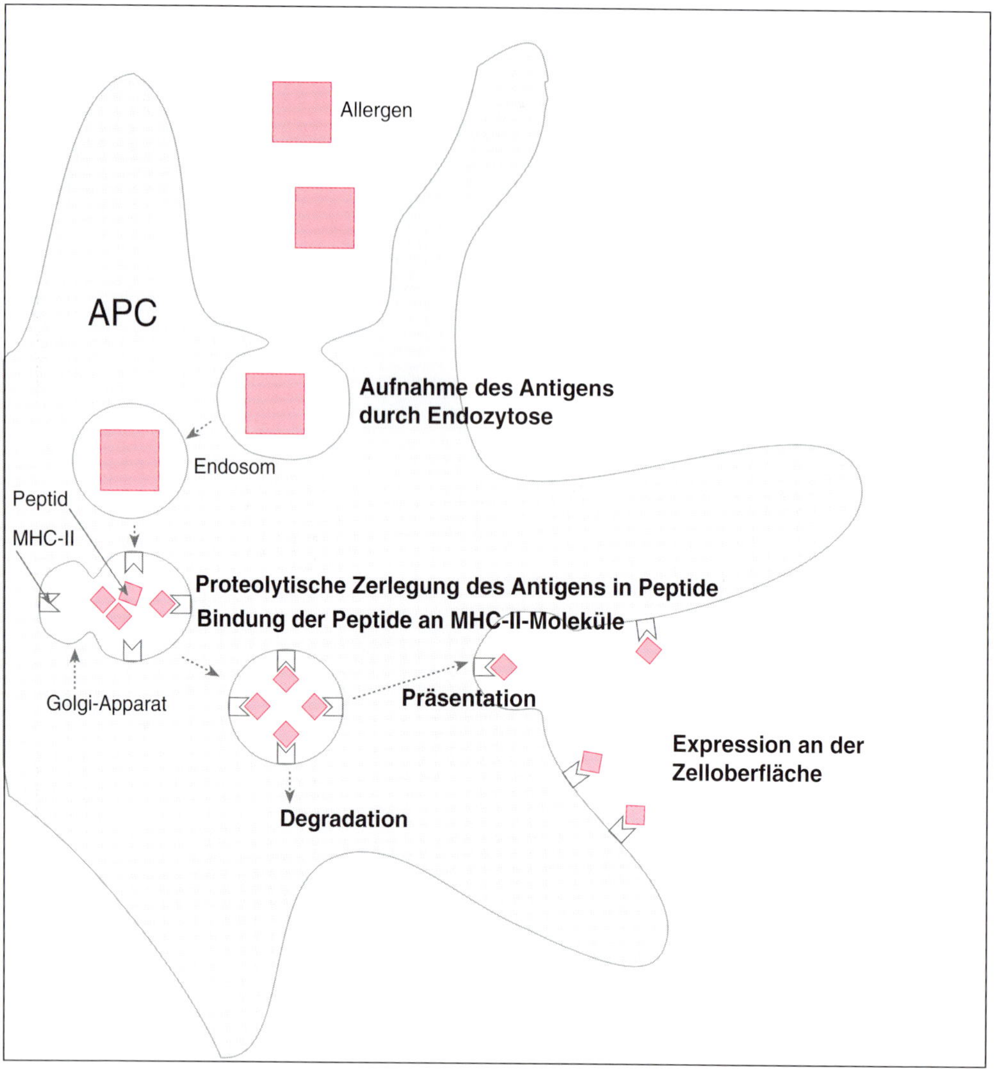


**Abb. 2.2** Antigenprozessierung durch APC (extrazelluläres Protein-Antigen). APC = antigenpräsentierende Zelle; MHC = Major histocompatibility complex.

tor (GM-CSF) werden sowohl von $T_{H1}$- als auch von $T_{H2}$-Zellen gebildet. Beide Zelltypen produzieren ihre eigenen Wachstumsfaktoren (IL-2 bzw. IL-4) und inhibieren die Entwicklung des jeweils anderen $T_H$-Typs (IFN-γ von $T_{H1}$ inhibiert $T_{H2}$, und IL 4, IL-10 von $T_{H2}$ inhibieren $T_{H1}$ [16]). Die initiale Weichenstellung zugunsten eines der beiden $T_H$-Typen wird eventuell durch unterschiedliche kostimulatorische Signale (gegebenenfalls auch durch verschiedene antigenpräsentierende Zellen), durch die Antigenkonzentration, vor allem aber durch die Präsenz bestimmter Zytokine bewirkt. So fördert IL-4 die $T_{H2}$-Entwicklung und IL-12 die $T_{H1}$-Entwicklung (Abb. 2.4) (20). Das Zytokinmilieu in den Schleimhäuten und in der Haut wird entscheidend durch die Zellen des **Epithelverbandes** mitgeprägt (7).

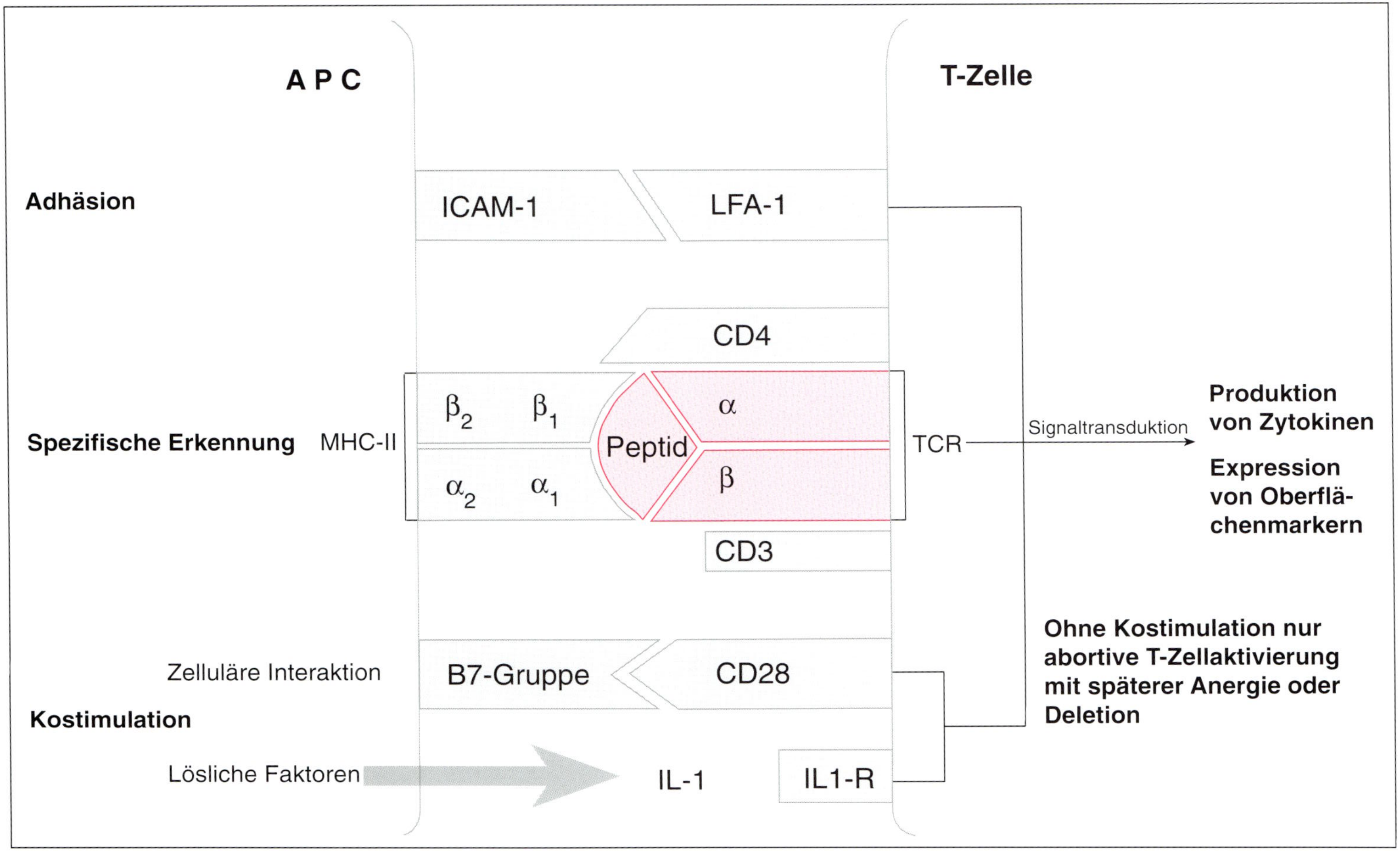


**Abb. 2.3** T-Zellaktivierung durch APC. APC = antigenpräsentierende Zelle; CD = Cluster of differentiation (Nomenklatur für Oberflächenmarker); IL-1 = Interleukin 1; IL-1R = Interleukin-1-Rezeptor; ICAM-1 = Intercellular adhesion molecule 1; LFA-1 = Lymphocyte function-associated antigen; MHC = Major histocompatibility complex; TCR = T-Zellrezeptor.

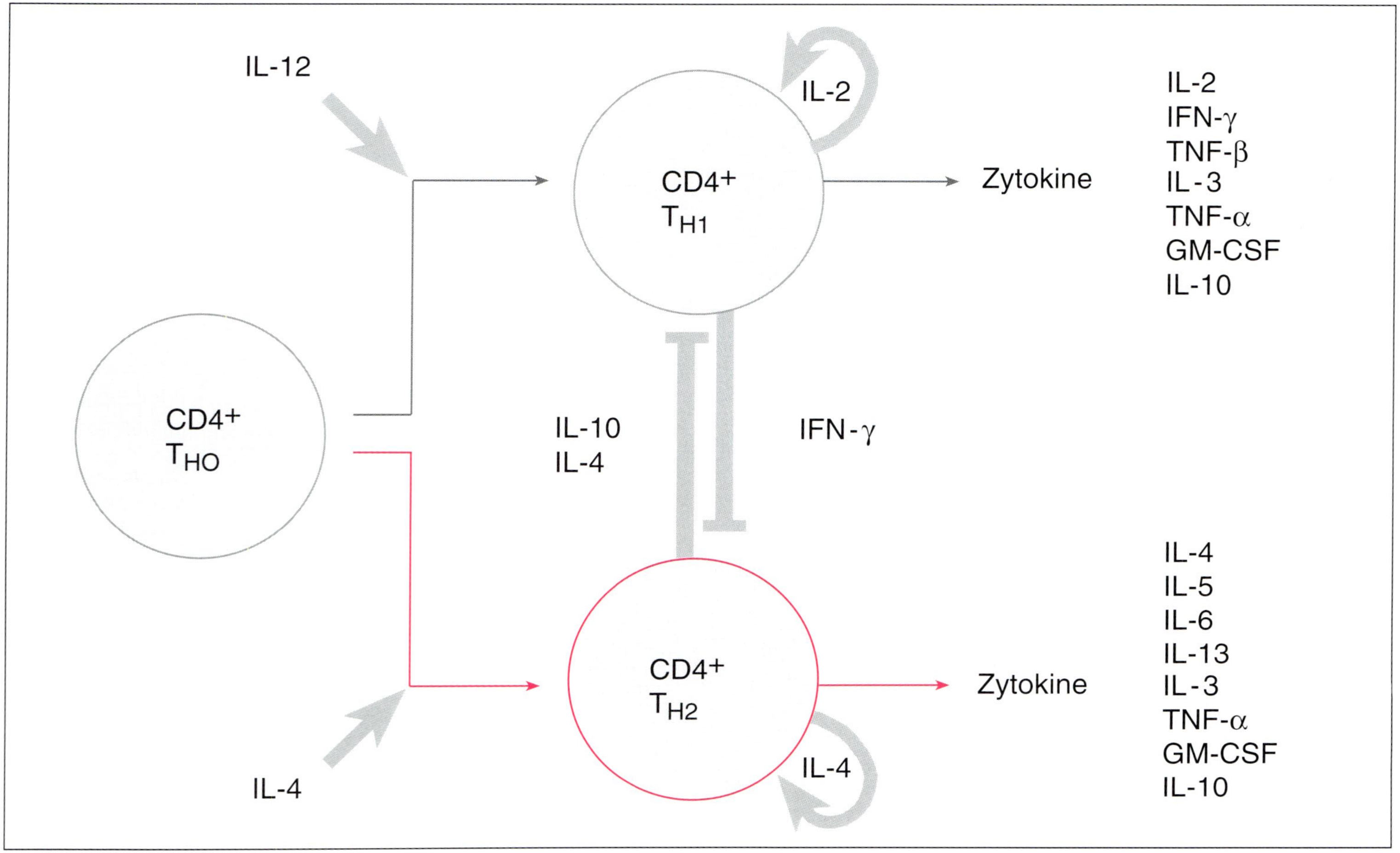


**Abb. 2.4** T-Zelldifferenzierung (Zytokinprofile). CD = Cluster of differentiation (Nomenklatur für Oberflächenmarker); GM-CSF = Granulocyte macrophage colony stimulating factor; IFN = Interferon; IL = Interleukin; $T_H$ = T-Helferzelle; TNF = Tumornekrosefaktor; → = fördernder Einfluß; ⊣ = hemmender Einfluß.

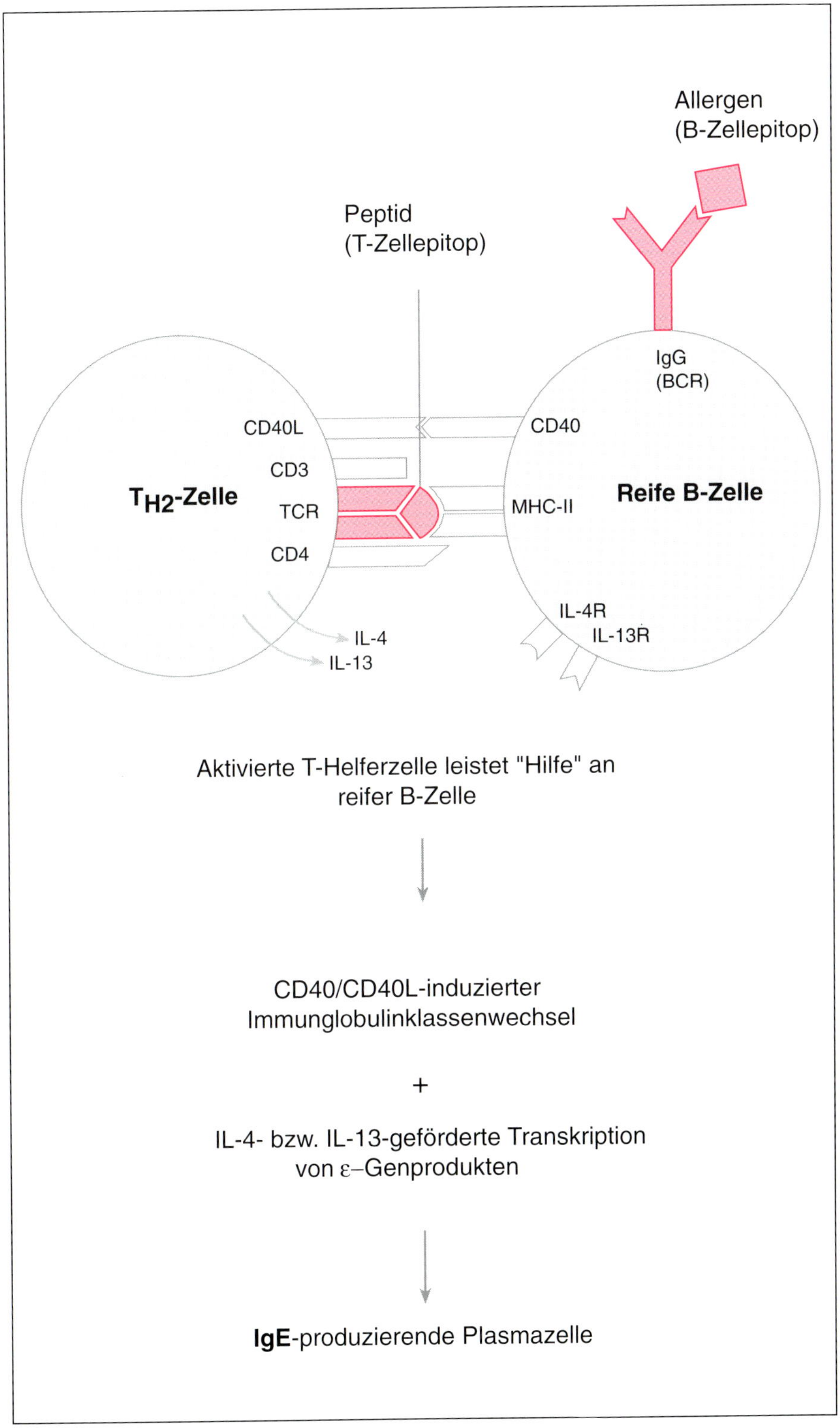


**Abb. 2.5** B-Zellaktivierung und Differenzierung zu IgE-produzierenden Plasmazellen. BCR = B-Zellrezeptor (membranständiges Immunglobulin); CD = Cluster of differentiation (Nomenklatur für Oberflächenmarker; Ig = Immunglobulin; IL-4 = Interleukin 4; IL-4R = Interleukin-4-Rezeptor; IL-13 = Interleukin 13; IL-13R = Interleukin-13-Rezeptor; MHC = Major histocompatibility complex; TCR = T-Zellrezeptor; $T_H$ = T-Helferzelle.

## B-Zellen und IgE-Produktion

Erhöhte IgE-Werte sind ein Charakteristikum von atopischen Krankheiten (13). Der **Immunglobulin-Klassenwechsel** von **B-Zellen** speziell zu ε-Genprodukten (d. h. zu Genprodukten, die für verschiedene IgE-Formen kodieren) und die **Produktion von IgE** durch Plasmazellen werden hauptsächlich durch **IL-4**, aber auch durch IL-13 angeregt (32). Ein weiteres wichtiges Signal für die Induktion des Immunglobulin-Klassenwechsels ist die Interaktion der membranständigen Moleküle **CD40L** auf aktivierten T-Zellen und **CD40** auf B-Zellen (32). **IL-6** ist in der Lage, die Immunglobulinsynthese allgemein anzuregen (Abb. 2.5). Schließlich gibt es noch eine Reihe weiterer Signale, welche die IgE-Produktion beeinflussen. Hier sei nur **IFN-γ** als wichtigster Inhibitor der IgE-Synthese genannt (32). IFN-γ wird von $T_{H1}$-Zellen und auch von $CD8^+$-T-Zellen produziert. $CD8^+$-T-Zellen haben deshalb häufig einen hemmenden Einfluß auf die IgE-Synthese (wobei es jedoch auch $CD8^+$-T-Zellen gibt, die $T_{H2}$-Typ-Zytokine produzieren). Die positiven Signale für die IgE-Synthese (CD40L und IL-4) können somit von $T_{H2}$-Zellen bereitgestellt werden, welche sich auch vermehrt bei Atopikern nachweisen lassen (31, 14). Mit der oben beschriebenen allergenspezifischen Induktion von $T_{H2}$-Zellen, die Hilfe an B-Zellen leisten, allergenspezifisches IgE zu produzieren, ist die Induktion einer **Sensibilisierung vom Soforttyp** (Typ I) abgeschlossen.

Ein Allergen, das IgE-vermittelte Allergien vom Soforttyp auslöst, ist in der Regel ein komplexes Molekül (Protein oder Glykoprotein), das sich aus einer großen Zahl von Aminosäuren in fester Reihenfolge (Primärstruktur) zusammensetzt, die eine bestimmte räumliche Anordnung zueinander einnehmen (Sekundärstruktur). Größere Untereinheiten solch eines Moleküls falten sich oft charakteristisch auf (Tertiärstruktur). Die Anteile eines Allergens, die von T-Zellen – also von der variablen Region des T-Zellrezeptors – spezifisch erkannt werden, werden als **T-Zellepitope** (vgl. Abb. 2.3) bezeichnet (in der Regel Peptide, Primärstruktur), während die Anteile eines Allergens, die von B-Zellen, d. h. der variablen Region von Immunglobulinmolekülen, erkannt werden, als **B-Zellepitope** (vgl. Abb. 2.5) bezeichnet werden (häufig konformationsabhängig, Tertiärstruktur).

## IgE-Rezeptoren

IgE wird spezifisch an drei Strukturen gebunden: an den hochaffinen IgE-Rezeptor ($Fc_{\varepsilon}RI$), an den niedrigaffinen IgE-Rezeptor ($FC_{\varepsilon}RII$ oder CD23) und an das IgE-bindende Protein (ε-BP). Während **ε-BP** und **CD23** weiter verbreitet sind und wohl eher eine regulative Rolle bei der IgE-Homöostase spielen (8), ist die Expression von **$Fc_{\varepsilon}RI$** auf wenige Zelltypen beschränkt. Dies sind Basophile bzw. Mastzellen (Abb. 2.6) und, wie man seit kurzem weiß, auch antigenpräsentierende Zellen (1). Bei letzteren könnte dieser extrem hoch affine Rezeptor neben seiner signaltransduzierenden Funktion auch der Verstärkung der Antigenpräsentation dienen (Abb. 2.7), nachdem er IgE mit Spezifität für bestimmte Allergene gebunden hat (19). In ähnlicher Weise wurde dies auch für CD23 auf B-Zellen beschrieben.

## Mastzellen und Sofortreaktion

Die Reexposition gegenüber einem Allergen nach erfolgter Sensibilisierung mit aller-

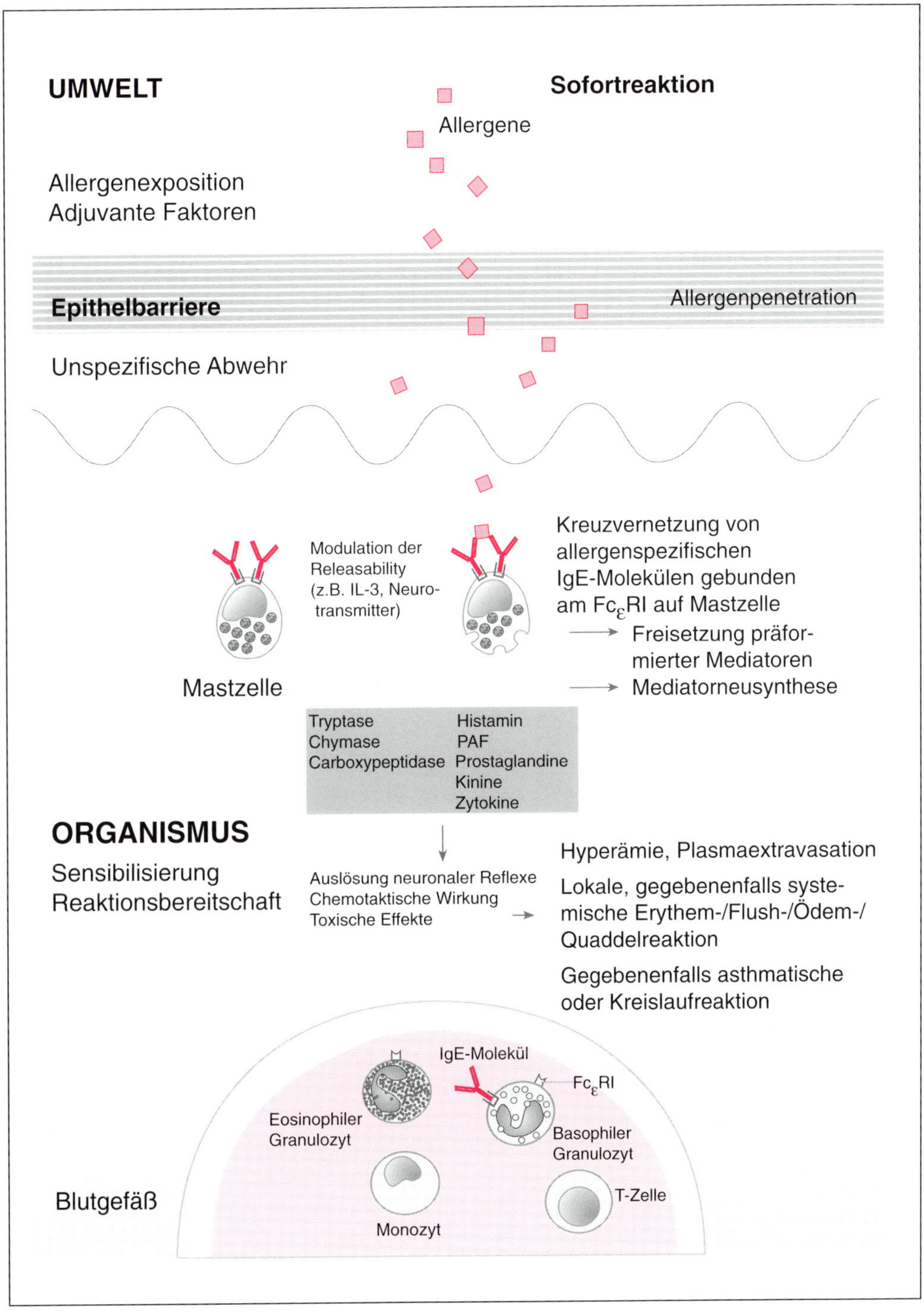


**Abb. 2.6** Auslösephase (Allergie vom Soforttyp): Sofortreaktion. $Fc_{\varepsilon}RI$ = hochaffiner IgE-Rezeptor; IL-3 = Interleukin 3; PAF = plättchenaktivierender Faktor.

genspezifischer IgE-Produktion führt zur **Mastzell- oder Basophilendegranulation**, wenn mehrere $Fc_\varepsilon RI$-gebundene IgE-Moleküle kreuzvernetzt werden (Schwelleneffekt). Auch Anti-IgE- oder Anti-$Fc_\varepsilon RI$-Antikörper und unspezifische Faktoren wie Komplementfaktoren (C3a, C5a), Thrombin, Insektengifte, Ca-Ionophore, Medikamente und Toxine können zur Mastzell- oder Basophilendegranulation führen (28). Die **Releaseability** (d. h. die Neigung, Mediatoren freizusetzen) von Mastzellen und Basophilen wird außerdem moduliert von:

- Zytokinen wie IL-3 und Histamin releasing factors (z.T. IgE-abhängig);
- Neurotransmittern wie Substanz P (SP), vasoaktivem intestinalem Polypeptid (VIP) und Calcitonin gene-related peptide (CG-RP) (vgl. Abb. 2.6) (2).

Die Degranulation von Mastzellen oder Basophilen führt zur Freisetzung von zahlreichen präformierten oder neu synthetisierten Mediatoren wie:

- Histamin;
- Prostaglandinen und Leukotrienen;
- Kininen und plättchenaktivierendem Faktor (PAF);
- Zytokinen (IL-3, IL-4 und IL-5);
- Proteasen (Tryptase, Chymase, Carboxypeptidase);
- Proteoglykanen (28).

Diese Mediatoren führen einerseits zur **Sofortreaktion** mit Ödem- (Quaddel) und Erythembildung (nervaler Reflex) am Ort der Allergenexposition oder zu systemischen anaphylaktischen Reaktionen innerhalb von Minuten (vgl. Abb. 2.6). Andererseits wird durch Mastzellmediatoren und Mediatoren von anderen Zellen zusätzlich eine Spätreaktion bewirkt. (Anmerkung: Basophile und verschiedene Mastzelltypen wurden hier zwar gemeinsam besprochen; sie unterscheiden sich jedoch erheblich bezüglich ihrer Regulation und Mediatorausstattung.) Die Bestimmung von **Tryptase** im Serum gibt gute Hinweise auf eine abgelaufene Basophilen-/Mastzelldegeneration.

## Eosinophile, Spätphasenreaktion und chronische „allergische" Entzündung

Die **Spätphasenreaktion** (Late phase reaction, nicht zu verwechseln mit der Allergie vom verzögerten Typ) tritt in der Regel einige Stunden nach Allergenexposition auf. Sie ist geprägt von der Einwanderung von Basophilen und **Eosinophilen,** die durch chemotaktische Faktoren wie PAF, C5a, Prostaglandine, Leukotriene sowie Zytokine angelockt werden (33, 34). Diese produzieren ihrerseits proinflammatorische Mediatoren und Enzyme, die gewebsschädigende Eigenschaften haben wie:

- Major basic protein (MBP);
- Eosinophilenperoxidase (EPO);
- Kollagenase, Phosphatase, Arylsulfatase;
- eosinophiles kationisches Protein (ECP);
- eosinophiles Protein X (EPX);
- Eosinophilenneurotoxin (EDN);
- Leukotriene, Prostaglandine, PAF und Sauerstoffradikale (vgl. Abb. 2.7).

Die Bestimmung von **ECP** im Serum hat sich inzwischen als guter Marker für die Eosinophilenaktivierung herausgestellt.

Welche Faktoren an der Abschaltung von Entzündungsvorgängen beteiligt sind, ist noch weitgehend ungeklärt. T-Zellen scheinen jedenfalls bei der Regulation der **„allergischen Entzündung"** (Allergic inflammation) eine wichtige Rolle zu spielen. So setzen insbesondere $CD8^+$-T-Zellen auch nach Exposition mit Mastzellmediatoren wie Histamin IL-16 frei, welches $CD4^+$-T-Zellen anlockt. Die T-Zellen, aber auch andere Zelltypen wie Mastzellen, sind in der Lage, wichtige regulative Mediatoren wie IL-4 zu produzieren. IL-4 induziert z.B. an den Gefäßen der betroffenen Gewebe Adhäsionsmoleküle wie **VCAM-1** (Vascular cell adhesion molecule) und fördert somit gezielt die Einwanderung von Basophilen und Eosinophilen, die den passenden Re-

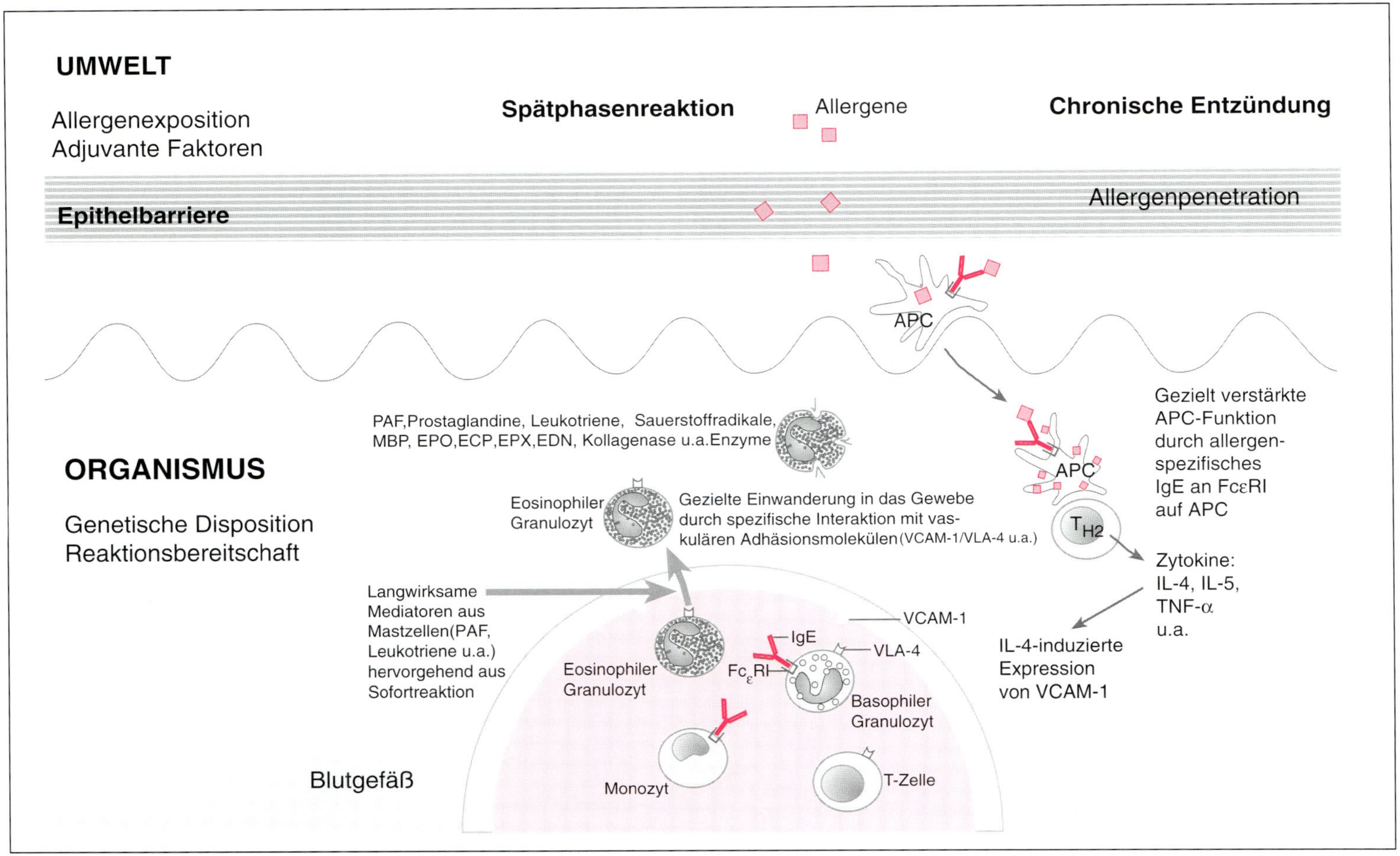


**Abb. 2.7** Auslösephase (Allergie vom Soforttyp): Spätphasenreaktion, chronische „allergische/atopische" Entzündung. APC = antigenpräsentierende Zelle; ECP = Eosinophil cationic protein; EDN = Eosinophilenneurotoxin; EPO = Eosinophilenperoxidase; EPX = Eosinophiles Protein X; $Fc_\varepsilon RI$ = hochaffiner IgE-Rezeptor; Ig = Immunglobulin; IL = Interleukin; MBP = Major basic protein; PAF = plättchenaktivierender Faktor; TH = T-Helferzelle ; TNF = Tumornekrosefaktor; VCAM-1 = Vascular cell adhesion molecule; VLA-4 = Very late antigen.

zeptor für VCAM-1, VLA-4 (Very late antigen), besitzen (vgl. Abb. 2.7) (29).

Daneben ist die Regulation weiterer **Adhäsionsmoleküle**, wie verschiedener Selektine und Integrine, von Bedeutung. Hierbei sind Mediatoren wie TNF-α, IL-1 und IFN-γ beteiligt.

### Literatur


1. Bieber T, de la Salle H, Wollenberg A, et al. Human epidermal Langerhans cells express the high affinity receptor for immunoglobulin E ($Fc_{\varepsilon}RI$). J Exp Med 1992; 175:1285.
2. Church MK, el Lati S, Caulfield JP. Neuropeptide-induced secretion from human skin mast cells. Int Arch Allergy Appl Immunol 1991; 94:310.
3. Coca AF, Cooke RA. On the classification of the phenomena of hypersensitiviness. J Immunol 1923; 8:163.
4. Cookson WO, Young RP, Sandford AJ, et al. Maternal inheritance of atopic IgE responsiveness on chromosome 11q. Lancet 1992; 340:381.
5. Coombs RRA, Gell PGH. The classification of allergic reactions underlying desease. In: Clinical Aspects of Immunology. Gell PGH, Coombs RRA (eds). Philadelphia: Davis 1963; 317.
6. Dale HH, Laidlaw PP. The physiologic action of beta-imidazolethylamine. J Physiol (Lond) 1910; 41:318.
7. Enk AH, Katz SI. Identification and induction of keratinocyte-derived IL-10. J Immunol 1992; 149:92.
8. Gordon J, Flores-Romo L, Cairns J.A. CD23: A multi-functional receptor/lymphokine? Immunol today 10:153.
9. Ishizaka K, Ishizaka T. Physicochemical properties of reaginic antibody. I. Association of reaginic activity with an immunoglobulin other than γA or γG globulin. J Allergy 1966; 37:169.
10. Ishizaka K, Ishizaka T, Hornbrook MM. Physicochemical properties of reaginic antibody. V. Correlation of reaginic activity with γE-globulin antibody. J Immunol 1966; 97:840.
11. Johannson SGO. Raised levels of a new immunoglobulin (IgND) in asthma. Lancet 1967; 2:951.
12. Johnson JG, Jenkins MK. Co-stimulatory functions of antigen-presenting cells. J Invest Dermatol 1992; 99:62.
13. Jones HE, Inouye JC, McGerity JL, Lewis CW. Atopic disease and serum immunoglobulin-E. Br J Dermatol 1975; 92:17.
14. Kay AB, Ying S, Varney V, et al. Messenger RNA expression of the cytokine gene cluster interleukin 3 (IL-3), IL-4, IL-5 and granulocyte/macrophage colony-stimulating factor in allergen-induced late-phase cutaneous reactions in atopic subjects. J Exp Med 1991; 173:775.
15. Kripke ML, Munn CG, Jeevan A, Tang JM, Bucana C. Evidence that cutaneous antigen presenting cells migrate to regional lymph nodes during contact sensitization. J Immunol 1990; 145:2833.
16. Maggi I, Parronchi P, Manetti R, et al. Reciprocal regulatory effects of IFN-γ and IL-4 on the in vitro development of human Th1 and Th2 clones. J Immunol. 1992; 148:2142.
17. Marsh DG, Neely JD, Breazeale DR, et al. Linkage analysis of IL4 and other chromosome 5q31.1 markers and total serum immunoglobulin E concentrations. Science 1994; 264:1152.
18. Marsh DG, Huang SK. Molecular genetics of human immune responsiveness to pollen allergens. Clin Exp Allergy 1991; 21 Suppl 1:168.
19. Maurer D, Stingl G. Immunoglobulin E-binding structures on antigen-presenting cells present in skin and blood. J Invest Dermatol 1995; 104:707.
20. Modlin RL. Th1-Th2 paradigm: Insights from leprosy. J Invest Dermatol 1994; 102:828.
21. Mosmann TR, Cherwinski H, Bond MW, Giedlin MA, Coffman RL. Two types of murine helper T cell clone. I. Definition according to profiles of lymphokine activities and secreted proteins. J Immunol 1986; 36:2348.
22. Picker LJ. Control of lymphocyte homing. Curr Opin Immunol 1994; 6:394.
23. Pirquet C v. Allergie. Münch Med Wschr 1906; 30:1457.
24. Prausnitz C, Küstner H. Studien über die Überempfindlichkeit. Int J Med Microbiol 1921; 86:160.
25. Riedel F. Influence of adjuvant factors on development of allergy. Pediatr Allergy Immunol 1991; 2:15.
26. Rivera RA. Gastroscopic observations during anaphylaxis in a human. Gastrointest Endosc 1972; 19:21.
27. Samuelsson B. Leukotrienes: Mediators of immediate hypersensitivity reactions and inflammation. Science 1983; 220:568.
28. Schartz L, Huff T. Biology of mast cells and basophils. In: Allergy, Principles and Practice. 4th ed. Middleton EJR, Reed CE, Ellis EF, et al (eds). St. Louis: Mosby 1993.
29. Schleimer RP, Sterbinsky SA, Kaiser J, et al. IL-4 induces adherence of human eosinophils and basophils but not neutrophils to endothelium. Association with expression of VCAM-1. J Immuno 1992; 148:1086.
30. Sundell J, Wickman M, Pershagen G, Nordvall SL. Ventilation in homes infested by house-dust mites. Allergy 1995; 50:106.
31. Van Reijsen FC, Bruijnzeel Koomen CA, Kalthoff FS, et al. Skin-derived aeroallergen-specific T-cell clones of Th2 phenotype in patients with atopic dermatitis. J Allergy Clin Immunol 1992; 90:184.
32. Vercelli D. Regulation of IgE synthesis. Allergy Proc 1993; 14:413.
33. Wang JM, Rambaldi A, Biondi A, et al. Recombinant human interleukin 5 is a selective eosinophil chemoattractant. Eur J Immunol 1989; 19:701.
34. Wardlaw AJ, Moqbel R, Cromwell O, et al. Platelet-activating factor: A potent chemotactic and chemikinetic factor for human eosinophils. J Clin Invest 1986; 78:701.


### Weiterführende Literatur


Fuchs E, Schulz KH (Hrsg). Manuale allergologicum. München-Deisenhofen: Dustri-Verlag 1993.

Middleton EJR, Reed CE, Ellis EF, et al. (eds). Allergy, Principles and Practice. 4th ed. St. Louis: Mosby 1993.

# Kapitel 3
# Allergenkunde

Der vorgegebene inhaltliche Schwerpunkt dieses Buches macht eine Beschränkung der Beschreibung des Allergenspektrums auf überwiegend inhalativ aufgenommene Allergene notwendig. Es sei jedoch darauf hingewiesen, daß auch anderweitig aufgenommene Allergene zu Atemwegserkrankungen führen können (3, 4) und z. B. keine Medikamente in die nachfolgende Übersicht aufgenommen wurden.

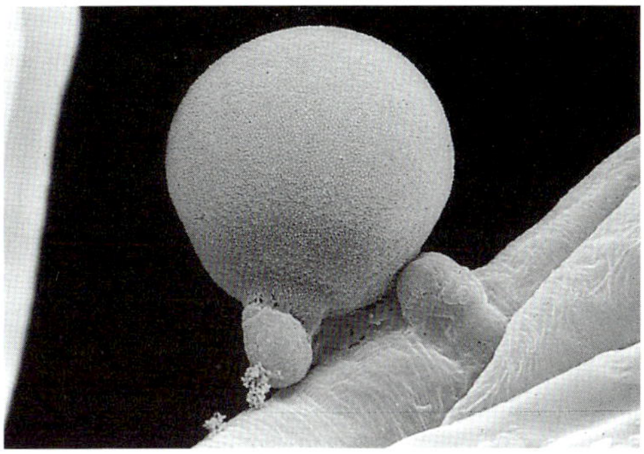

**Abb. 3.2** Gräserpollen, auf Narbenpapille auskeimend.

## Pollen

In Mitteleuropa sind wind-, insekten-, und selbstbestäubende (anemogame, entomogame und autogame) Pflanzen bekannt. Es kommen aber auch Mischformen vor.

Die Pollen windbestäubender Pflanzen wurden schon früh als ein Hauptmorbiditätsfaktor der allergischen Rhinitis erkannt. Die Pollenkörner stellen die männlichen Gametophyten (Abb. 3.1 und 3.2) dieser Pflanzen dar und dienen der Fortpflanzung.

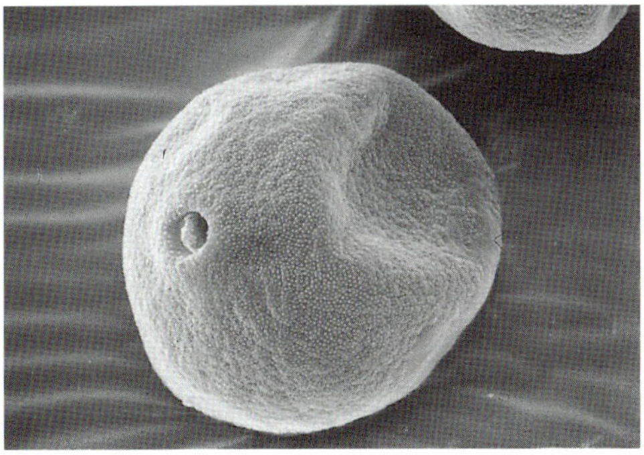

**Abb. 3.1** Gräserpollen.

Im Gegensatz zu insektenbestäubenden Pflanzen, bei denen eine relativ zielgerichtete Befruchtung stattfindet, müssen windbestäubende Pflanzen den sehr ineffektiven Mechanismus einer ungerichteten Freisetzung von Pollen in die Luft durch die Produktion großer Mengen ausgleichen. So produziert eine einzige Roggenpflanze ca. 21 Millionen Pollen, eine Sauerampferpflanze sogar ca. 400 Millionen Pollen (8). Die Pollen müssen zudem leicht abgegeben werden und schwebfähig sein. Bei Birke, Erle, Hasel und Eiche erleichtern deshalb bewegliche Blütenachsen ein Ausschütteln. Die Narben windbestäubender Pflanzen sind meist an exponierter Stelle lokalisiert. Bei Bäumen liegt die Blühperiode i.d.R. vor der Blattentfaltung, welche für die Pollenverbreitung hinderlich wäre (Birke, Hasel, Erle u.a.).

Pollen weisen im wäßrigen Milieu eine Größe von 8 bis 100 µm bei oftmals ovaler oder runder Struktur auf. Der Polleninhalt ist von einer widerstandsfähigen Hülle umgeben. Sie besteht aus einer Innen- und einer Außenschicht (Intine und Exine). Die Oberflächenstrukturierung der Exine ist für jeden Pollen einer Pflanzenart charakteristisch und kann somit zur Differenzierung verschiedener Pollenarten herangezogen werden. Die meisten Allergene befinden sich in der Intine.

Nach der Blühperiode werden Pflanzen in Früh-, Mittel- und Spätblüher eingeteilt (Januar bis April, Mai bis August, September bis Dezember). Diese zeitliche Einteilung ist jedoch keineswegs konstant. So kommen Pflanzen in den Bergen als Mittelblüher vor, welche in der Ebene zu den Frühblühern gezählt werden. Weiterhin existiert z. B. in Deutschland eine Blühverzögerung von Südwesten nach Nordosten. Die in diesem Buch angegebenen Blütezeiten gelten i.d.R. für Deutschland, bei innerhalb Deutschlands stark schwankenden Blühperioden für das Rhein-Main-Gebiet.

Die Auflistung aller Allergengruppen (siehe auch Tab. 11.1, S. 110, mit Allergen-Nomenklatur der WHO) erfolgte in alphabetischer Reihenfolge, so daß aus der Reihenfolge der Aufzählung keine Rückschlüsse auf die allergene Bedeutung gezogen werden können.

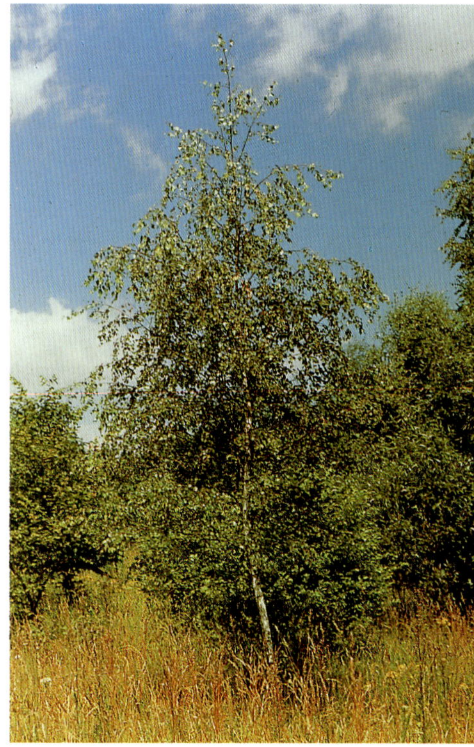

**Abb. 3.3** Hänge- oder Warzenbirke (Betula pendula Roth, Betula verrucosa).

## Bäume

### Birke (Betula)

In Deutschland sind hauptsächlich folgende Birkenarten heimisch: Hänge- oder Warzenbirke (Betula pendula Roth, B. verrucosa) (Abb. 3.3), Weißbirke (B. alba), Moorbirke (B. pubescens) und die nordische Zwergbirke (B. nana) (7, 1).

**Vorkommen:** In lichten Wäldern; auf Magerweiden; in Mooren; in der Heide; auf sauren und kargen Böden; in Mischwäldern und als Zier- und Straßenbäume.

**Bestäubung:** Anemogam.

**Blütezeit:** April bis Mai (Frühblüher).

**Allergene Bedeutung:** Sehr hoch. Birken sind die Bäume, deren Pollen in Mitteleuropa am häufigsten Allergien auslösen. Birkenpollen (Abb. 3.4) gelten als aggressives Allergen (Majorallergen [Bet v1], Minorallergen [Bet v2]). In Skandinavien ist die Birkenpollenallergie die häufigste Pollenallergie, während im Mittelmeerraum Birkenpollen ohne Bedeutung sind.

**Kreuzallergien:** Erle, Hasel, Eiche und Rotbuche, aber auch Hainbuche, Edelkastanie u.v.a.m. Nutritive Kreuzallergien mit Kern- und Steinobst.

**Größe der Pollen:** 16 bis 31 µm.

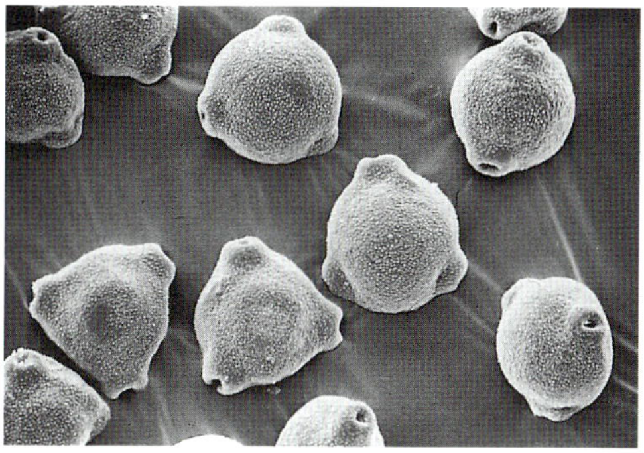

**Abb. 3.4** Moorbirkenpollen (Betula pubescens).

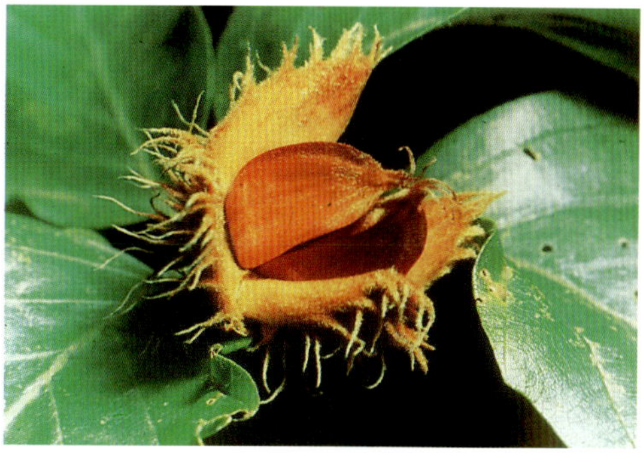

**Abb. 3.6** Rotbuche (Fagus sylvatica L.), geöffnete Frucht.

## Buche (Fagus)

In Deutschland ist vor allem die Rotbuche (Fagus sylvatica L.) heimisch (Abb. 3.5 und 3.6).

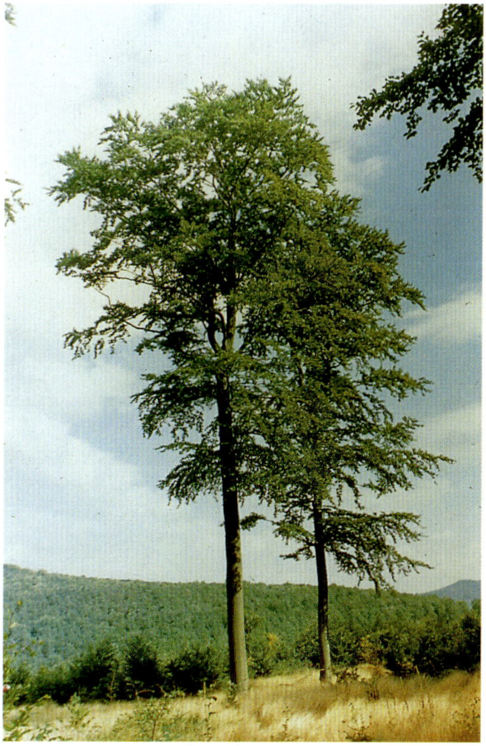

**Abb. 3.5** Rotbuche (Fagus sylvatica L.).

**Vorkommen:** In Wäldern; auf feuchten, gut drainierten, warmen, sandigen Böden.
**Bestäubung:** Anemogam.
**Blütezeit:** April bis Mai (Früh- bis Mittelblüher).
**Allergene Bedeutung:** Gering.
**Kreuzallergien:** Birke, Eiche, Erle und Hasel.
**Größe der Pollen:** 45 bis 50 µm.

## Eiche (Quercus)

In Deutschland sind fünf Eichenarten heimisch. z.B. die Stieleiche (Quercus robur L., Q. pedunculata Ehrh.) (Abb. 3.7), die Traubeneiche (Q. petraea) und die Flaumeiche (Q. pubescens) (7, 1).

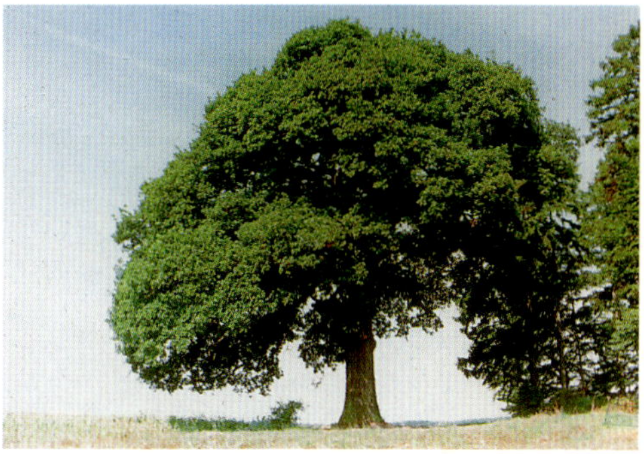

**Abb. 3.7** Stieleiche (Quercus robur L.).

**Vorkommen:** In Laub- und Mischwäldern; in Parkanlagen; auf tiefgründigen Lehm- und Tonböden.
**Bestäubung:** Anemogam.
**Blütezeit:** April bis Mai (Früh- bis Mittelblüher).
**Allergene Bedeutung:** Mäßig.
**Kreuzallergien:** Birke, Buche, Erle und Hasel.
**Größe der Pollen:** 16 bis 37 μm.

## Erle (Alnus)

In Deutschland sind vier Erlenarten heimisch, z.B. die Schwarzerle (Alnus glutinosa L.) (Abb. 3.8), die Grauerle (A. incana) und das Grünerlengebüsch (A. viridis) (7, 1).

**Vorkommen:** Auf Auen und in Bruchwäldern; an Bach- und Flußläufen; auf nährstoffreichen Kies-, Sand- und Tonböden.
**Bestäubung:** Anemogam.
**Blütezeit:** Februar bis April (Frühblüher).
Allergene Bedeutung: Hoch. Erlenpollen gelten als aggressives Allergen.
**Kreuzallergien:** Birke, Buche, Eiche und Hasel.
**Größe der Pollen:** 14 bis 35 μm.

## Esche (Fraxinus)

In Deutschland gibt es zwei Eschenarten. Die Gemeine Esche (Fraxinus excelsior L.) ist besonders häufig verbreitet (Abb. 3.9).

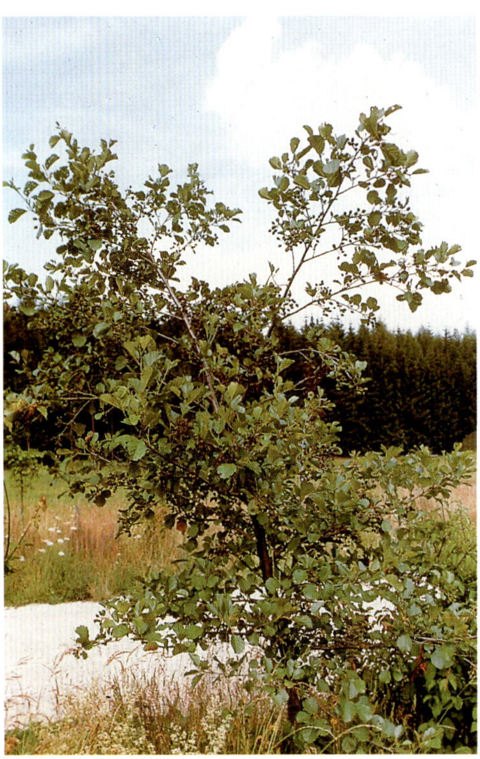

**Abb. 3.8** Schwarzerle (Alnus glutinosa L.).

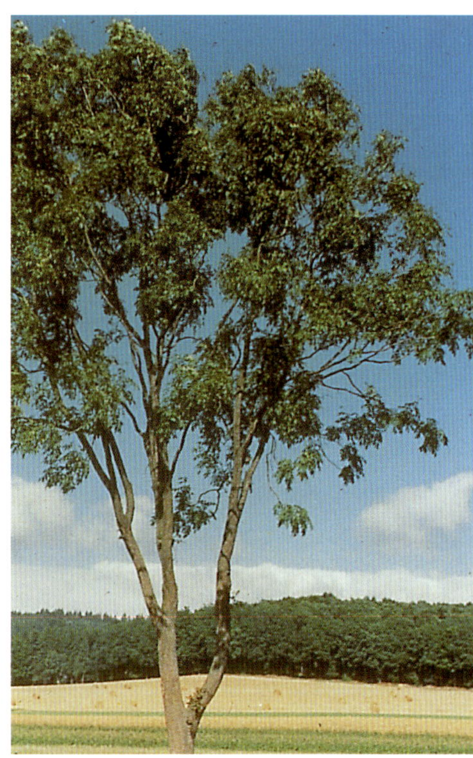

**Abb. 3.9** Gemeine Esche (Fraxinus excelsior L.).

**Vorkommen:** Auf Auen und in Schluchtwäldern; an Bach- und Flußläufen; auf lehmigen Böden.
**Bestäubung:** Anemogam.
**Blütezeit:** März bis April (Frühblüher).
**Allergene Bedeutung:** Mäßig. Eschenpollen gelten jedoch als aggressives Allergen.
**Kreuzallergien:** Ölbaum.
**Größe der Pollen:** 18 bis 26 µm.

### Espe/Zitterpappel (Populus tremula L) (siehe auch Pappel)

In Deutschland gibt es sieben Espenarten.
**Vorkommen:** In lichten Wäldern; an Waldrändern; an Hecken; auf nährstoffreichen, alkalischen Böden.
**Bestäubung:** Anemogam.
**Blütezeit:** März bis April (Frühblüher).
**Allergene Bedeutung:** Gering.
**Kreuzallergie:** Partielle Kreuzallergie mit der Birke.
**Größe der Pollen:** 25 bis 35 µm.

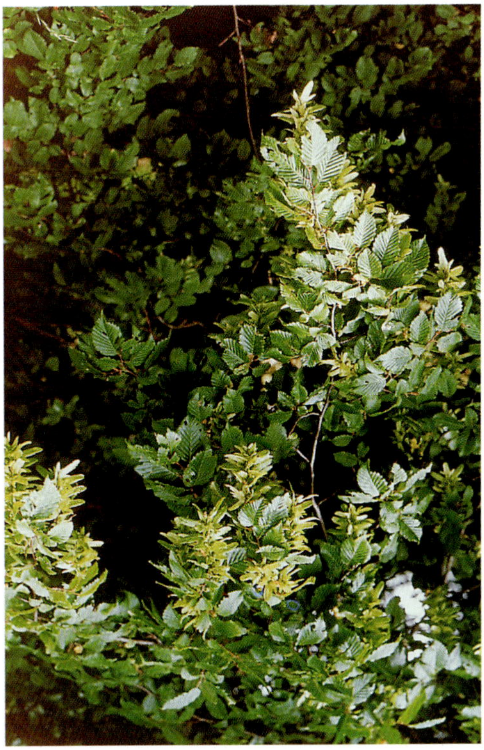

**Abb. 3.10** Hainbuche (Carpinus betulus L.).

### Hainbuche/Weißbuche (Carpinus betulus L.) (Abb. 3.10)

**Vorkommen:** In grasreichen Laubwäldern; an Hecken; an Waldrändern; auf trockenen, mäßig nährstoffhaltigen Sand- und Lehmböden.
**Bestäubung:** Anemogam.
**Blütezeit:** April bis Mai (Frühblüher).
**Allergene Bedeutung:** Gering.
**Kreuzallergien:** Birke, Hasel und Erle.
**Größe der Pollen:** 22 bis 36 µm.

### Hasel/Haselnußstrauch (Corylus avellana L.) (Abb. 3.11).

Vorkommen: Im Unterholz lichter, grasreicher Laubwälder; auf feuchten, nährstoffreichen Stein- und Lehmböden.
**Bestäubung:** Anemogam.
**Blütezeit:** Januar bis März (Frühblüher).
**Allergene Bedeutung:** Hoch. Haselpollen (Abb. 3.12) gelten als aggressive Allergene und stehen zusammen mit Erlenpollen an zweiter Stelle der Sensibilisierungen durch Baumpollen.
**Kreuzallergien:** Mit Birke, Erle und Rotbuche.
**Größe der Pollen:** 18 bis 32 µm.

### Kastanie

In Deutschland gibt es drei Arten von Kastanienbäumen. Die Gemeine Roßkastanie (Aesculus hippocastanum L.) ist besonders häufig verbreitet.

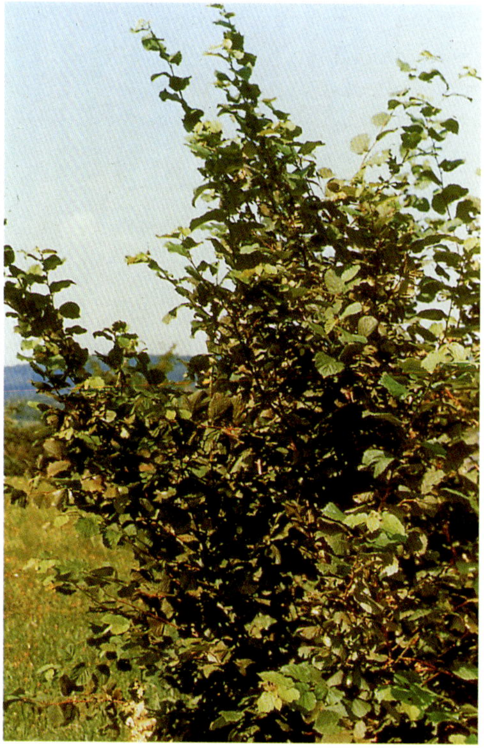

**Abb. 3.11** Gemeine Hasel (Corylus avellana L.).

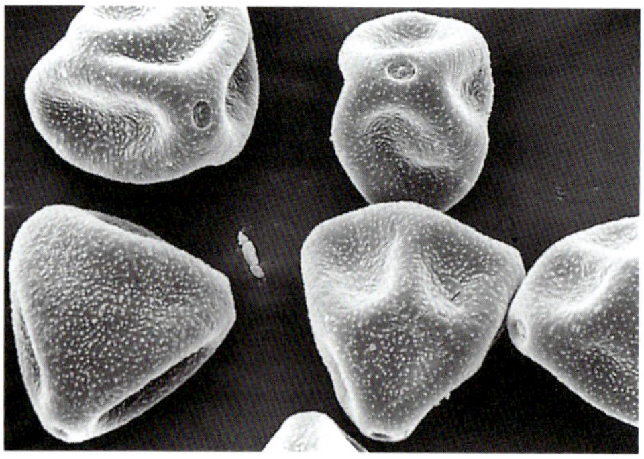

**Abb. 3.12** Haselpollen (Corylus avellana L.).

**Vorkommen:** In Parkanlagen; auf Sand- und Lehmböden.
**Bestäubung:** Obwohl die Kastanie ein Baum ist, der durch Insekten bestäubt wird, sind Kastanienpollen in unmittelbarer Nähe von Alleen in großer Menge im Aeroplankton nachweisbar.
**Blütezeit:** April bis Mai (Früh- bis Mittelblüher).
**Allergene Bedeutung:** Gering.
Größe der Pollen: 15 bis 35 µm.

## Kiefer/Föhre (Pinus)

In Deutschland gibt es fünf Kieferarten. Die Gemeine Waldkiefer (Pinus sylvestris L.) ist besonders häufig verbreitet.
**Vorkommen:** Auf unwirtlichen Böden, wie Fels und Schotter; in Nadelwäldern und Mooren.
**Bestäubung:** Anemogam.
**Blütezeit:** Mai bis Juni (Mittelblüher).
**Allergene Bedeutung:** Gering. Aufgrund der geringen Allergenpotenz treten, trotz relativ hoher Kieferpollenkonzentration in der Luft, nur wenig Sensibilisierungen auf. Unter den Nadelbäumen sind die Pollen von Kiefern dennoch das häufigste Allergen.
**Kreuzallergie:** Mit der Roßkastanie.
**Größe der Pollen:** 56 bis 84 µm.

## Olivenbaum (Olea europaea L.)

**Vorkommen:** Olivenbäume sind als Kulturpflanzen in allen südeuropäischen Ländern weit verbreitet.
**Blütezeit:** April bis Juni (Mittelblüher).
**Bestäubung:** Anemogam.
**Allergene Bedeutung:** Die Pollen des Olivenbaums haben in Deutschland keine allergene Bedeutung. Im Mittelmeerraum treten dagegen häufig Pollinosen auf.
**Kreuzallergien:** Mit anderen Ölbaumgewächsen (Esche, Liguster, Flieder).
**Größe der Pollen:** 17 bis 24 µm.

## Platane (Platanus hybrida Brot.)

**Vorkommen:** In Parkanlagen; Alleen.
Bestäubung: Anemogam.
**Blütezeit:** April bis Juni (Mittelblüher).

**Allergene Bedeutung:** Wegen der geringen Bestände in Deutschland gering (in Spanien oder in der Türkei aber hoch).
**Größe der Pollen:** 16 bis 24 µm.

### Pappel (Schwarzpappel/Silberpappel) (Populus nigra L./Populus alba L.)

In Deutschland kommen sieben Arten von Schwarz- und Silberpappeln vor.
**Vorkommen:** In lichten Wäldern; auf Auen und an Gewässern; als Bäume in Parkanlagen; auf feuchten, nährstoffreichen und alkalischen Böden.
**Bestäubung:** Anemogam.
**Blütezeit:** März bis April (Frühblüher).
**Allergene Bedeutung:** Gering.
**Größe der Pollen:** 25 bis 32 µm.

### Ulme (Ulmus)

In Deutschland gibt es drei Ulmenarten. Die Feldulme (Ulmus minor Miller, U. carpinifolia G. Suckow) und die Bergulme (U. glabra Hudson) sind besonders häufig verbreitet; die dritte Ulmenart ist die Flatterulme (U. laevis) (7, 1).
**Vorkommen:** In lichten Wäldern; an Waldrändern; in Parkanlagen; auf nährstoffreichen, alkalischen Tonböden.
**Bestäubung:** Anemogam.
**Blütezeit:** März bis April (Frühblüher).
**Allergene Bedeutung:** Gering.
**Größe der Pollen:** 28 bis 38 µm.

### Weide (Salix)

Neben der weitverbreiteten Salweide (Salix caprea L.) gibt es in Deutschland weitere 37 Weidenarten.
**Vorkommen:** Als Pioniergebüsch in Waldlichtungen; an Waldrändern; in Parkanlagen; auf feuchten, nährstoffreichen und sauren Lehmböden.
**Bestäubung:** Entomogam.
**Blütezeit:** März bis April (Frühblüher).
**Allergene Bedeutung:** Gering.
**Größe der Pollen:** 16 bis 28 µm.

### Linde (Tilia spp.)

In Deutschland kommen die Sommerlinde (Tilia cordata), die Winterlinde (T. platyphyllos) und eine Kreuzung aus beiden (T. vulgaris Hayne = T. cordata × T. platyphyllos) vor (7, 1).
**Vorkommen:** In Mischwäldern; in Parkanlagen; auf feuchten Böden.
**Bestäubung:** Entomogam.
**Blütezeit:** Juni bis Juli (Mittelblüher).
**Allergene Bedeutung:** Gering.
**Größe der Pollen:** 18 bis 37 µm.

## Gräser/Getreide

### Flughafer (Avena fatua L.)

In Deutschland sind drei Flughaferarten heimisch.
**Vorkommen:** Verstreut als Getreideunkraut; auf nährstoffreichen Stein- und Tonböden.
**Bestäubung:** Anemogam.
**Blütezeit:** Juni bis August (Mittelblüher).
**Allergene Bedeutung:** In Verbindung mit anderen Gräserpollen sehr hoch.
**Kreuzallergien:** Ausgeprägte Kreuzallergien mit anderen Gräsern.
**Größe der Pollen:** 36 bis 44 µm.

### Gerste (Hordeum vulgare L.)

In Deutschland gibt es drei Gerstearten (Abb. 3.13).

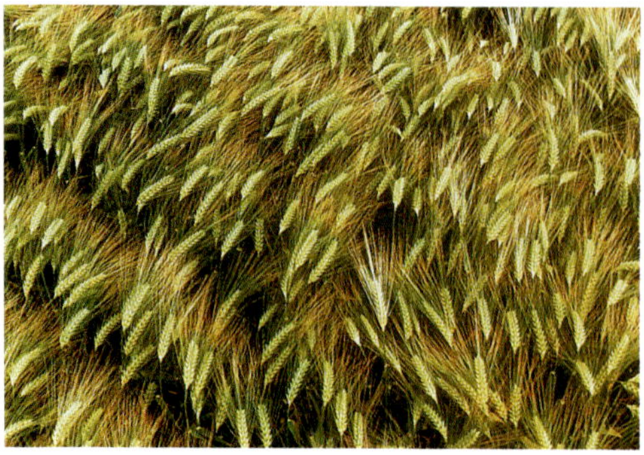

**Abb. 3.13** Gerste (Hordeum vulgare L.).

**Vorkommen:** Auf Äckern mit mäßig trockenen, alkalischen Lehm- und Lößböden.
**Bestäubung:** Autogam.
**Blütezeit:** Juli bis September (Mittelblüher).
**Allergene Bedeutung:** Gering, da kein nennenswerter Pollenflug.
**Kreuzallergien:** Durch Kreuzallergien mit anderen Gräsern finden sich häufige, klinisch jedoch oftmals unbedeutende Sensibilisierungen. Wichtig jedoch evtl. bei nutritiven Allergien.
**Größe der Pollen:** 34 bis 55 µm.

### Glatthafer (falscher Hafer, Arrhenatherum elatius L.)

**Vorkommen:** Auf Fettwiesen; an Wegrändern; auf nährstoffreichen, alkalischen Lehmböden.
**Bestäubung:** Anemogam.
**Blütezeit:** Juni bis Juli (Mittelblüher).
**Allergene Bedeutung:** In Verbindung mit anderen Gräserpollen sehr hoch.
**Kreuzallergien:** Mit allen anderen Gräsern.
**Größe der Pollen:** 27 bis 44 µm.

### Hafer

In Deutschland gibt es acht Arten von Saathafer (Avena sativa L.).

**Vorkommen:** Auf sandigen Lehmböden.
**Bestäubung:** Autogam.
**Blütezeit:** Juli bis August (Mittelblüher).
**Allergene Bedeutung:** Gering, da kein nennenswerter Pollenflug.
**Kreuzallergien:** Durch Kreuzallergien mit allen anderen Gräsern finden sich häufige, klinisch jedoch oftmals unbedeutende Sensibilisierungen.
**Größe der Pollen:** 30 bis 52 µm

### Wolliges Honiggras (Holcus lanatus L.)

**Vorkommen:** Auf feuchten Wiesen und Weiden; auf kühlen Lehm- und Tonböden.
Bestäubung: Anemogam.
**Blütezeit:** Juni bis Juli (Mittelblüher).
**Allergene Bedeutung:** In Verbindung mit anderen Gräserpollen sehr hoch.
**Kreuzallergien:** Mit allen anderen Gräsern.
**Größe der Pollen:** 25 bis 34 µm.

### Hundszahngras (Cynodon dactylon L.)

**Vorkommen:** Als Pionierpflanze auf unwirtlichem Gelände; zwischen Unkraut; auf Sand-, Ton- und Lehmböden.
**Bestäubung:** Anemogam.
**Blütezeit:** Mai bis August (Mittelblüher).
**Allergene Bedeutung:** In Verbindung mit anderen Gräserpollen sehr hoch.
**Kreuzallergien:** Geringere Kreuzallergien mit anderen Gräsern, als sonst unter den Gräsern üblich.
**Größe der Pollen:** 18 bis 32 µm.

### Gemeines Knäuelgras (Dactylis glomerata L.) (Abb. 3.14)

**Vorkommen:** Auf Fettwiesen; zwischen Unkraut.
**Bestäubung:** Anemogam.
**Blütezeit:** Mai bis August (Mittelblüher).

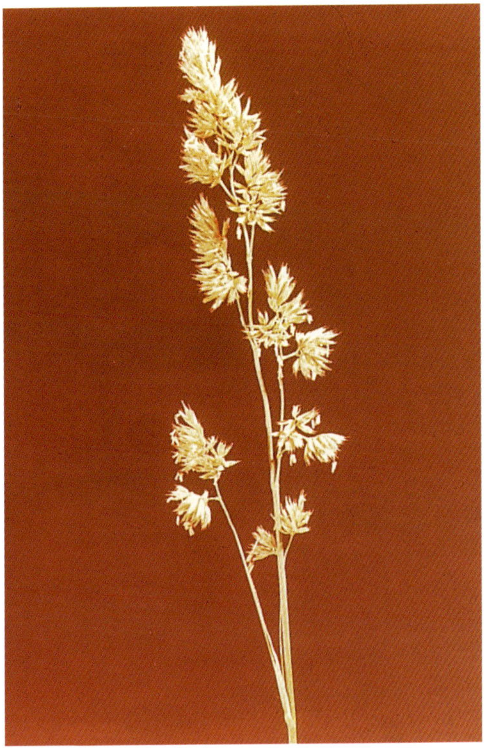

**Abb. 3.14** Gemeines Knäuelgras (Dactylis glomerata L.).

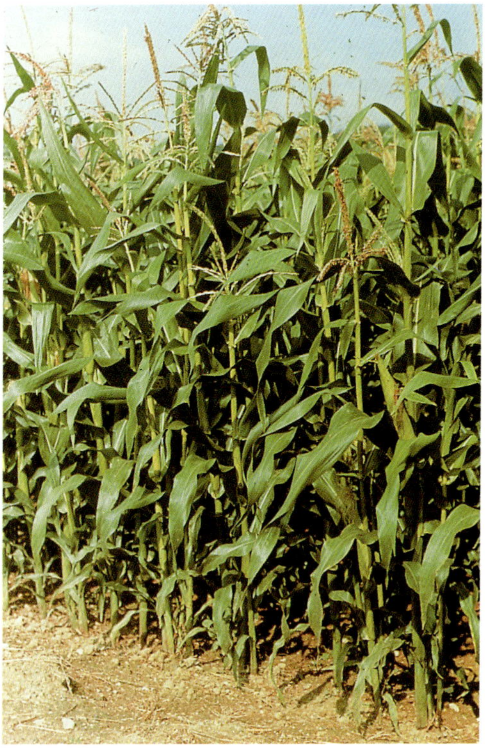

**Abb. 3.15** Mais (Zea mays L.).

**Allergene Bedeutung:** In Verbindung mit anderen Gräserpollen sehr hoch. Häufiges Gräserpollenallergen.
**Kreuzallergien:** Mit allen anderen Gräsern.
**Größe der Pollen:** 23 bis 42 µm.

## Lolch/Englisches Raygras (Lolium perenne L.)

**Vorkommen:** Auf Fettwiesen; auf Rasen; an Weg- und Platzrändern; auf Ton- und Lehmböden.
**Bestäubung:** Anemogam.
**Blütezeit:** Mai bis Juli (Mittelblüher).
**Allergene Bedeutung:** In Verbindung mit anderen Gräserpollen sehr hoch.
**Kreuzallergien:** Ausgeprägte Kreuzallergien mit allen anderen Gräsern.
**Größe der Pollen**: 22 bis 38 µm.

## Mais (Zea mays L.)

Auch der Mais (Abb. 3.15) gehört zur Familie der Gräser.
**Vorkommen:** Auf nährstoffreichen Ton- und Lehmböden.
**Bestäubung:** Anemogam.
**Blütezeit:** Juli bis September (Mittelblüher).
**Allergene Bedeutung**: Aufgrund der Größe der Maispollen, sowie ihrer klebrigen Exinefäden, nur geringer Pollenflug. Maispollen gelten jedoch als aggressives Allergen. In unmittelbarer Nähe von Maisfeldern können hohe Pollenkonzentrationen im Aeroplankton erreicht werden.
**Kreuzallergien:** Mit allen anderen Gräsern.
**Größe der Pollen**: 52 bis 142 µm.

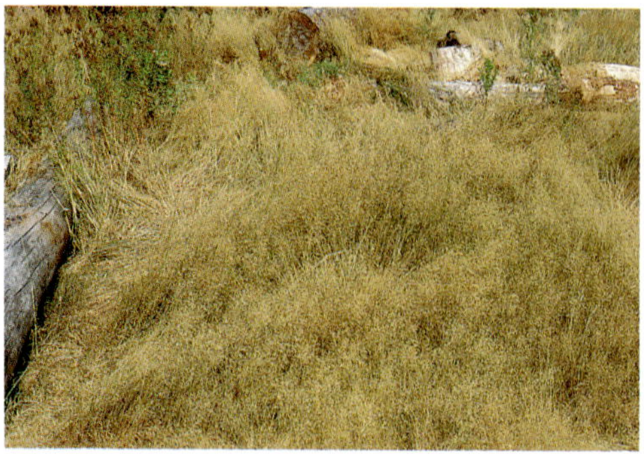

**Abb. 3.16** Wiesenrispengras (*Poa pratensis* L.).

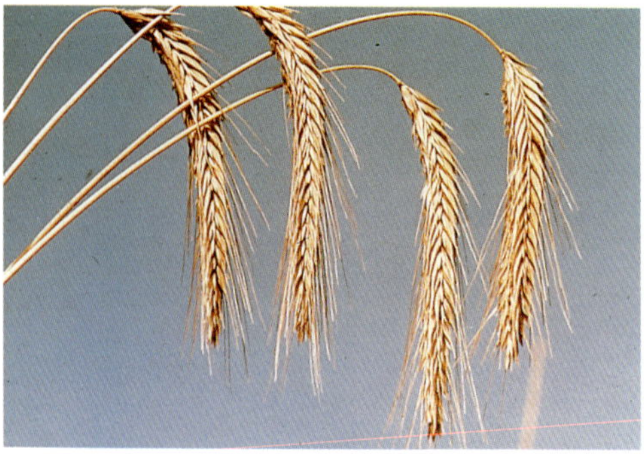

**Abb. 3.17** Roggen (*Secale cereale* L.).

## Wiesenrispengras (*Poa pratensis* L.) (Abb. 3.16)

**Vorkommen:** Auf Wiesen und Weiden; auf Rasen; an Wegen und Dämmen; auf nährstoffreichen Lehmböden.
**Bestäubung:** Anemogam.
**Blütezeit:** Mai bis Juli (Mittelblüher).
**Allergene Bedeutung:** In Verbindung mit anderen Gräserpollen sehr hoch. Rispengraspollen gehören zu den häufigsten Gräserpollenallergenen.
**Kreuzallergien:** Ausgeprägte Kreuzallergien mit allen anderen Gräsern.
**Größe der Pollen:** 20 bis 26 µm.

## Roggen (*Secale cereale* L.) (Abb. 3.17)

**Vorkommen:** Auf leicht sandigen Lehmböden.
**Bestäubung:** Anemogam.
**Blütezeit:** Mai bis Juni (Mittelblüher).
**Allergene Bedeutung:** Roggenpollen gehören zu den häufigsten Auslösern einer Gräserpollenallergie und zu den häufigsten Allergenen überhaupt. Roggenpollen gelten als die aggressivsten Allergenträger unter den europäischen Gräsern. Eine Pflanze produziert bis zu 21 Millionen Pollenkörner.
**Kreuzallergien:** Mit allen anderen Gräsern.
**Größe der Pollen:** 52 bis 65 µm.

## Wohlriechendes Ruchgras (*Anthoxanthum odoratum* L.)

**Vorkommen:** Auf mageren Wiesen und Weiden; in lichten Laubwäldern; auf trockenen, nährstoffreichen und kalkarmen Böden.
**Bestäubung:** Anemogam.
**Blütezeit:** April bis Juni (Mittelblüher).
**Allergene Bedeutung:** In Verbindung mit anderen Gräserpollen sehr hoch. Häufiges Gräserpollenallergen.
**Kreuzallergien:** Mit allen anderen Gräsern.
**Größe der Pollen:** 23 bis 39 µm.

## Wiesenschwingel (*Festuca pratensis* L.) (Abb. 3.18)

**Vorkommen:** Auf Fett- und Moorwiesen; an Wegrändern; auf feuchten, nährstoffreichen und alkalischen Lehmböden.
**Bestäubung:** Anemogam.
**Blütezeit:** Juni bis Juli (Mittelblüher).
**Allergene Bedeutung:** In Verbindung mit anderen Gräserpollen sehr hoch.
**Kreuzallergien:** Mit allen anderen Gräsern.
**Größe der Pollen:** 28 bis 34 µm.

## Weißes Straußgras (*Agrostis stolonifera* L.)

**Vorkommen:** An Wegen; auf Äckern und in Gärten; auf feuchten, nährstoffreichen Böden.

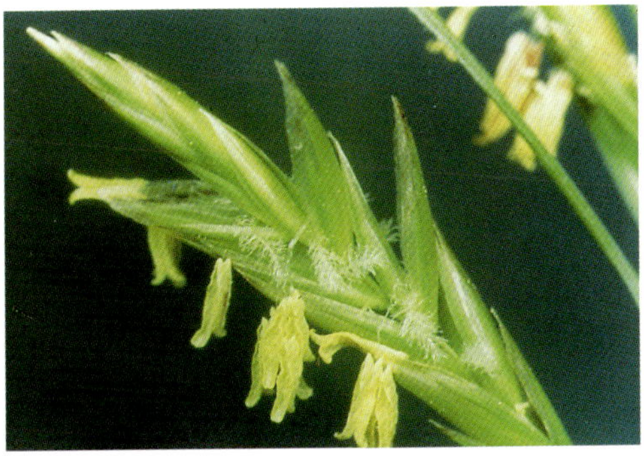

**Abb. 3.18** Wiesenschwingel (Festuca pratensis L.).

**Bestäubung:** Anemogam.
**Blütezeit:** Juni bis Juli (Mittelblüher).
**Allergene Bedeutung:** In Verbindung mit anderen Gräserpollen sehr hoch.
**Kreuzallergie:** Ausgeprägte Kreuzallergie mit allen anderen Gräsern.
**Größe der Pollen:** 25 bis 35 μm.

### Weizen (Triticum aestivum L.) (Abb. 3.19)

**Vorkommen:** Auf lehmigen Äckern.
**Bestäubung:** Anemogam/autogam.
**Blütezeit:** Juli bis August (Mittelblüher).
**Allergene Bedeutung:** Gering, da nur geringe Pollenkonzentrationen in der Luft auftreten.
**Kreuzallergien:** Mit anderen Gräsern.
**Größe der Pollen:** 37 bis 63 μm.

### Wiesenfuchsschwanz (Alopecurus pratensis L.)

**Vorkommen:** Auf feuchten Wiesen und Weiden; auf nährstoffreichen Lehm- und Tonböden.
**Bestäubung:** Anemogam.
**Blütezeit:** Mai bis Juni (Mittelblüher).
**Allergene Bedeutung:** In Verbindung mit anderen Gräserpollen sehr hoch.
**Kreuzallergien:** Mit allen anderen Gräsern.
**Größe der Pollen:** 23 bis 52 μm.

### Wiesenlieschgras (Phleum pratense L.) (Abb. 3.20)

**Vorkommen:** Auf Fettwiesen; auf Parkrasen und Parkwegen; auf nährstoffreichen, mäßig feuchten Böden.
**Bestäubung:** Anemogam.
**Blütezeit:** Mai bis September (Mittelblüher).
**Allergene Bedeutung:** In Verbindung mit anderen Gräserpollen sehr hoch. Häufiges Gräserpollenallergen.
**Kreuzallergien:** Mit allen anderen Gräsern.
**Größe der Pollen:** 30 bis 45 μm.

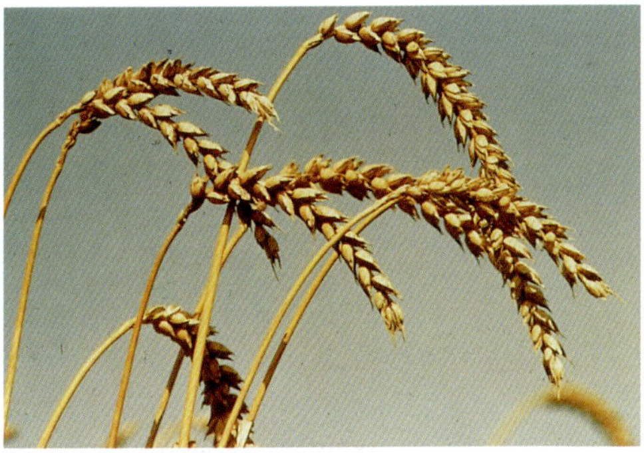

**Abb. 3.19** Weizen (Triticum aestivum L.).

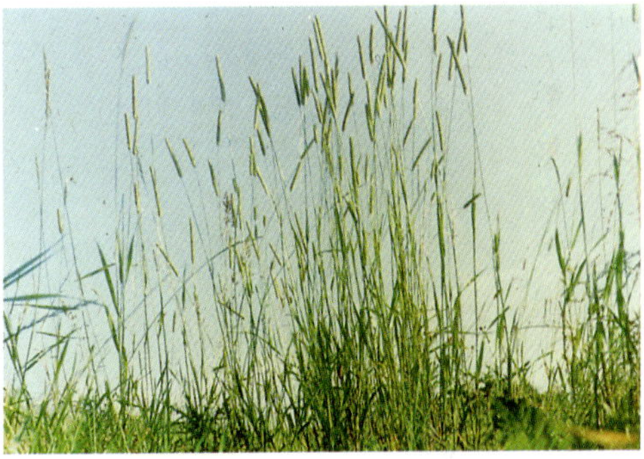

**Abb. 3.20** Wiesenlieschgras (Phleum pratense L.).

# Kräuter

## Beifuß (Artemisia vulgaris L.) (Abb. 3.21)

In Deutschland gibt es 15 Beifußarten.

**Vorkommen:** An Waldrändern; bei Gebüschen; an Wegrändern; auf Dünen; auf nährstoffreichen Böden.

**Bestäubung:** Anemogam.

**Blütezeit:** Juli bis September (Mittelblüher).

**Allergene Bedeutung:** Hoch. Häufigstes Kräuterpollenallergen.

**Kreuzallergie:** Mit anderen Kräutern, mit Gewürzen (Doldengewächse), Sellerie und Karotten. Häufig sind Kombinationen aus einer Kräuterpollenallergie („Leitallergen" Beifuß) und einer nutritiven Allergie. Diese Kombination wird als Kräuter-Gewürz-Syndrom oder Sellerie-Beifuß-Gewürz-Syndrom bezeichnet (9). Häufige Kreuzallergien bestehen zwischen Beifußpollen und Kamille, Sellerie, Fenchel, Anis, Koriander, Karotte, Kümmel, Paprika, Curry, Pfeffer, Senf, Knoblauch und Lorbeer.

**Größe der Pollen:** 18 bis 26 µm (Abb. 3.22).

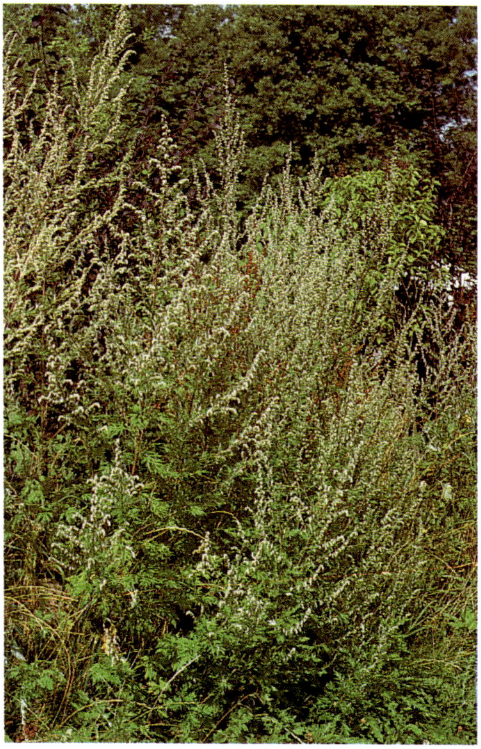

Abb. 3.21 Beifuß (Artemisia vulgaris L.).

## Weißer Gänsefuß (Chenopodium album L.) (Abb. 3.23)

In Deutschland gibt es 20 Gänsefußarten.

**Vorkommen:** Verstreut als Unkraut; auf nährstoffreichen Böden, Äckern und in Gärten.

**Bestäubung:** Anemogam.

**Blütezeit:** Juli bis September (Mittelblüher).

**Allergene Bedeutung:** Mäßig.

**Kreuzallergien:** Mit anderen Kräutern in sehr geringer Ausprägung.

**Größe der Pollen:** 19 bis 30 µm.

## Ragweed (Ambrosia artemisiifolia L.)

**Vorkommen:** In Nordamerika eines der wichtigsten Pollenallergene überhaupt. In Deutschland sehr selten, wurde jedoch vereinzelt nachgewiesen und scheint sich auszubreiten.
Mehrere Hauptallergene wurden isoliert.

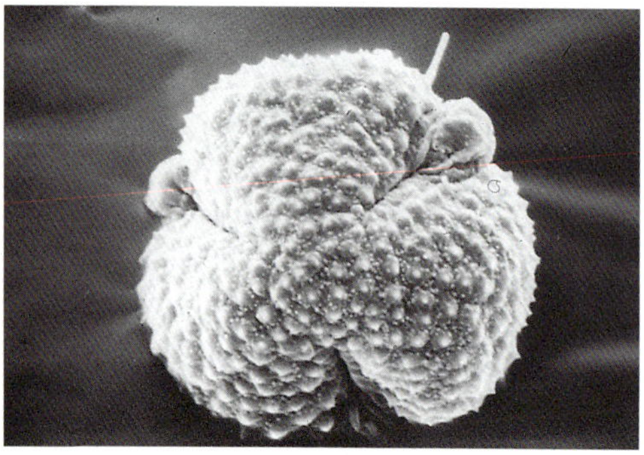

Abb. 3.22 Beifußpollen (Artemisia vulgaris L.).

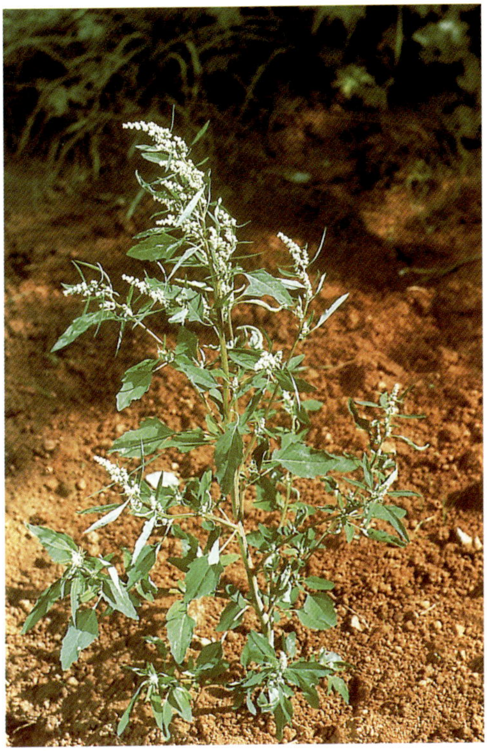

Abb. 3.23 Weißer Gänsefuß (Chenopodium album L.).

**Bestäubung:** Anemogam.
**Blütezeit:** August bis Oktober (Mittel- bis Spätblüher).
**Allergene Bedeutung:** Regional sehr hoch, in weiten Teilen Deutschlands aber ohne Bedeutung.
**Kreuzallergien:** Beifußpollen.
**Größe der Pollen:** 18 bis 20 µm.

## Ampfer (Rumex spp.)

**Vorkommen:** Auf Magerrasen; an Wegrändern; auf Dämmen; zwischen Unkraut; als Pionierpflanze auf mäßig nährstoffreichen und sauren Sandböden.
**Bestäubung:** Anemogam.
**Blütezeit:** Mai bis August (Mittelblüher).
**Allergene Bedeutung:** Häufiges Kräuterpollenallergen.
**Kreuzallergien:** Nicht bekannt.
**Größe der Pollen:** 21 bis 33 µm.

## Wegerich (Plantago spp.) (Abb. 3.24)

**Vorkommen:** Auf Tretrasen; auf Wegen; auf Plätzen; an Ufern; auf nährstoffreichen, dichten Ton- und Lehmböden.
**Bestäubung:** Anemogam.
**Blütezeit:** Mai bis Oktober (Mittelblüher).
**Allergene Bedeutung:** Häufiges Kräuterpollenallergen.
**Größe der Pollen:** 29 bis 40 µm.

## Glaskraut, aufrechtes (Parietaria officinalis L.)

Das aufrechte Glaskraut (Abb. 3.25) stammt aus dem Mittelmeerraum. In

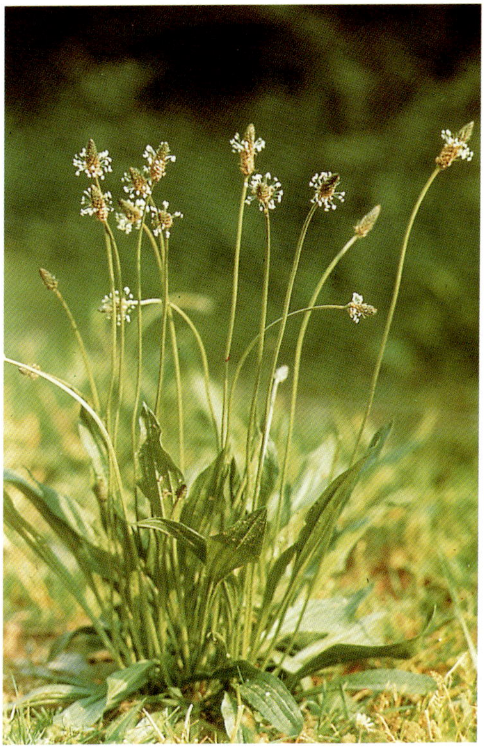

Abb. 3.24 Spitzwegerich (Plantago lanceolata).

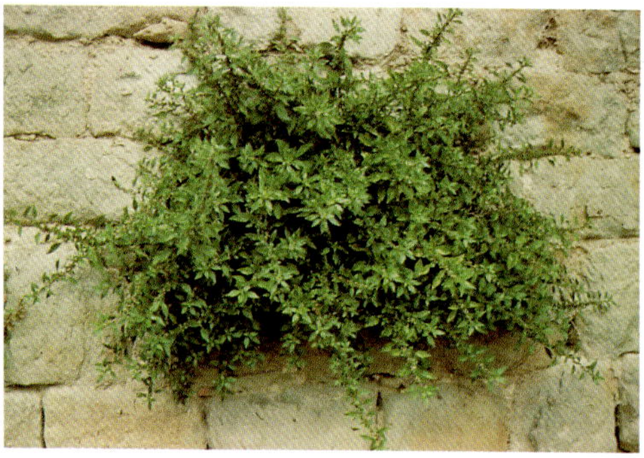

**Abb. 3.25** Glaskraut, aufrechtes (*Parietaria officinalis* L.).

Deutschland kommt es seltener vor. Insgesamt sind drei Arten in Deutschland heimisch.
**Vorkommen:** In den Randbezirken von Auwäldern und Gebüschen; auf nährstoffreichen Stein- und Lehmböden.
**Bestäubung:** Anemogam.
**Blütezeit:** Juni bis September (Mittelblüher).
**Allergene Bedeutung:** In Deutschland fast ohne allergene Bedeutung. In den Mittelmeerländern gehören Parietariapollen dagegen zu den aggressivsten und häufigsten Pollinoseauslösern.
**Kreuzallergien:** Mit der Brennessel.
**Größe der Pollen:** 12 bis 17 µm.

## Milben

Milben gehören zu den Spinnentieren (Arachnida) und sind – außer im Hochgebirge, im arktischen Raum und in Wüsten – auf der ganzen Welt anzutreffen. Bisher sind über 30.000 Arten beschrieben worden. Einige Arten, wie die Krätzmilbe (Skabies) und der Hausbock leben als Parasiten auf Mensch und Tier. Andere Arten leben als Saprophyten in Lebensmitteln (Vorratsmilben). Von besonderer allergologischer Bedeutung sind die Hausstaubmilben (Dermatophagoides pteronyssinus, Dermatophagoides farinae).
Nachfolgend wird eine kleine Auswahl von allergologisch in Mitteleuropa wichtigen Arten von Milben vorgestellt.

### Mehlmilbe (*Acarus siro*)

**Vorkommen und Ernährung:** Als Vorratsmilbe saprophytär in Mehl- und anderen Getreideprodukten und im Heu. Perenniales Vorkommen mit saisonalen Schwankungen. Maximale Milbenkonzentrationen im Sommer. Vereinzelt kommt die Speisemilbe in Hausstaub vor und ernährt sich hier hauptsächlich von Schimmelpilzen.
**Vermehrungs- und Wachstumsbedingungen:** Optimale Temperatur: 30°C, optimale Luftfeuchtigkeit: 80 bis 85%.
**Größe der Milbe:** 230 bis 480 µm.

### Europäische Hausstaubmilbe (*Dermatophagoides pteronyssinus*) (Abb. 3.26)

**Vorkommen:** Als Hausstaubmilbe weltweit in den meisten Haushalten verbreitet. Lebt intramural und saprophytär in Bett-

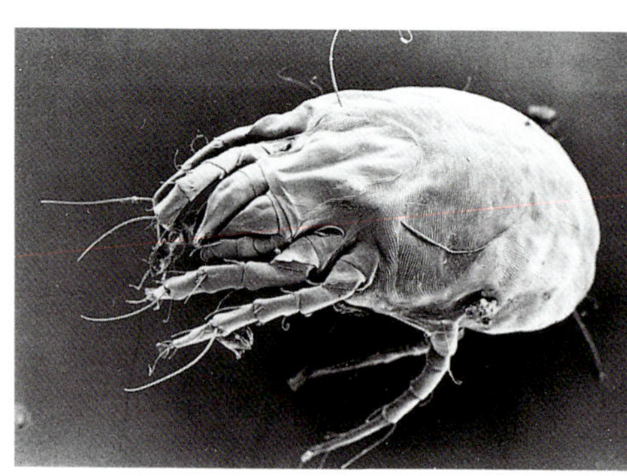

**Abb. 3.26** Europäische Hausstaubmilbe (*Dermatophagoides pteronyssinus*).

zeug; in Matratzen; auf Teppichen; auf Haustieren; auf Polstermöbeln; in Textilien, auf Stofftieren. Perenniales Vorkommen mit saisonalen Schwankungen. Maximale Milbenkonzentrationen im Spätsommer bis Herbst. Hauptallergenquelle sind die Exkremente der Milben.
**Ernährung:** Organisches Material wie menschliche und tierische Hautepithelien, Schimmelpilze.
**Vermehrungs- und Wachstumsbedingungen:** Optimale Temperatur: 25°C (10 bis 32°C), optimale Luftfeuchtigkeit: 70 bis 80% (45 bis 90%).
**Größe der Milbe:** 250 bis 450 µm.

### Amerikanische Hausstaubmilbe (Dermatophagoides farinae) (Abb. 3.27)

**Vorkommen:** Als Hausstaubmilbe weltweit in den meisten Haushalten verbreitet. Lebt intramural und saprophytär in Bettzeug; in Matratzen; auf Teppichen; auf Haustieren; auf Polstermöbeln oder in Textilien. Vereinzelt kommt die Hausstaubmilbe auch in Getreideprodukten und Heu vor. Perenniales Vorkommen mit saisonalen Schwankungen. Maximale Milbenkonzentrationen im Spätsommer bis Herbst. Hauptallergenquelle sind die Exkremente der Milben.

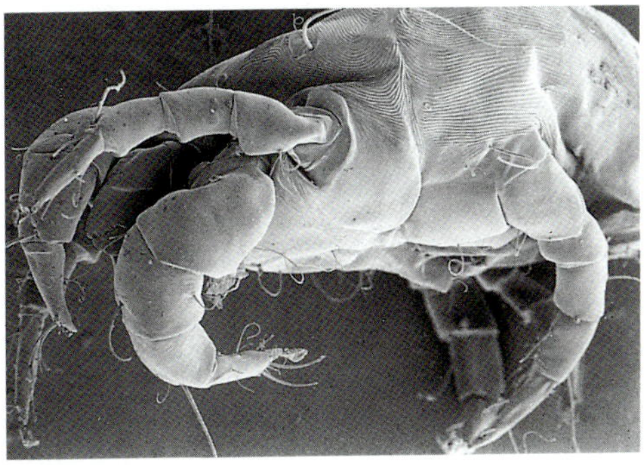

**Abb. 3.27** Amerikanische Hausstaubmilbe (Dermatophagoides farinae).

**Ernährung:** Organisches Material wie menschliche und tierische Hautepithelien, Schimmelpilze und Mehlprodukte.
**Vermehrungs- und Wachstumsbedingungen:** Optimale Temperatur: 25°C (10 bis 30ºC), optimale Luftfeuchtigkeit: 75% (45 bis 90%).
**Größe der Milbe:** 250 bis 450 µm.

### Heumilbe (Glycyphagus destructor)

**Vorkommen:** Als Vorratsmilbe weltweit hauptsächlich in Ställen verbreitet. Lebt intramural und saprophytär in Gras und Heu; in Lebensmittelvorräten oder in Tierfutter. Saisonales Vorkommen; nur bei optimalen Bedingungen perenniales Vorkommen. Maximale Milbenkonzentrationen im Sommer.
**Ernährung:** Organisches Material wie Mehl, Reis, Schimmelpilze, tote Insekten.
**Vermehrungs- und Wachstumsbedingungen:** Optimale Temperatur: 25°C (25 bis 35°C), optimale Luftfeuchtigkeit: 90% (60 bis 100%).
**Größe der Milbe:** 350 bis 560 µm.

### Tarsonemus (Chironemus)

**Vorkommen:** Als Vorratsmilbe weltweit vor allem in Ställen verbreitet. Lebt intramural und saprophytär in Gras und Heu; in Lebensmittelvorräten; in Tierfutter. Vereinzelt auch in Hausstaub nachweisbar. Saisonales Vorkommen; nur bei optimalen Bedingungen perenniales Vorkommen klinisch bedeutender Allergenkonzentrationen. Maximale Milbenkonzentrationen im Sommer.
**Ernährung:** Organisches Material wie Mehl, Reis, Schimmelpilze.
**Vermehrungs- und Wachstumsbedingungen:** Optimale Temperatur: 32°C (7 bis 37°C), optimale Luftfeuchtigkeit: 90% (60 bis 100%).
**Größe der Milbe:** 75 bis 160 µm.

### Modermilbe (Tyrophagus putrescentiae)

**Vorkommen:** Als Vorratsmilbe weltweit in Haushalten verbreitet. Lebt intramural, saprophytär in Lebensmittelvorräten und Tierfutter. Saisonales Vorkommen; nur bei optimalen Bedingungen perenniales Vorkommen. Maximale Milbenkonzentrationen im Sommer.
**Ernährung:** Organisches Material wie fetthaltige Lebensmittel (Käse, Eier, Nüsse) und Schimmelpilze.
**Vermehrungs- und Wachstumsbedingungen:** Optimale Temperatur: 32°C (7 bis 37°C), optimale Luftfeuchtigkeit: 90% (60 bis 100%).
**Größe der Milbe:** 280 bis 415 μm.

## Tiere

### Hunde

**Sensibilisierungshäufigkeit:** Stark abhängig von der jeweiligen Hunderasse. Bei allergenexponierten Personen weisen Boxer und Schnauzer Sensibilisierungsraten von bis zu 30% auf, Beagle und Schäferhund nur von 5 bis 7%.
**Allergenquellen:** Hautepithelien, Haare, Exkremente und Speichel der Hunde.
**Majorallergen:** Can f I. Insgesamt wurden 20 Allergene identifiziert.

### Katzen

**Sensibilisierungshäufigkeit:** In Europa sind Katzenallergene die häufigste Ursache für eine Sensibilisierung auf Säugetiere. Bei allergenexponierten Personen beträgt die Sensibilisierungshäufigkeit ca. 55%. Jedoch: Sensibilisierung bedeutet nicht eine klinisch manifeste Allergie.
**Majorallergen:** Fel d I. Insgesamt wurden 18 Allergene identifiziert. Lange ging man davon aus, daß das Majorallergen Fel d I aus dem Speichel und den Talgdrüsen des Tieres stammt. Man vermutete, daß dieses Allergen während der Reinigungsprozedur der Katzen („Fell Lecken") auf die Katzenhaare übergeht. Neuere Untersuchungen belegen anhand von Proteinsequenzanalysen, daß Fel d I nicht im Speichel, sondern in der Haut von Katzen gebildet wird (5). Dies ist von praktischer Bedeutung, da durch häufiges Waschen der Katze eine Verringerung der Allergenkonzentration möglich ist. Wäre das Katzenfell jedoch sekundär durch Speichel kontaminiert, würde das Waschen der Katze nichts nützen, da Katzen nach dem Waschen zu andauerndem Putzen und Lecken des Felles neigen. Das Allergen Fel d I ist in der Regel an kleine Schwebepartikel von 5 bis 10 μm Durchmesser gebunden. Es sedimentiert daher nur langsam und verbleibt sehr lange in der Atemluft des Menschen.
**Kreuzallergien:** Mit fast allen Hauskatzenarten und vielen Wildkatzen.

### Meerschweinchen

**Sensibilisierungshäufigkeit:** Bei allergenexponierten Personen beträgt die Sensibilisierungshäufigkeit ca. 40%. Meerschweinchenallergene sind daher bedeutsam für eine Sensibilisierung auf Säugetiere, vor allem bei beruflich exponierten Patienten (Laborpersonal).
**Allergenquelle:** Vor allem der Urin der Meerschweinchen, weniger die Fellhaare.

### Pferde

**Sensibilisierungshäufigkeit:** Bei allergenexponierten Personen beträgt die Sensibilisierungshäufigkeit fast 30%. Die Verwendung von Pferdehaar für Füllungen von

Matratzen und Polstermöbeln machte Pferdeallergene lange Zeit auch zu einer bedeutsamen Quelle für Innenraumallergene. Diese Bedeutung ist jedoch stark rückläufig, da heute andere Materialien verwendet werden.
**Allergenquelle:** Hauptsächlich Hautepithelien, weniger Exkremente und Speichel der Pferde.
**Majorallergen:** Ag 11. Insgesamt wurden 23 Allergene identifiziert.

### Ratten

**Sensibilisierungshäufigkeit:** Die Bedeutsamkeit von Rattenallergenen für allergenexponierte Personen ist stark abhängig von den jeweiligen hygienischen Verhältnissen.
**Allergenquelle:** Vor allem der Urin der Ratte, weniger Serum, Speichel und Fell.
**Majorallergen:** Rat n 1

### Rinder

**Sensibilisierungshäufigkeit:** Die Sensibilisierungshäufigkeit ist stark abhängig vom jeweiligen Umfeld (häufig berufliche Sensibilisierungen).
**Allergenquellen:** Hautepithelien, Milch, Haare und Exkremente.
**Majorallergen:** Insgesamt wurden 23 Allergene identifiziert, bislang ist kein Majorallergen bekannt.

### Schweine

**Sensibilisierungshäufigkeit:** Bei regelmäßig inhalativ allergenexponierten Personen beträgt die Sensibilisierungshäufigkeit fast 40%.
**Allergenquellen:** Vor allem Hautepithelien und Borsten.

### Vögel

**Sensibilisierungshäufigkeit:** Abhängig von der jeweiligen Vogelart. Besonders bedeutsam für Sensibilisierungen sind Haustiere wie Wellensittiche und Papageien, aber auch Tauben. Bei exponierten Personen beträgt die Sensibilisierungshäufigkeit auf Wellensittichallergene ca. 10%; auf Papageienallergene ca. 16%. Klinisch bedeutsame Allergien entwickeln vor allem Personen mit hoher Allergenexposition wie z.B. Hobbyzüchter.
**Allergenquellen:** Exkremente und Federn.
**Kreuzallergien:** Nutritiv mit Hühnerei (Vogel-Ei-Syndrom).

## Pilze

Die Zahl der tatsächlich existierenden Pilzarten ist unbekannt, da ihr äußeres Erscheinungsbild, ihr Stoffwechselverhalten und somit ihre Lebensbedingungen standortabhängig sind. Man schätzt, daß es ungefähr 250.000 verschiedene Pilzarten gibt, von denen etwa 100.000 wissenschaftlich erfaßt worden sind. Die Mehrzahl der Pilze ist weltweit verbreitet und lebt als Saprophyten von totem organischem Material oder als Parasiten auf und in Pflanzen, Tieren und Menschen. Pilze sind in der Regel nicht wirtsspezifisch, sondern gedeihen in Abhängigkeit von den vorhandenen Lebensbedingungen. Die meisten Pilze wachsen optimal bei einer Luftfeuchtigkeit von 90% und bei Temperaturen von 20 bis 25°C. Pilze werden oftmals generell als Schimmelpilze bezeichnet, was taxonomisch unkorrekt ist. Die allergologisch relevanten Pilze können in vier Unterabteilungen eingeteilt werden:

- **Jochpilze** (Zygomycotina): Ungefähr 600 Arten. Sie gehören zu den niederen Pilzen (Phycomycetes).

- **Schlauchpilze** (Ascomycetes): Ungefähr 45.000 Arten. Sie gehören zu den höheren Pilzen (Eumycetes).
- **Ständerpilze** (Basidiomycetes): Ungefähr 30.000 Arten. Sie gehören zu den höheren Pilzen (Eumycetes). Geschlechtliche Sporen werden von der Basidie gebildet.
- **Deuteromycetes** (Fungi imperfecti): Ungefähr 30.000 Arten. Sie gehören zu den höheren Pilzen ohne bekanntes sexuelles Stadium. Ein Großteil der allergologisch bedeutsamen Pilze entstammen dieser Pilzgruppe. Wenn bei neuen Untersuchungen bei einem derartigen Pilz geschlechtliche Sporen gefunden werden, muß dieser Pilz in eine andere Unterabteilung eingeordnet werden und bekommt einen neuen Namen. Dieser neue Name ist hier jeweils angegeben; die Art wird jedoch unter dem bekannten früheren Namen geführt.
- **Blastomycetes:** Einzellige Form der Deuteromycetes (Hefepilze sind eine mikroskopisch kleine, primitive Variante dieser Pilzart).

Nachfolgend werden einige allergologisch bedeutsame Pilze vorgestellt.

## Alternaria alternata (Schwärzepilz) (Abb. 3.28)

**Vorkommen:** Alternariaspezies sind weltweit häufig anzutreffen. Es gibt etwa 50 Arten dieser Pilze. Alternaria alternata ist einer der häufigsten Vertreter. Lebt extra- und intramural, saprophytär als Wandschimmel und als Lebensmittelschimmel in Getreidesaat oder auf Gemüse (schwarzgrünliche Flecken). In der Erde und als häufiger Luftkeim vorhanden. Saisonales Vorkommen. Sporenflug von Juni bis September. Hauptsporulation in der Mittagszeit.

**Invasion:** Inhalativ oder nutritiv.

**Vermehrungs- und Wachstumsbedingungen:** Optimale Temperatur: 20 bis 30°C (2 bis 35°C), optimale Luftfeuchtigkeit: 90% (85 bis 99%).

**Allergene Bedeutung:** Alternaria alternata ist bedeutsam für Atemwegsallergien.

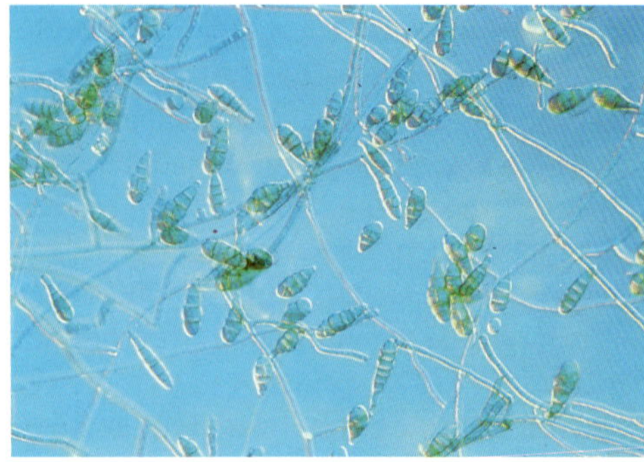

**Abb. 3.28** Alternaria.

## Aspergillus (Abb. 3.29)

**Vorkommen:** Aspergillusspezies sind weltweit häufig anzutreffen. Es gibt etwa 300 Arten. Sie leben extra- und intramural, saprophytär. Ubiquitäre Verbreitung, z.B. in der Erde, im Wasser, in der Luft, auf Pflanzen, in feuchten Wohnungen, in Topferde, in Klimaanlagen oder in Lebensmitteln. Einige Spezies, wie Aspergilllus niger und A. oryzae, sind von großer Bedeutung bei der biotechnologischen Herstellung von Lebensmitteln und Arznei-

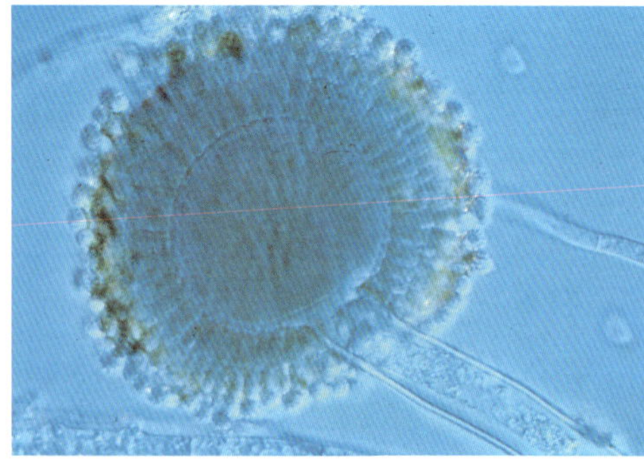

**Abb. 3.29** Aspergillus.

mitteln. Sie werden daher häufig unerkannt über die Nahrung aufgenommen.

**Invasion:** In der Regel inhalativ, zum Teil auch nutritiv.

**Vermehrungs- und Wachstumsbedingungen:** Optimale Temperatur: 37 bis 43°C (10 bis 55°C), optimale Luftfeuchtigkeit: 93% (85 bis 99%).

**Allergene Bedeutung:** Einige Aspergillusspezies gehören zu den allergologisch bedeutsamsten Pilzen, einige sind auch humanpathogen (A. fumigatus, A. flavus). Als allergologisch bedeutsam gelten vor allem: A. fumigatus, A. amstelodami, A. clavatus, A. flavus, A. glaucus, A. nidulans, A. niger, A. oryzae, A. penicilloides, A. repens, A. terreus, A. umbrosus und A. versicolor.

## Botrytis cinerea (Grauschimmel) (Abb. 3.30)

**Vorkommen:** Botrytis cinerea ist der bedeutendste Vertreter der Gattung Botrytis. Er ist weltweit verbreitet und lebt extra- und intramural, saprophytär als Schimmel auf verwelkenden Pflanzenresten, als Lebensmittelschimmel in Obst und Salat, sowie in Saunen. Botrytis cinerea ist in der Erde und als häufiger Luftkeim vorhanden. Er wird aber auch zur Edelfäuleherstellung bei Weintrauben genutzt. Saisonales Vorkommen. Sporenflug vor allem von Mai bis August. Hauptsporulation in der Mittagszeit.

**Invasion:** Inhalativ. Nutritiv mit Obst und Wein.

**Vermehrungs- und Wachstumsbedingungen:** Optimale Temperatur: 22 bis 25°C (0 bis 35°C), optimale Luftfeuchtigkeit 93% (85 bis 100%).

**Allergene Bedeutung:** Gering, jedoch regionale Häufungen in Gegenden mit Obst-/Weinanbau.

## Chaetomium globosum (Schlauchpilz) (Abb. 3.31)

**Vorkommen:** Chaetomium globosum ist der bedeutendste Vertreter der Gattung Chaetomium. Er ist weltweit verbreitet und lebt extra- und intramural, saprophytär auf zellulosehaltigem Material wie Holz, Papier, Stroh oder feuchten Tapeten. Die Kulturen sind grauschwarz bis olivgrün. Perenniales Vorkommen.

**Invasion:** Inhalativ, seltener nutritiv.

**Vermehrungs- und Wachstumsbedingungen:** Optimale Temperatur: 18 bis 24°C.

**Allergene Bedeutung:** Mäßig.

## Cladosporium (Abb. 3.32)

**Vorkommen:** Cladosporien sind weltweit ausgesprochen häufig mit etwa 500 Spezies anzutreffen. Sie leben extra- und intramural, saprophytär. Ubiquitäre Verbreitung,

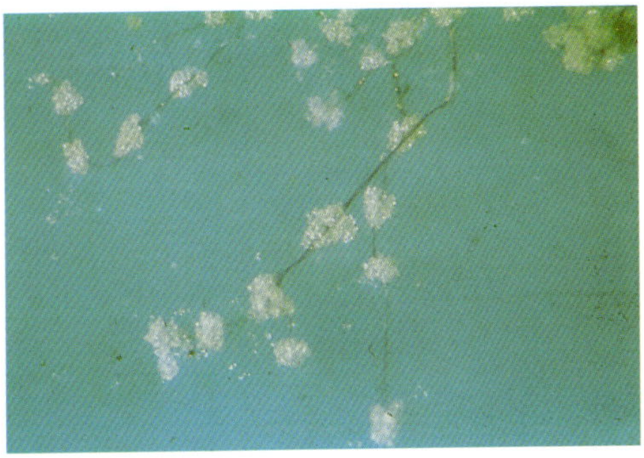

**Abb. 3.30** Botrytis.

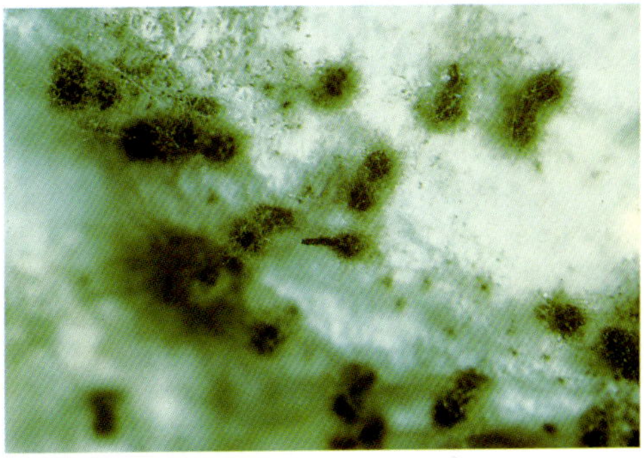

**Abb. 3.31** Chaetomium.

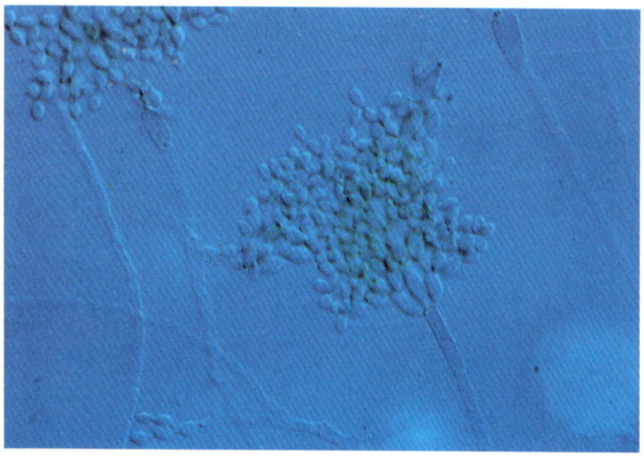

**Abb. 3.32** Cladosporium.

z.B. in der Erde, im Wasser, in der Luft, auf verwelkten Pflanzen, in feuchten Wohnungen, in Topferde, in Klimaanlagen und in Lebensmitteln.

Cladosporien sind extramural in hoher Konzentration im Aeroplankton nachweisbar. Intramural kommen sie in geringerer Konzentration vor. Sie sind in Außen- und Innenluft fast immer die dominierende Mykoflora. Die Sporen werden nicht durch UV-Strahlung zerstört und können somit über weite Strecken in der Luft transportiert werden. Die jahreszeitliche Verteilung kann ausgeprägte saisonale Spitzen aufweisen. Extrem hohe Sporenkonzentrationen im Aeroplankton während der Monate Juli und August.

**Invasion:** Inhalativ, seltener nutritiv.

**Vermehrungs- und Wachstumsbedingungen:** Optimale Temperatur: 25°C (7 bis 32°C), optimale Luftfeuchtigkeit: 92% (85 bis 97%).

**Allergene Bedeutung:** Cladosporium cladosporioides und C. herbarum gelten als die allergologisch bedeutsamsten Cladosporiumarten. Eine Sensibilisierung auf diese beiden Pilzarten ist, da im Juli und August besonders hohe Sporenkonzentrationen im Aeroplankton nachzuweisen sind, sorgfältig von einer Gräserpollenallergie zu unterscheiden. Für C. cladosporioides und C. herbarum sind zudem nutritive Sensibilisierungen beschrieben worden.

## Curvularia

**Vorkommen:** Curvulariaspezies sind weltweit, vor allem in tropischen Regionen, auf Gräsern und verschiedenen Getreidesorten anzutreffen. Saisonale Belastung durch hohe Sporenkonzentrationen in den Sommermonaten zur Zeit der Getreideernte. In geringer Sporenkonzentration auch intramural anzutreffen.

**Invasion:** Vor allem inhalativ, gegebenenfalls auch nutritiv.

**Allergene Bedeutung:** Curvulariaspezies sind nur mäßig allergologisch bedeutsam.

## Fusarium (Abb. 3.33)

**Vorkommen:** Fusariumspezies sind weltweit mit regional stark unterschiedlicher Ausprägung verbreitet. Sie kommen auf Getreide, auf Früchten, im Wasser und in der Luft vor. Maximale Sporenkonzentrationen in den Sommer- und Herbstmonaten, vor allem während der Getreideernte. In der Innenraumluft geringere Sporenkonzentrationen.

**Invasion:** Hauptsächlich inhalativ, gegebenenfalls auch nutritiv.

**Allergene Bedeutung:** Regional unterschiedliche Ausprägung. Allergologisch bedeutsame Spezies: Fusarium culmorum, F. solani und F. vasinfectum.

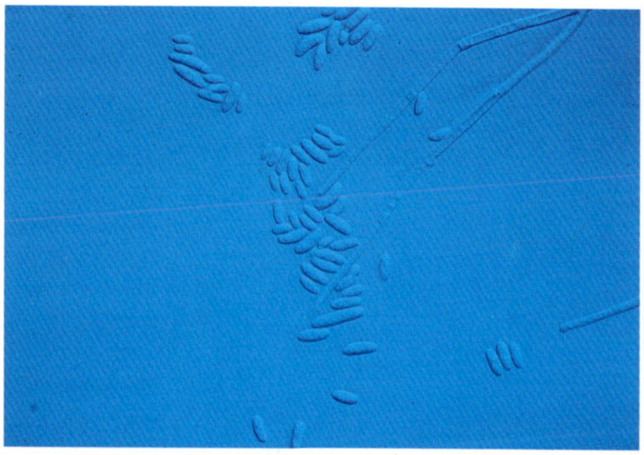

**Abb. 3.33** Fusarium.

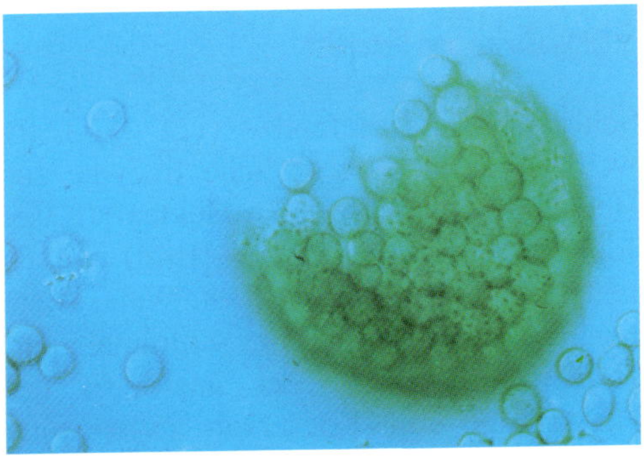

**Abb. 3.34** Mucor.

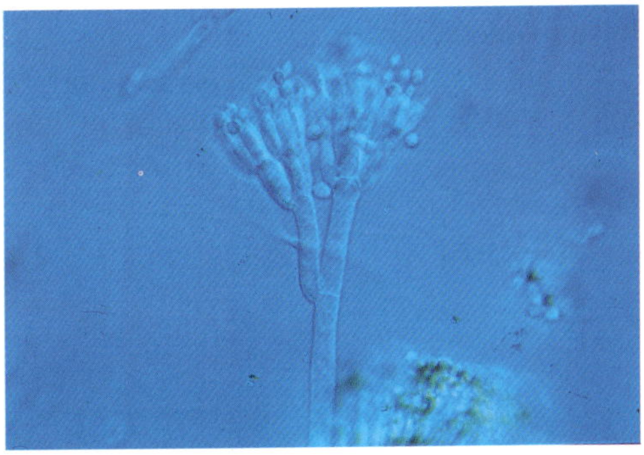

**Abb. 3.35** Penicillium.

### Mucor (Abb. 3.34)

**Vorkommen:** Mucorspezies sind weltweit in der Erde, in kompostiertem Pflanzenmaterial, in Tierfäkalien und in feuchten Wohnungen verbreitet.
**Invasion:** Hauptsächlich inhalativ, gegebenfalls auch nutritiv.
**Vermehrungs- und Wachstumsbedingungen:** Optimale Temperatur: 20°C (1 bis 35°C), optimale Luftfeuchtigkeit: 93% (85 bis 98%).
**Allergene Bedeutung:** Allergologisch bedeutsame Spezies: Mucor circinelloides, M. mucedo, M. pusillus, M. racemosus und M. spinosus.

### Penicillium (Abb. 3.35)

**Vorkommen:** Penicilliumspezies sind weltweit die am weitesten verbreiteten Pilze. Sie finden sich sowohl extra- als auch intramural im Boden, auf Pflanzen und im Aeroplankton (z.B. auch im Hausstaub).
**Invasion:** Hauptsächlich inhalativ, aber auch nutritiv.
**Vermehrungs- und Wachstumsbedingungen:** Optimale Temperatur: 20 bis 25°C (-4 bis 35°C), optimale Luftfeuchtigkeit: 90% (82 bis 100%).
**Allergene Bedeutung:** Sehr hoch. Einige Penicilliumarten gehören zu den allergologisch bedeutendsten Pilzen (Penicillium notatum, P. griseofulvum, P. roqueforti, P. viridicatum u.a.).

## Nahrungsmittel

Nutritive Allergene werden aufgrund des vorgegebenen inhaltlichen Schwerpunkts dieses Buches nur in kurzer Form erwähnt. Auf weiterhin bedeutsame Nahrungsmittelallergene in Fleisch, Fisch, Muschel- und Schalentieren und Lebensmittelzusatzstoffen soll hier nicht eingegangen werden.

### Guar (E 412), Johannisbrotkernmehl (E 410)

Guarkernmehl wird aus der indischen Guarbohne gewonnen, Johannisbrotkernmehl aus dem Samen der Johannisbrotbaumfrucht. Beide Mehlsorten werden als Lebensmittelzusatzstoffe in zahlreichen Produkten zur Verdickung und Stabilisierung eingesetzt („Verdickungsmittel“, „Stabilisator“, „Bindemittel“ oder „Backmittel“). Die in den genannten Mehlsorten enthaltenen Hydrokolloide werden z.B. kalorienarmen Fertignahrungsmitteln zugesetzt, um Wasser zu binden und um eine „sämige“ Konsistenz zu erhalten. Guarkernmehl und

Johannisbrotkernmehl werden somit als Quellmittel in Joghurt, Speiseeis, Fertigsoßen, Puddings und Brot verwendet.

## Gewürze

vgl. Kräuter-Gewürz-Syndrom, S. 32.

## Gerste, Hafer, Mais, Roggen, Weizen

vgl. Gräser/Getreide, S. 27 ff.

## Hühnereier

vgl. Vogel-Ei-Syndrom, S. 37.

## Kuhmilch

Nutritive Kuhmilchallergien spielen im Säuglingsalter eine große Rolle. Sie sind jedoch nicht auf das Säuglingsalter beschränkt, sondern kommen auch im Erwachsenenalter vor. Kuhmilch ist in vielen Nahrungsmitteln enthalten. Bei allergenexponierten Personen besteht oft eine Sensibilisierung auf einzelne Milchproteine, wie Kasein, β-Laktoglobulin oder α-Laktalbumin. Diese Milchproteine reagieren unterschiedlich auf Erhitzen oder andere weiterverarbeitende Vorgänge. Manche Patienten sind deshalb nur auf frische oder nur auf gekochte Milch sensibilisiert, andere wiederum auf pasteurisierte oder auf gefriergetrocknete Milch.

## Schimmelpilze und Hefepilze

Schimmel- und Hefepilze (vgl. S. 37 ff) werden häufig als natürliche Enzyme zur Herstellung von Milchprodukten (Käse, Joghurt), Getreideprodukten (Brot) und alkoholischen Getränken (Most, Wein, Bier) benutzt. Die Enzyme von Schimmel- und Hefepilzen werden aber auch bei der Herstellung von Konserven (Sauerstoffentzug) und bei der Herstellung von Fertigprodukten genutzt. Schimmelpilze gehören heute zum festen Rüstzeug der Nahrungsmittel- und Getränkeindustrie (2). Weltweit werden jährlich über 500 Tonnen Aspergillus oryzae, A. niger sowie verschiedene Mucorarten produziert (6).

## Soja

Sojamehl und Sojaproteine sind außerordentlich verbreitete Allergene. Sie finden sich in allen Sojaprodukten wie Sojakäse (Tofu), Sojamilch, Sojasprossen, Sojateigwaren oder Sojafleisch. Problematisch ist die versteckte Beimischung von Sojaöl in industriell hergestellten Lebensmitteln wie Fetten und Ölen. Sojaöl findet sich z.B. in Margarine, Pflanzenöl, Speiseöl, Mayonnaise, Dressings, Würzsoßen oder Fertigsuppen. Soja ist auch in Backwaren aller Art, Fertiggerichten, Süßspeisen, Gewürzmischungen (Curry), Brühwürfeln, Säuglings- und Kindernahrung sowie asiatischen Gerichten enthalten.

### Literatur

1. Frohne D, Jensen U. Systematik des Pflanzenreichs. 4. Aufl. Stuttgart,

Jena, New York: Gustav Fischer Verlag 1992.
2. Grampp EG. Beeinflussung von Lebensmitteltechnologien, des Genußwertes und des Nährwertes bestimmter Lebensmittel durch Enzyme. Ernährungs-Umschau 1980; 27:9-15.
3. Klimek L. Die immunregulative Wirkung zellulärer Rezeptormoleküle am Beispiel des HLA-II-Rezeptors in der Nahrungsmittelallergie. Allergologie 1992; 15:176-9.
4. Klimek L, Mösges R, Schnitzler N, Bartsch M. HLA Antigens in food allergy with rhinological symptoms. J Allergy Clin Immunol 1992; 4:335-7.
5. Morgenstern J, Griffith I, Bauer A, et al. Determination of the amino acid sequence of Fel d I, the major allergen of the domestic cat: protein sequence analysis and DNA cloning. Proc Natl Acad Sci USA 1991; 983-91.
6. Reed G, Rehm HJ (eds). Food and Feed Production with Microorganisms. Biotechnology. 5th ed. Weinheim: Verlag Chemie 1983.
7. Strasburger E. Lehrbuch der Botanik für Hochschulen. 33. Aufl. Stuttgart, Jena, New York: Gustav Fischer Verlag 1991.
8. Wahl PG v. Methoden der Pollenbestimmung. In: Vorträge und Berichte des 1. europäischen Pollenflug-Symposiums. Königswinter, März 20-21, 1987.
9. Wüthrich B, Hofer T. Nahrungsmittelallergie: Das „Sellerie-Beifuß-Gewürz-Syndrom". Dtsch Med s.

Abb. 3.1 bis 3.27 mit freundlicher Genehmigung der Scherax Arzneimittel GmbH, Hamburg.

Abb. 3.28 bis 3.35 mit freundlicher Genehmigung der SmithKline Beecham Pharma GmbH, München.

# Anhang

## Blühkalender nach Dr. P. v. Wahl (© Scherax, P. v. Wahl/W. Kersten)

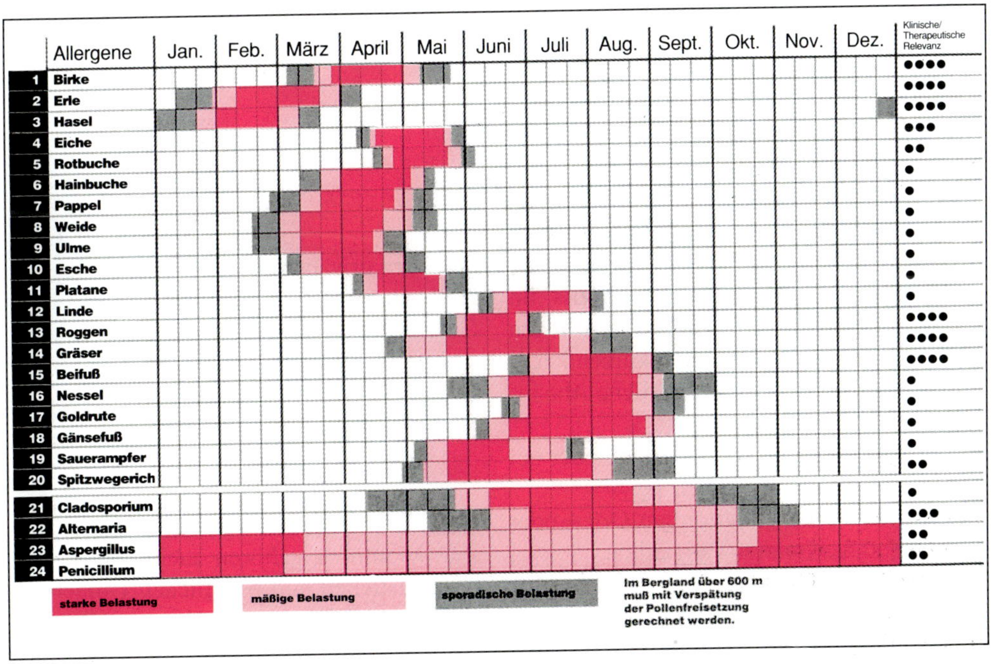

# Kapitel 4
# Allergologische Anamnese

Im Mittelpunkt der Diagnostik steht eine umfassende allergologische Anamnese. Vorgefertigte Fragebögen können das individuelle anamnestische Gespräch sinnvoll ergänzen. Sie vervollständigen die Dokumentation der erhobenen Daten (besonders bei unerfahrenen Ärzten) und erleichtern so die EDV-gestützte Auswertung. Fragebögen können jedoch keinesfalls das diagnostische Gespräch ersetzen! Der in unserer Klinik verwendete Fragebogen nach G. Schultze-Werninghaus (vgl. Anhang, S. 46) kann über Allergopharma, J. Ganzer KG, Reinbek, bezogen werden.

## Art, Schweregrad, zeitliches und örtliches Auftreten der Beschwerden

Rhinologische Symptome wie die nasale Obstruktion, Rhinorrhoe, Juckreiz und Niesreiz sollten erfragt und ihr Schweregrad sowie die subjektive Beeinträchtigung des Patienten erfaßt werden. Hierfür haben sich visuelle Analog-Skalen bewährt. Die geschilderten Symptome sind jeweils im Zusammenhang ihres örtlichen, zeitlichen und situativen Auftretens zu dokumentieren:

- jahreszeitliche und tageszeitliche Abhängigkeit;
- Beschwerdeänderung im Urlaub oder bei sonstigem Milieuwechsel;
- Beschwerden an bestimmten Orten oder während bestimmter Tätigkeiten.

Dies sollte bei allen weiteren Beschwerden erfragt werden. Wichtig ist auch, ob es Zeiten völliger Beschwerdefreiheit gibt.

## Eigenanamnese und Kinderkrankheiten

Hier sollten Atemwegserkrankungen wie Bronchitis, Asthma bronchiale, Krupphusten, Rhinitiden, Sinusitiden u.a. erfaßt werden. Darüber hinaus sollten weitere Krankheitsbilder erfragt werden, die auf eine Allergie bzw. auf eine atopische Diathese hinweisen:

- Milchschorf in der Kindheit;
- Neurodermitis;
- atopisches Ekzem und andere Ekzemformen;
- Urtikaria;
- Quincke-Ödem;
- Konjunktivitis;
- Insektenstichüberempfindlichkeit;
- Nahrungsmittelunverträglichkeiten, Magen-Darm-Beschwerden u.a.

## Familienanamnese

Die oben erwähnten Fragen sollten auch im Hinblick auf Familienangehörige (Eltern, Geschwister, Großeltern) gestellt werden.

## Milieu

Zur Anamnese gehören auch Fragen nach der häuslichen und beruflichen Umgebung. Wichtig sind Fragen nach Lage und Beschaffenheit der Wohnung und des Arbeitsplatzes:

- Nähe von Allergenquellen;
- Alter des Hauses, Feuchtigkeit, Teppichböden, Tierfelle, Klimaanlage, etc.

Es sollte immer nach Haustieren (auch von Freunden oder Bekannten) gefragt werden: sind bei Kontakten mit Haustieren Beschwerden aufgetreten?

## Allergietagebuch

Das Führen eines Allergietagebuches ist unbedingt zu empfehlen; es veranlaßt den Patienten zu einer gezielteren Selbstbeobachtung. Das Führen eines Tagebuchs hat auch den Vorteil, daß bei einer Erstdiagnostik die Diagnosestellung erleichtert wird und in der weiteren Betreuung des Patienten eine genauere Therapiebeurteilung erfolgen kann. Zu diesem Zweck sollte im Tagebuch auch der Medikamentenverbrauch vermerkt werden. Symptomart und -stärke sollten mit genauen Angaben (Auftreten der Beschwerden: Datum, Uhrzeit) erfragt und Besonderheiten aufgelistet werden: z.B. Ortswechsel, Auffälligkeiten nach Nahrungsaufnahme etc.

## Frühere Diagnostik und Therapie

Hier ist besonders wichtig:

- ob bereits früher eine Allergietestung durchgeführt wurde (Ergebnis?);
- ob eine Hyposensibilisierung durchgeführt wurde (Wogegen? Wie? Ergebnis?);
- ob eine sonstige Therapie stattfand (Welche? Ergebnis?).

Die Frage nach Art und Zeitpunkt etwaiger operativer Eingriffe ist selbstverständlich eingeschlossen.

## Sonstiges

Fragen nach Tabakkonsum, Passivrauchen (Was? Wieviel? Seit wann?) und sonstigen Noxen und Irritanzien schließen sich an. Es sollten auch Unverträglichkeiten von Medikamenten oder Nahrungsmitteln erfragt werden (oft besteht eine unbewußte Abneigung gegen bestimmte Nahrungsmittel).

# Anhang

## Fragebogen zur Anamnese allergischer Atemwegserkrankungen nach Prof. Dr. G. Schultze-Werninghaus, Bochum

## Fragebogen zur Anamnese allergischer Atemwegserkrankungen
nach Prof. Dr. G. Schultze-Werninghaus, Bochum

ausgefüllt am: ____________

Arzt/Klinik (Stempel):

Raum für Ergänzungen

Name: ____________ Vorname: ____________
geb. ________ Telefon *privat:* ( ______ ) ________ *dienstl.:* ( ______ ) ________
Straße ____________ PLZ ______ Wohnort ____________

***Bitte kreuzen Sie das entsprechende Kästchen so an: ☒ Bitte ergänzende Bemerkungen am Rand eintragen!***

A. I. ***Wer füllt den Fragebogen aus?***
☐ Patient selbst ☐ Mutter ☐ Vater ☐ Sonstiger (wer?) ____________

II. ***Welche Beschwerden sind der Grund für den Arztbesuch? (Bitte sämtliche Beschwerden angeben!)***
____________
____________

III. ***Welches sind die Hauptbeschwerden?*** ____________
____________

IV. ***In welchem Alter sind die ersten Beschwerden aufgetreten?*** Mit ______ Jahren.

V. ***Beruf:*** Erlernt: ____________ (von ______ bis ______ )
Jetzige Tätigkeit: ____________ (seit ______ )

B. ***Bestehen oder bestanden früher folgende Krankheitserscheinungen?***

| | | (Monat) Jahr | (Monat) Jahr |
|---|---|---|---|
| ☐ | 1. Spastische Bronchitis als Kind | seit (von): ______ | bis: ______ |
| ☐ | 2. Krupphusten als Kind | seit (von): ______ | bis: ______ |
| ☐ | 3. Milchschorf, Säuglingsekzem | seit (von): ______ | bis: ______ |
| ☐ | 4. Asthma, Atemnot, erschwertes Atmen | seit (von): ______ | bis: ______ |
| ☐ | 5. Husten, Bronchitis, Reizhusten | seit (von): ______ | bis: ______ |
| ☐ | 6. Heuschnupfen, häufiger Schnupfen | seit (von): ______ | bis: ______ |
| ☐ | 7. Niesanfälle (mehr als 5x nacheinander) | seit (von): ______ | bis: ______ |
| ☐ | 8. behinderte Nasenatmung, Stockschnupfen | seit (von): ______ | bis: ______ |
| ☐ | 9. Kieferhöhlen-, Stirnhöhlenentzündung | seit (von): ______ | bis: ______ |
| ☐ | 10. Nasenpolypen | seit (von): ______ | bis: ______ |
| ☐ | 11. Augentränen, Augenjucken | seit (von): ______ | bis: ______ |
| ☐ | 12. Schwellung von Augenpartien, Augenlidern | seit (von): ______ | bis: ______ |
| ☐ | 13. Hautquaddeln, Urticaria, Nesselausschlag | seit (von): ______ | bis: ______ |
| ☐ | 14. Schwellung, Juckreiz von Lippen, Gaumen, Rachen | seit (von): ______ | bis: ______ |
| ☐ | 15. Neurodermitis, atopisches Ekzem | seit (von): ______ | bis: ______ |
| ☐ | 16. Kontaktekzem (Schmuckekzeme) | seit (von): ______ | bis: ______ |
| ☐ | 17. Migräne, halbseitiger Kopfschmerz | seit (von): ______ | bis: ______ |
| ☐ | 18. Magen-Darm-Beschwerden, Durchfallsneigung | seit (von): ______ | bis: ______ |
| ☐ | 19. Häufige fieberhafte Erkältungskrankheiten | seit (von): ______ | bis: ______ |

C. ***Leidet oder litt ein Verwandter an Atemwegs- oder Hautbeschwerden?***

☐ 20. Nein, nicht bekannt.
☐ 21. Ja, ich weiß von folgender Erkrankung bei dem angegebenen Verwandten:

***Bitte Art der Beschwerden angeben***

| ***Bitte erkrankten Verwandten ankreuzen*** | Asthma, Bronchitis | Heuschnupfen | Hauterkr. | Sonstiges |
|---|---|---|---|---|
| ☐ 22. Vater | ☐ | ☐ | ☐ | ______ |
| ☐ 23. Mutter | ☐ | ☐ | ☐ | ______ |
| ☐ 24. Sohn (Söhne) | ☐ | ☐ | ☐ | ______ |
| ☐ 25. Tochter (Töchter) | ☐ | ☐ | ☐ | ______ |
| ☐ 26. Bruder (Brüder) | ☐ | ☐ | ☐ | ______ |
| ☐ 27. Schwester(n) | ☐ | ☐ | ☐ | ______ |
| ☐ 28. Großvater väterlicherseits | ☐ | ☐ | ☐ | ______ |
| ☐ 29. Großmutter väterlicherseits | ☐ | ☐ | ☐ | ______ |
| ☐ 30. Großvater mütterlicherseits | ☐ | ☐ | ☐ | ______ |
| ☐ 31. Großmutter mütterlicherseits | ☐ | ☐ | ☐ | ______ |
| ☐ 32. Bruder oder Schwester des Vaters | ☐ | ☐ | ☐ | ______ |
| ☐ 33. Bruder oder Schwester der Mutter | ☐ | ☐ | ☐ | ______ |
| ☐ 34. Andere Verwandte ______ | ☐ | ☐ | ☐ | ______ |

D. ***Wie sind Wohnung und Arbeitsplatz beschaffen? Einzug in die jetzige Wohnung:*** ______ (Jahr)

Wohnung:

☐ 35. Großstadt ☐ 36. Kleinstadt ☐ 37. Dorf, ländliche Umgebung
☐ 38. Altes Haus ☐ 39. Neues Haus ☐ 40. Gas (Küche/Heizung)

Büro/Arbeitsplatz:

☐ 41. Klimaanlage ☐ 42. Sonstige Beobachtungen: ____________

Raum für Ergänzungen

E. ***Wann treten die Hauptbeschwerden auf? (Nur die am besten passende Frage ankreuzen!)***

☐ 43. Die Beschwerden sind als ***Dauerbeschwerden*** während des ganzen Jahres vorhanden.
☐ 44. Die Beschwerden treten ***in unregelmäßigen Abständen während des ganzen Jahres*** auf (wie oft?):
☐ 45. 1—4x pro Jahr ☐ 46. 5—10x pro Jahr ☐ 47. häufiger als 10x pro Jahr
☐ 48. Die Beschwerden treten zwar ***während des ganzen Jahres*** auf, sie sind aber **in bestimmten Monaten regelmäßig schlimmer.**
☐ 49. Die Beschwerden treten ***ausschließlich in bestimmten Monaten*** auf.

F. ***In welchen Monaten treten die regelmäßigen Beschwerden auf (siehe Frage 49)?***
***In welchen Monaten sind die Beschwerden am schlimmsten (siehe Frage 48)?***

| | | | |
|---|---|---|---|
| ☐ 50. Januar | ☐ 53. April | ☐ 56. Juli | ☐ 59. Oktober |
| ☐ 51. Februar | ☐ 54. Mai | ☐ 57. August | ☐ 60. November |
| ☐ 52. März | ☐ 55. Juni | ☐ 58. September | ☐ 61. Dezember |

G. ***Treten die Beschwerden vorwiegend zu einer bestimmten Tageszeit auf?***

☐ 62. Nein, die Beschwerden sind ständig vorhanden.
☐ 63. Nein, die Beschwerden können zu jeder Tageszeit auftreten.
☐ 64. Ja, besonders starke Beschwerden bestehen oft zu folgenden Tageszeiten:
☐ 65. Morgens nach dem Aufstehen ☐ 67. Nach Feierabend, abends
☐ 66. Nach Beginn der Berufstätigkeit ☐ 68. Nachts
von ____________ bis ____________ (Uhr)

H. ***Treten die Beschwerden vorwiegend an bestimmten Orten auf?***

☐ 69. Nein, die Beschwerden sind ortsunabhängig.
☐ 70. Ja, besonders starke Beschwerden treten an folgenden Orten auf:
☐ 71. In der Wohnung (welche Räume: ____________)
☐ 72. Am Arbeitsplatz (welche Tätigkeit: ____________)
☐ 73. Bei Tierkontakt (Stall, Zoo, Zirkus, usw.) Ort: ____________
☐ 74. Im Freien (Wiesen, Felder, Schwimmbad, usw.) Ort: ____________
☐ 75. Sonstige Beobachtungen: ____________

I. ***Treten die Beschwerden vorwiegend bei bestimmten Tätigkeiten auf?***

☐ 76. Nein, die Beschwerden sind nicht unmittelbar mit einer bestimmten Tätigkeit verbunden.
☐ 77. Ja, die Beschwerden treten vor allem bei folgenden Tätigkeiten auf:
☐ 78. Hausarbeiten, Bettenmachen, Teppichkehren, Staubsaugen, Bücherabstauben, usw.
☐ 79. Berufstätigkeit (welche Tätigkeit: ____________)
☐ 80. Umgang mit Tieren (Haustiere, Reiten, Jagd, Beruf, etc.: Tier: ____________)
☐ 81. Bei anderen Hobbies (welches: ____________)
☐ 82. Bei körperlichen Anstrengungen; beim Sport; bei Joggen ____________
☐ 83. Beim Rasenmähen
☐ 84. Bei anderen Tätigkeiten (welche? ____________)

J. ***Treten die Beschwerden bei intensivem Geruch, Dämpfen, Staub oder anderen Atemwegsreizen auf?***

☐ 85. Nein
☐ 86. Ja, die Beschwerden werden durch folgende Reize ausgelöst:
☐ 87. Hausstaub ☐ 92. Desinfektionsmittel
☐ 88. Mehlstaub ☐ 93. Fett-, Braten-, Kochdünste
☐ 89. Bau-, Zementstaub ☐ 94. Kälte, rascher Temperaturwechsel
☐ 90. Waschmittelstaub ☐ 95. Nebel, Feuchtigkeit
☐ 91. Haar-, Körper-, Farbspray ☐ 96. Lachen
☐ 97. Sonstige Reize: ____________

K. ***Bestehen (oder bestanden früher) Kontakte zu Tieren, z. B. in der Wohnung, bei Freunden, bei Verwandten, im Beruf?***
**Wurden früher in der Wohnung Tiere gehalten?**

☐ 98. Nein; Tierkontakt besteht weder heute noch in früheren Jahren. Tiere wurden nicht gehalten.
☐ 99. Ja, zu folgenden Tieren bestehen oder bestanden Kontakte:

| | seit (von) bis (Jahr) | wie oft pro Woche | | seit (von) bis (Jahr) | wie oft pro Woche |
|---|---|---|---|---|---|
| ☐ 100. Hund | ______ | ______ | ☐ 106. Kaninchen | ______ | ______ |
| ☐ 101. Katze | ______ | ______ | ☐ 107. Rind | ______ | ______ |
| ☐ 102. Pferd | ______ | ______ | ☐ 108. Schwein | ______ | ______ |
| ☐ 103. Meerschwein | ______ | ______ | ☐ 109. Wellensittich | ______ | ______ |
| ☐ 104. Ratte, Maus | ______ | ______ | ☐ 110. Kanarienvogel | ______ | ______ |
| ☐ 105. Aquarium | ______ | ______ | ☐ 111. Taube | ______ | ______ |

☐ 112. Sonstige Tierkontakte: ____________

L. ***Sind bei Tierkontakten Beschwerden aufgetreten?***

☐ 113. Nein, nicht aufgefallen.
☐ 114. Ja (Tiere: ____________)
Beschwerden: ____________)

Raum für Ergänzungen

M. ***Besteht zeitweilig eine völlige oder weitgehende Beschwerdefreiheit?***

□ 115. Nein, es besteht nie Beschwerdefreiheit oder deutliche Besserung.
□ 116. Ja, besonders gut geht es mir bei folgenden Gelegenheiten:
□ 117. An der See □ 119. Im Urlaub, an Wochenenden □ 121. Im Sommer
□ 118. Im Hochgebirge □ 120. Bei Regen, Feuchtigkeit □ 122. Im Winter
□ 123. Sonstige Beobachtungen: ______

N. ***Bestehen bei Nahrungsmitteln Abneigung (A) oder Unverträglichkeit (U)? Bitte A oder U ankreuzen!***

□ 124. Nein, ist nicht aufgefallen.
□ 125. Ja, ich habe eine Abneigung (A) oder eine Unverträglichkeit (U) beobachtet bei:

| | | | | | |
|---|---|---|---|---|---|
| □ 126. Fisch | (A)(U) | □ 131. Apfel | (A)(U) | □ 136. Wein, Sekt | (A)(U) |
| □ 127. Muscheln, Krabben | (A)(U) | □ 132. Pfirsich | (A)(U) | □ 137. Fruchtsäfte | (A)(U) |
| □ 128. Ei | (A)(U) | □ 133. Hasel-, Walnuß | (A)(U) | □ 138. Erbsen, Bohnen | (A)(U) |
| □ 129. Milch | (A)(U) | □ 134. Sellerie | (A)(U) | □ 139. Kartoffeln | (A)(U) |
| □ 130. Käse, Joghurt, Quark | (A)(U) | □ 135. Kräuter, Gewürze | (A)(U) | □ 140. Zitronen, Apfelsinen | (A)(U) |

□ 141. Anderes: ______

O. ***Welche Beschwerden werden durch Nahrungsmittel ausgelöst?***

□ 142. Keine Beschwerden
□ 143. Asthma, Atembeklemmungen □ 147. Übelkeit, Erbrechen, Durchfall
□ 144. Wässriger Schnupfen, Niesen □ 148. Heftiger Kopfschmerz, Migräne
□ 145. Lippen-, Rachenschwellung □ 149. Ekzem-Verschlimmerung
□ 146. Gaumen-, Ohrenjucken □ 150. Nesselsucht, Urticaria, Hautjucken
□ 151. Sonstige Beschwerden: ______

P. ***Besteht eine Überempfindlichkeit gegen Medikamente?***

□ 152. Nein
□ 153. Ja, eine Überempfindlichkeit ist aufgefallen gegen:
□ 154. Penicillin, andere Antibiotika (welche? ______)
□ 155. Schmerz-, Grippemittel (welche? ______)
□ 156. Kontrastmittelunverträglicheit bei Röntgenuntersuchungen (Jodallergie)
□ 157. Andere Medikamente (welche? ______)

Q. ***Bestehen (weitere) Hautallergien?***

□ 158. Nein
□ 159. Ja, es kommt bei Kontakt mit folgenden Stoffen zu Hautjucken, Ekzemen oder Quaddeln:
□ 160. Schmuck, Metall □ 161. Heftpflaster □ 162. Berufsstoffe (______)
□ 163. Sonstiges: ______

R. ***Besteht eine Überempfindlichkeit gegen Insektenstiche (Biene, Wespe)?***

□ 164. Nein
□ 165. Ja, es sind nach dem Stich einer ______ folgende Reaktionen aufgetreten:
□ 166. Starke Schwellung (mehr als 5 cm Durchmesser) □ 168. Atemnot
□ 167. Hautquaddeln am ganzen Körper □ 169. Schwächeanfall

S. ***Ist bereits ein Allergietest durchgeführt worden? Testergebnis?***

□ 170. Nein
□ 171. Ja (Jahr: ______, Arzt, Klinik: ______)
□ 172. Das Testergebnis ist mir nicht bekannt.
□ 173. Bei der Testung fanden sich keine Hinweise für eine Allergie.
□ 174. Folgende Allergien wurden festgestellt:
□ 175. Pollen □ 176. Hausstaub(milben) □ 177. Schimmelpilzsporen
□ 178. Tierhaare (welche? ______)
□ 179. Andere Allergien (welche? ______)

T. ***Ist eine Hyposensibilisierung (=Desensibilisierung) durchgeführt worden?***

□ 180. Nein
□ 181. Ja (Jahre: von ______ bis ______)
□ 182. Mit gutem Erfolg (Krankheit deutlich gebessert oder geheilt).
□ 183. Ohne wesentlichen Erfolg (Krankheit wie vor der Behandlung oder schlechter).
□ 184. Mit starken Nebenwirkungen (welche? ______)
□ 185. Mit Abbruch der Behandlung (warum? ______)

U. ***Wurden bereits bestimmte Dinge abgeschafft? Wurde eine Wohnungssanierung durchgeführt?***

□ 186. Nein
□ 187. Ja, folgende Dinge wurden abgeschafft:
□ 188. Federbetten, Federkissen, Matratzen. Wann? ______ (Jahr)
□ 189. Haustier (welches? ______) Wann? ______ (Jahr)
□ 190. Sonstige Maßnahmen (was? ______) Wann? ______ (Jahr)
□ 191. Mit Erfolg (deutliche Besserung) □ 192. Ohne Erfolg (unveränderte Beschwerden)

Raum für Ergänzungen

V. ***Sind bereits Operationen wegen der Erkrankung durchgeführt worden?***

☐ 193. Nein
☐ 194. Ja, folgende Operationen sind durchgeführt worden?
☐ 195. Nasenpolypen (wie oft? ______ mal) ☐ 198. Nasennebenhöhlen, Kieferhöhlen
☐ 196. Rachenmandel, Adenotomie ☐ 199. Nasenscheidewand, Nasenmuscheln
☐ 197. Gaumenmandel, Tonsillektomie
☐ 200. Sonstige Operationen: ______
☐ 201. Beschwerden wie zuvor ☐ 202. Deutl. Besserung ☐ 203. Verschlechterung

W. ***Welche sonstigen Maßnahmen wurden schon wegen der Erkrankung durchgeführt? Welche Ärzte wurden aufgesucht?***

Behandlungen erfolgten bei/in:

☐ 204. Hausarzt ☐ 208. Internist ☐ 212. Homöopathischem Arzt
☐ 205. Hautarzt ☐ 209. Lungenarzt ☐ 213. Kurklinik, Spezialklinik
☐ 206. Hals-Nasen-Ohrenarzt ☐ 210. Psychotherapeut ☐ 214. Krankenhaus, stationär
☐ 207. Kinderarzt ☐ 211. Heilpraktiker ☐ 215. Krankenhaus, ambulant
☐ 216. Sonstige Ärzte, Kliniken: ______
☐ 217. Wieviele Ärzte wurden insgesamt aufgesucht: ______

Welche Behandlungsverfahren sind sonst noch durchgeführt worden?

☐ 218. Akupunktur ☐ 219. Autogenes Training ☐ 220. Atemtherapie, Atemschule
☐ 221. Andere Behandlungen (welche? ______)
☐ 222. Welche Behandlung hat gut geholfen? ______
☐ 223. Welche Behandlung hat keinen Erfolg gehabt? ______

X. ***Wie ist der Auswurf beschaffen?***

☐ 224. Es besteht nie Auswurf
☐ 225. Es besteht Auswurf

| ***wann?*** | ***wieviel?*** | ***wie ist er beschaffen?*** |
|---|---|---|
| ☐ 226. Ganzjährig | ☐ 229. Sehr wenig | ☐ 232. Weißlich, zäh |
| ☐ 227. Einige Wochen im Jahr | ☐ 230. Reichlich | ☐ 233. Gelblich, grünlich |
| ☐ 228. Nur selten | ☐ 231. Sehr viel | ☐ 234. Blutig, bräunlich |

Y. ***Wird geraucht?***

☐ 235. Nein, noch nie
☐ 236. Nein, nicht mehr seit ______ (Jahr). Zuvor (was, wieviel?) ______ Stück pro Tag.
☐ 237. Ja, ich rauche (was?) ______ (wieviel?) ______ pro Tag, seit ______ (Jahr).
☐ 238. Ja, ein anderes Mitglied des Haushaltes raucht.

Z. ***Welche Medikamente werden oder wurden zuletzt eingenommen/angewendet? Bitte sämtliche Mittel angeben!***

☐ 239. Keine Medikamente
☐ 240. Folgende Medikamente:

| ***Präparat (Name)*** | ***Dosis (Hübe, Tabletten, Anwendung etc.) pro Tag*** | ***seit (Jahr)*** |
|---|---|---|
| | | |
| | | |
| | | |
| | | |
| | | |
| | | |

***Raum für weitere Eintragungen:***

______
______
______
______
______
______



***Bitte geben Sie die genaue Adresse Ihres Hausarztes an, sofern dieser einen Bericht erhalten soll:***

(Name) (Straße, Nr.) (PLZ) (Ort)

# Kapitel 5
# Hauttestungen

## Anatomie, Physiologie und Immunologie der Haut

Die Haut besteht aus dem **oberflächlichen Epithelverband** (Epidermis: mehrschichtiges, verhorntes Plattenepithel) und dem **darunterliegenden Bindegewebe** (Korium). Die unter dem Epithel befindliche Basalmembran, die zwischen den Epithelzellen (Keratinozyten) ausgebildeten festen Verankerungen (Tight junctions), die lipophilen Hornlamellen und der äußere Säureschutzmantel bilden eine dichte **Barriere** zur äußeren Umwelt (Abb 5.1). Das von den suprabasal gelegenen Melanozyten gebildete Pigment schützt vor allem die proliferierenden basalen Keratinozyten gegen die UV-Strahlung. Das unter der Epidermis gelegene Korium ist, durch die von Fibroblasten gebildeten Faserbündel (Kollagen, elastische Fasern), mechanisch widerstandsfähig. Es liegt auf einer Schicht von subkutanem Fettgewebe (Polsterung, Thermoisolation). Auf die Hautanhangsgebilde wie Drüsen, Haare oder Nägel wird hier nicht näher eingegangen.

Die Epidermis selbst ist nicht vaskularisiert; das Korium hingegen enthält einen oberflächlichen **Gefäßplexus**, der in die Papillen zwischen den beiden Hautschichten hineinragt und einen tiefen Gefäßplexus, aus dem Plasma- und Entzündungszellen in die Haut eindringen können (vgl. Abb. 5.1). Das Korium enthält außerdem **Nervenfasern**, die bis ins Epithel reichen und zu Mastzellen und Langerhans-Zellen einen engen Kontakt aufnehmen (11, 27). **Langerhans-Zellen** gehören zu den dendritischen Zellen. Sie sind hochpotente antigenpräsentierende Zellen (12, 25). Sie befinden sich in der Regel suprabasal in der Epidermis und wandern nach Antigenkontakt in die örtlichen drainierenden Lymphknoten (SALT = Skin associated lymphoid tissue) aus (13). Dort aktivieren sie **T-Zellen**, die die Haut sonst nur in relativ geringer Zahl durchstreifen. **Mastzellen** befinden sich im Korium (vgl. Abb. 5.1) und können eine Reihe von Mediatoren ausschütten, von denen für die Hauttestung auf Allergien vom Soforttyp vor allem das **Histamin** (22, 24) wichtig ist. Histamin löst innerhalb weniger Minuten eine Gefäßweitstellung und eine Plasmaextravasation (Ödem, Quaddel) aus (vgl. Kap. 2, S. 16). Das umgebende Erythem entsteht aufgrund eines nervalen Reflexes (Reflexerythem).

## Verschiedene Hauttestungen

Hier sei nur auf die allergologisch bedeutsamen Hauttestungen eingegangen. Entsprechend der unterschiedlichen Allergietypen (Typ I bis IV, vgl. Tab. 2.1, S. 9) werden unterschiedliche Hauttestungen verwendet. Dabei sind Hauttestungen für die Erfassung von Typ-I- und Typ-IV-Allergien besonders gut geeignet und standardisiert. Typ-IV-Allergien, d.h. Kontaktallergien werden mit dem **Epikutan-Test** (Patch-Test) getestet (21), wobei die Allergene (meist kleine, das Epithel leicht durchdringende Haptene) in geeigneten Vehikeln auf die Rückenhaut aufgebracht

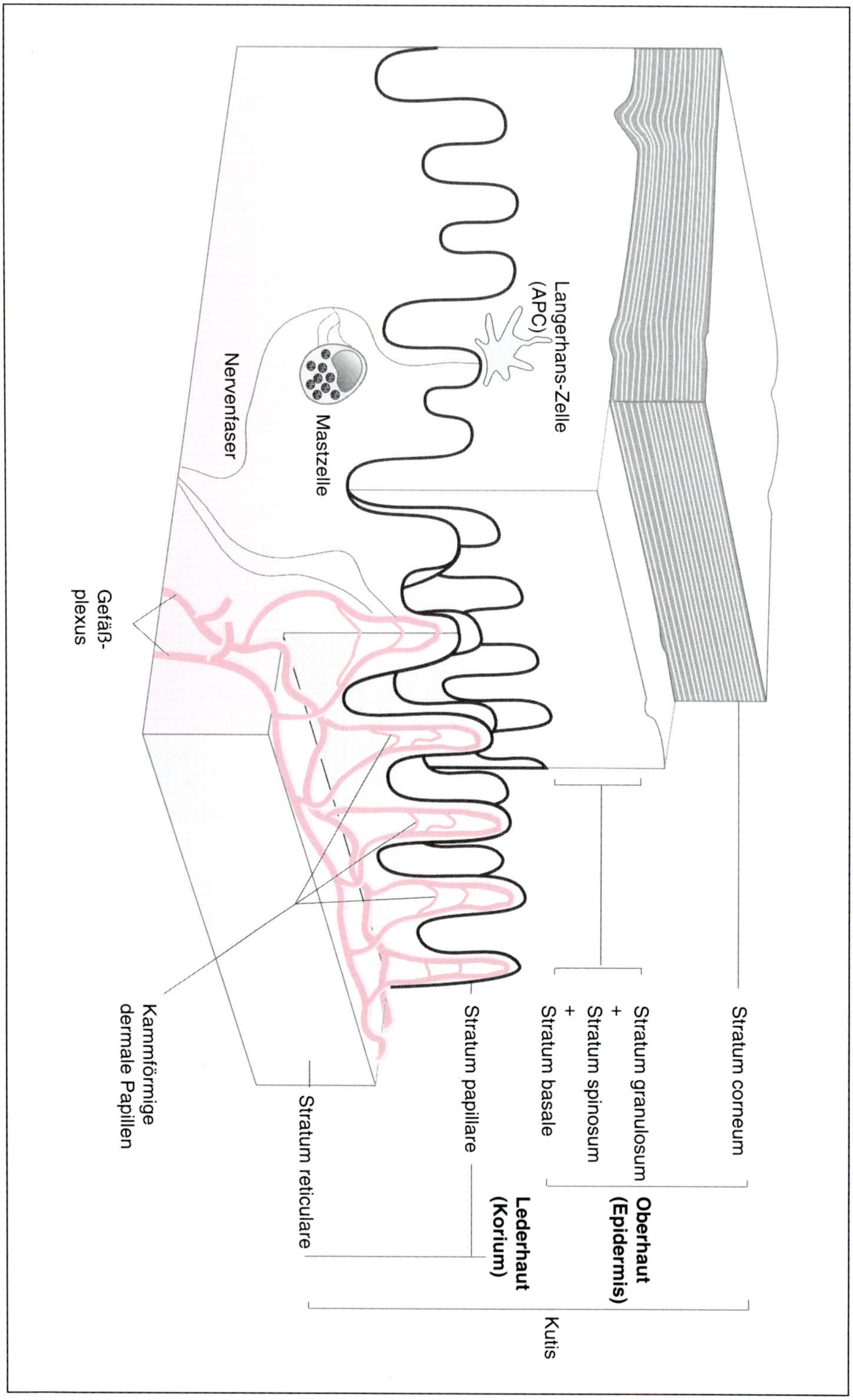


**Abb. 5.1** Anatomie der Haut (ohne Hautanhangsgebilde).

werden. Die Reaktion wird nach 48 bzw. 72 Stunden abgelesen, da es sich hier um Reaktionen vom verzögerten Typ handelt, die mit Ekzemreaktionen einhergehen. Für Typ-I-Allergien der Haut stehen der **Prick-Test**, der **(Scratch-)Reib-Test** und der **Intrakutantest** zur Verfügung (s. u.).

## Hauttestung auf Allergien vom Soforttyp

### Voraussetzungen und Vorbereitung

Voraussetzung für die Testung der Haut ist deren **normale Reaktivität**. Sie darf daher nicht durch Medikamente oder andere Einwirkungen herauf- oder herabgesetzt sein. Medikamente, die allergische Symptome unterdrücken, sollten vorher abgesetzt werden (s. Tab. 6.1, S. 61). Eine unspezifisch überschießende Reaktion wie bei einer Urtikaria (factitia) kann z.B. durch die vorherige Testung des Dermographismus festgestellt werden. Im Testareal sollten keine ekzematösen Veränderungen vorhanden sein. Die Haut muß vor der Testung **gereinigt** werden, um Infektionen zu vermeiden. Auch unspezifische Externa wie Salben und Cremes sollten am Testtag nicht auf dem Testareal angewendet werden. In der Zeit vor der Testung sollten anderweitige Irritationen der Haut (physikalisch-chemische Einwirkungen) unterbleiben.

Getestet werden grundsätzlich nur Präparationen, die die **Testperson nicht gefährden**. Hierbei sind vorbestehende Krankheitszustände (z. B. Herzkrankheiten) und Medikamenteneinnahmen (z. B. Betablocker) zu berücksichtigen. Da dennoch auch unerwartet allergische und andere Reaktionen auftreten können (16), muß immer die Möglichkeit zu einer entsprechenden Behandlung gegeben sein (Anwesenheit des Arztes, Vorhandensein der Ausrüstung und Medikamente, vgl. Kap. 12, S. 128 ff). Kinder können in der Regel ab dem sechsten Lebensjahr getestet werden (Kooperation); der Arzt sollte dann jedoch mit der Notfalltherapie in dieser Altersgruppe vertraut sein und eine entsprechende Ausrüstung besitzen. Nach der Testung sollte die Testperson noch mindestens 30 Minuten überwacht werden (8).

Die Auswahl der Testallergene richtet sich nach der jeweiligen individuellen allergologischen Problematik (vgl. Kap. 4, S. 44 ff) und sollte die jeweils häufigsten Auslöser der anamnestisch erfaßten Symptome enthalten. Werden nichtstandardisierte Testungen vorgenommen, müssen auch Kontrollpersonen mitgetestet werden, um unspezifische Reaktionen (falschpositive Ergebnisse) zu erkennen.

### Durchführung

Die Testung auf Allergien vom Soforttyp erfolgt in der Regel an der Volarseite der Unterarme (gute Zugänglichkeit, Reproduzierbarkeit, Vergleichbarkeit), alternativ aber auch am Rücken. Der Abstand der Teststellen zweier Allergene muß so groß sein, daß sich auch große Testreaktionen nicht überlappen (mindestens 2 cm beim Prick-Test und 5 cm beim Intrakutantest; evtl. muß erneut getestet werden). Es sollte eine standardisierte Reihenfolge der Testallergene festgelegt werden (Testprotokoll, s. u.). Die Referenznummern der einzelnen Allergene sollten vor der Testung auf die Haut geschrieben werden.

Beim **modifizierten Prick-Test** (20) wird ein Tropfen der Allergenlösung auf die Haut aufgebracht und dann mit einer Nadel oder einer speziell dafür hergestellten Lanzette (4, 19) in die Haut „eingepricktʺ. Mit der Lanzettenspitze wird so ein kleiner Teil der Allergenlösung durch die Epithelbarriere in das Korium eingebracht, in dem sich die reaktionsbereiten Mastzellen befinden (Abb. 5.2 a).

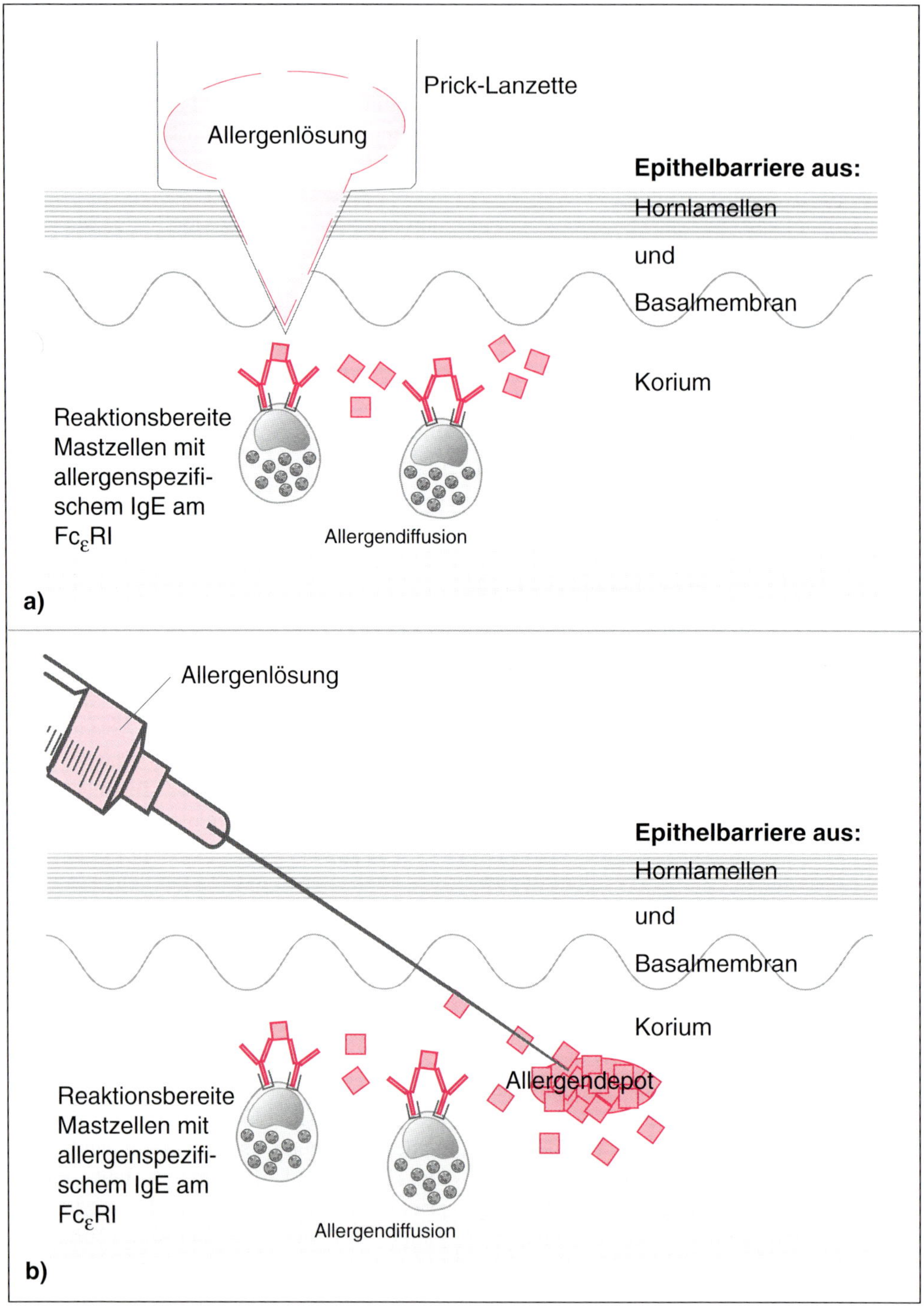


**Abb. 5.2**
**a** Prick-Test.
**b** Intrakutantest.

Beim **Prick-(by-)Prick-Test** (6) wird die Lanzette zunächst in die Allergenquelle (z.B. ein Nahrungsmittel) und unmittelbar danach in die Haut „eingeprickt". Für das zuletztgenannte Verfahren eignen sich natürlich keine unspezifisch toxischen oder infektiösen Allergenquellen. Eine Negativkontrolle (das Lösungsmittel) und eine Positivkontrolle (verdünntes Histamin) muß bei der Prick-Testung immer mitgeführt werden (Abb. 5.3 a), um eine generelle Abweichung der Hautreaktivität von der Norm zu erfassen. Zwischen der „Einprickung" der unterschiedlichen Testlösungen muß die Prick-Lanzette gründlich vom vorherigen Allergen befreit werden (Abwischen an einem sterilen Tupfer). Der Prick-Test ist zu empfehlen, wenn ausreichend starke, standardisierte Allergenextrakte zur Verfügung stehen (7).

Beim **Reib-Test** (7) wird die Haut im Testareal zunächst mit Alkohol entfettet. Die oberflächlichen Hornlamellen werden durch Tape stripping entfernt. Hierzu werden Klebestreifen auf die Haut geklebt und wieder abgelöst. Um die Sensitivität zu erhöhen, können zusätzliche Scratch-Linien im Testareal durch Prick-Lanzetten oder Nadeln erzeugt werden. Dies setzt jedoch die Spezifität dieses Tests stark herab. Die Allergenquelle wird dann über das vorbereitete Hautareal gerieben und darauf belassen oder entfernt. Auch hierfür eignen sich natürlich keine unspezifisch toxischen oder infektiösen Allergenquellen. Grundsätzlich sollte der Prick-Test mit standardisierten Extrakten bevorzugt werden. Der Reib-Test sollte nur angewendet werden, wenn standardisierte Extrakte nicht erhältlich sind oder deren Qualität unzureichend ist. Der Prick-(by-)Prick-Test stellt jedoch bei Fehlen guter kommerzieller Testlösungen oft die bessere Alternative dar.

Die sensitivste Form der Hauttestung ist der **Intrakutantest** (mehr als 1000mal empfindlicher als der Prick-Test) (5, 17). Der Intrakutantest sollte deshalb in der Regel erst durchgeführt werden, wenn der Prick-Test negativ ist. Eine Gefährdung des Patienten ist auf jeden Fall zu vermeiden. Bei weniger potenten Allergenpräparationen besteht jedoch häufig keine Alternative zum Intrakutantest. Die Testlösungen sind meistens mehr als 100mal stärker verdünnt als beim Prick-Test und müssen eventuell weiter verdünnt werden. Von der verdünnten Testlösung werden 30 bis 50 µl mit einer Tuberkulinspritze, auf der sich eine 26 oder 27G Nadel befindet, streng intrakutan injiziert (Abb. 5.2 b). Eine Injektion in den dermalen Gefäßplexus sollte vermieden werden; Luftinjektionen verhindern eine adäquate Ablesung. Auch bei diesem Test sollte immer eine Negativ- und eine Positivkontrolle in entsprechender Verdünnung mitgeführt werden (Abb. 5.3 b). Für jede Injektion ist eine neue Spritze und eine neue Kanüle zu verwenden.

## Ablesung

Die Ablesung der Reaktionen bei den genannten Hauttestungen erfolgt **nach 15 bis 20 Minuten** (26), da auf allergische Reaktionen vom Soforttyp getestet wird (vgl. Kap. 2, S. 9 ff). Eine intermittierende Beobachtung der Testreaktionen, auch schon vor Ablauf der 20minütigen Wartezeit, ist zu empfehlen. Auch Stunden oder Tage später können noch Reaktionen auftreten bzw. persistieren (Spätphasenreaktion u.a.). Diese können durchaus allergologische Relevanz haben; sie treten bei Typ-I-Allergien jedoch nur selten an Teststellen auf, wo keine Sofortreaktionen feststellbar waren. Die **Graduierung** (1, 7) der Ablesung kann auf die Größe der Histaminreaktion bezogen werden oder nach absoluten Kriterien erfolgen (Tab. 5. 1). Die Testergebnisse müssen immer schriftlich, am besten in einem vorgedruckten Testprotokoll, festgehalten werden.

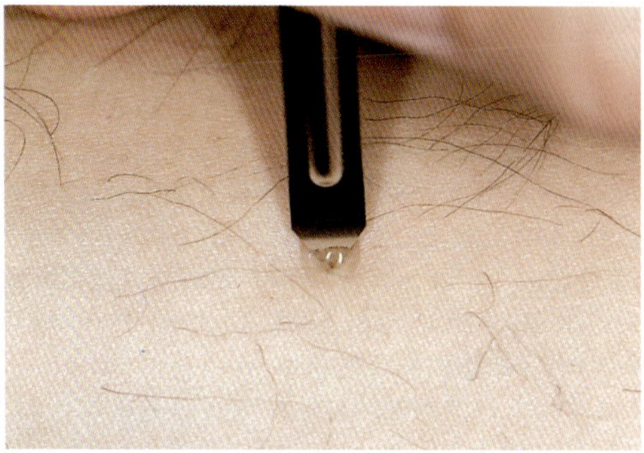

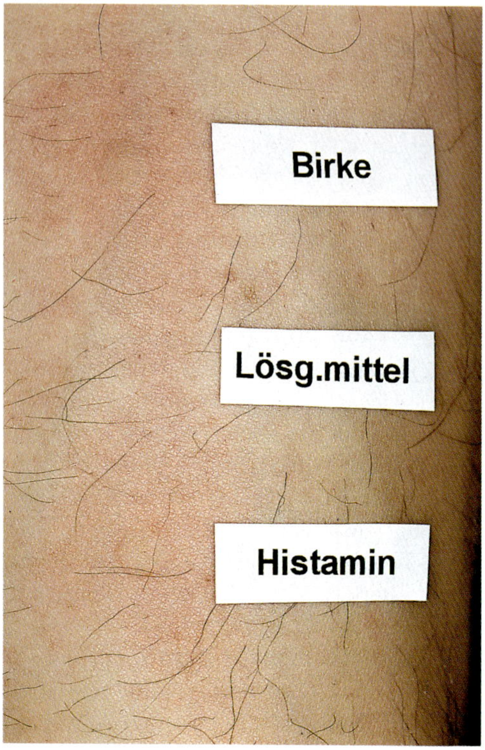


**Abb. 5.3 a** (oben)
Durchführung der Prick-Testung an der Beugeseite des Unterarmes.

**Abb. 5.3 b** (rechts)
Positiver Prick-Testbefund für Birkenpollen.

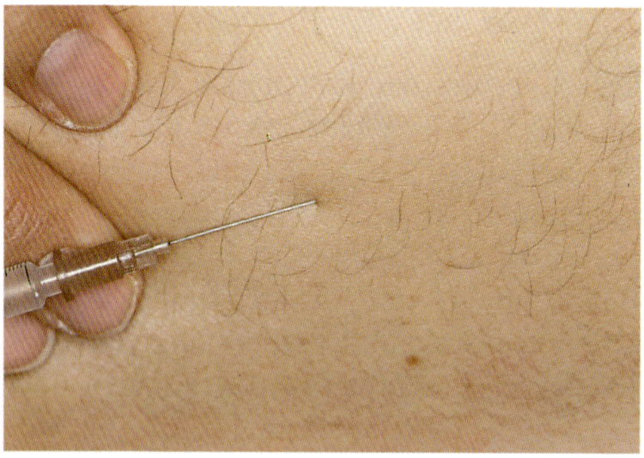

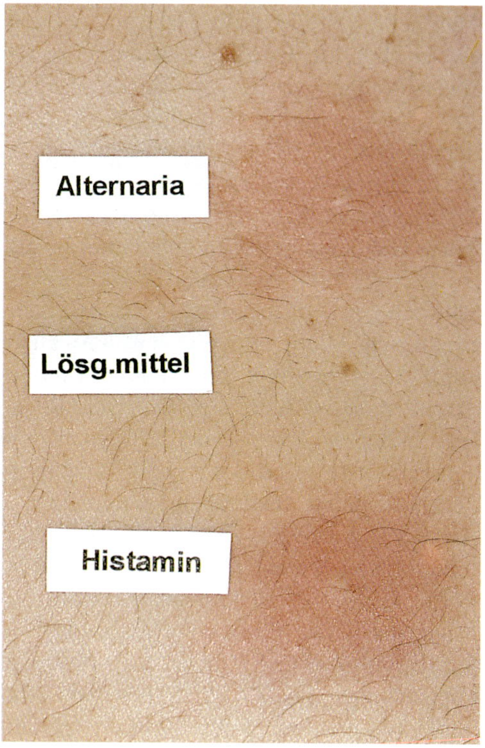


**Abb. 5.3 c** (oben)
Durchführung der Intrakutantestung am Rücken.

**Abb. 5.3 d** (rechts)
Positiver Intrakutantestbefund für den Schimmelpilz Alternaria alternata. Histamin-Kontrolle jeweils positiv und Lösungsmittel-Kontrolle jeweils negativ (b und d).

**Tab. 5.1** Graduierung des Prick-Tests (Intrakutantest).

| | | |
|---|---|---|
| **Relativ zur Histaminreaktion** | | |
| Ø | Keine Reaktion | |
| (+) | Schwache Reaktion | |
| + | Wesentlich kleiner als Histaminreaktion | |
| ++ | Kleiner als Histaminreaktion | |
| +++ | Gleich Histaminreaktion | |
| ++++ | Größer als Histaminreaktion | |
| **Absolute Auswertung** | | |
| Ø | Keine Quaddel | (< 2 mm) |
| (+) | Quaddel < 2 mm | (2 – 3 mm) |
| + | Quaddel 2 – 3 mm | (4 – 5 mm) |
| ++ | Quaddel 3 – 4 mm | (6 – 10 mm) |
| +++ | Quaddel 4 – 6 mm | (11 – 15 mm) |
| ++++ | Quaddel > 6 mm, Pseudopodien | (> 15 mm) |

Die Werte in Klammern beziehen sich auf die Quaddelgröße beim Intrakutantest. Da die Grenzwerte für die Auswertung nicht normiert sind, sollten die tatsächlich verwendeten Grenzwerte möglichst auch auf dem Testprotokoll wiedergegeben werden, oder es sollten die Quaddeldurchmesser in mm protokolliert werden.

## Beurteilung der Testergebnisse

Mit einer **generell verminderten Hautreaktivität** (23) muß bei Kleinkindern, alten Menschen und bei bestimmten Krankheitszuständen gerechnet werden (Polyneuropathie, Krebs- oder Dialysepatienten). Im allgemeinen wird die Spezifität des Prick-Tests höher angesiedelt als die des Intrakutantests, der jedoch viel sensitiver ist (2, 5). Die Korrelation von positiven Hauttests mit positiven In-vitro-Tests zur Bestimmung des allergenspezifischen IgE ist bei guter Allergenqualität und korrekter Testdurchführung in der Regel hoch (3).

Bei **negativem Hauttest** auf ein Allergen ist eine Allergie vom Soforttyp nicht sicher auszuschließen, wenn die Hautreaktivität herabgesetzt ist; oft gibt es dann auch eine kleine oder gar keine Histaminreaktion. Ebenso kann die Qualität des Allergenextraktes unzureichend sein, wenn nicht alle relevanten Einzelallergene im Extrakt enthalten sind, sie inaktiviert oder degradiert sind bzw. der Extrakt verfallen ist oder falsch gelagert wurde. Bei nichtstandardisierten Tests (Reib-Tests) ist die Aussage noch weiter einzuschränken.

Eine weitere Problematik besteht darin, daß bei Allergien des oberen Respirationstraktes die Haut stellvertretend für die Schleimhaut des oberen Respirationstraktes getestet wird. **Durch die Hauttestung kann also nur beurteilt werden, ob eine systemische Sensibilisierung besteht, es kann nicht die klinische Relevanz (Aktualität) dieser Sensibilisierung beurteilt werden.** Hier können die Anamnese und weitere Tests, v. a. der nasale Provokationstest (vgl. Kap. 6) weiterhelfen. Bei Diskrepanzen zwischen Hauttest und Anamnese sollte die Anamnese reevaluiert werden.

Ein **positiver Hauttest** beweist allerdings nicht sicher, daß eine klinisch relevante (aktuelle) Sensibilisierung besteht (10, 15). Sind unspezifische Reaktionen ausgeschlossen – was bei nichtstandardisierten Tests (Reib-Test) oft schwierig ist – beweist ein positiver Hauttest lediglich, daß allergenspezifisches IgE auf den Hautmastzellen vorhanden ist und daß dieses funktionell aktiv ist und zur Mastzelldegranulation führt. Insofern unterscheidet sich ein positiver Hauttest auch von einem allergenspezifischen IgE-Nachweis im Serum, der zwar explizit die Präsenz verschiedener Immunglobulinklassen und deren Spezifität nachweist, die Funktionalität der IgE-Moleküle jedoch außer acht läßt. Allergenspezifisches IgE persistiert auch länger auf Mastzellen als im Serum. Im Serum hat es eine Halbwertzeit von wenigen Tagen und ist daher nur nachzuweisen, wenn es auch in einem entsprechenden Zeitraum produziert wird (9). Dies und der eventuell unterschiedliche Gehalt an Einzelallergenen der Allergenextrakte für die Hauttestung bzw. den In-vitro-Test können **Abweichungen zwischen Hauttest und allergenspezifischer IgE-Bestimmung im Serum** bedingen; auch wenn beide Testarten korrekt durchgeführt wurden.

Bei saisonalen Allergenen (Pollen) und bei anderweitig sicher festgestellten Korrelationen zwischen Symptom und Allergenexposition (z.B. Tierkontakt) läßt sich in der Regel jedoch mittels Anamnese *und* Hauttestung eine gute Aussage über das Bestehen von Typ-I-Sensibilisierungen und deren klinischer Relevanz treffen (Korrelation von Pollenflugzeiten und Beschwerden, Auftreten von Beschwerden nach Tierkontakt).

Bevor jedoch weitergehende Maßnahmen veranlaßt werden (Einleitung einer spezifischen Hyposensibilisierung, aufwendige Milbensanierung etc.) sollte die tatsächliche Relevanz eines Allergens möglichst zusätzlich durch einen Provokationstest gesichert werden. Gleichzeitig sollten auch **andere mögliche Ursachen für allergieverdächtige Beschwerden** in Betracht gezogen werden (vgl. Kap. 8, S. 80 ff). Dies gilt umso mehr für perenniale Allergene oder Allergene, deren Exposition eher verdeckt erfolgt (Milben, Schimmelpilze). Besonders *problematisch* ist die Situation bezüglich der Beurteilung einer möglichen Allergie vom Soforttyp bei Medikamenten (Metabolite, Vollantigenbildung, nur wenige kommerziell erhältliche, standardisierte Testlösungen), Nahrungsmitteln (industrielle Aufbereitung, Digestion, Allergenextrakte von fraglicher Qualität und Stabilität) und Schimmelpilzen (noch unvollständige Kenntnisse über deren Allergene, fragliche Qualität der Extrakte). Die Testergebnisse sind hier besonders zurückhaltend zu interpretieren (14, 18).

### Literatur


1. Aas K, Belin L. Acta Allergol 1974; 29:238.
2. Bernstein IL. Proceeding of the task force of guidelines for standardizing old and new technologies used for the diagnosis and treatment of allergic diseases. J Allergy Clin Immunol 1988; 82:487.
3. Bousquet J. In vivo methods for study of allergy: skin tests. In: Allergy, Principles and Practice. 3rd ed. Middleton EJR, Reed CE, Ellis EF, et al (eds). St. Louis: Mosby 1988; 573-94.
4. Brown HM, Su S, Thantrey N. Prick testing for allergens standardized by using a precision needle. Clin Allergy 1981; 11:95.
5. Chipps BE, Talamo RC, Mellits ED, et al. Immediate (IgE-mediated) skin testing in the diagnosis of allergic disease. Ann Allergy 1978; 41:211.
6. Dreborg S. Food allergy in pollen sensitive patients. Ann Allergy 1988; 41:61.
7. Dreborg S, Backman A, Basomba A, et al. Skin tests used in type I allergy testing. Position paper of the European Academy of Allergy and Clinical Immunology. Allergy 1989; 44 (Suppl 19):1.
8. Executive Committee American Academy of Allergy and Immunology. The waiting period after allergen skin testing and immunotherapy, position statement. J Allergy Clin Immunol 1990; 85:526.
9. Gould HJ. IgE structure, synthesis and interaction with receptors. In: Allergy. Holgate ST, Church MK. London, New York: Gower Medical 1993; 2:1-14.
10. Hagy GW, Settipane GA. Risk factors for developing asthma and allergic rhinitis. A 7-year follow-up study of college students. J Allergy Clin Immunol 1976; 58:330.
11. Hosol J, Murphy GF, Egan CL, et al. Regulation of Langerhans cell function by nerves containing calcitonin gene-related peptide. Nature 1993; 159:363.
12. Inaba K, Schuler G, Witmer MD, Valinsky J, Atassi B, Steinman RM. Immunologic properties of purified epidermal Langerhans cells. Distinct requirements for stimulation of unprimed and sensitized T lymphocytes. J Exp Med 1986; 164:605.
13. Kripke ML, Munn CG, Jeevan A, Tang JM, Bucana C. Evidence that cutaneous antigen-presenting cells migrate to regional lymph nodes during contact sensitization. J Immunol 1990; 145:2833.
14. Leynadier T, Sansarricq M, Didier JM, et al. Prick tests in the diagnosis of anaphylaxis to general anaesthetics. Br J Anaesth 1987; 59:683.
15. Lindblad JH, Farr RS. The incidence of positive intradermal reactions and the demonstration of skin sensitizing antibody to extracts of ragweed and dust in humans without history of rhinitis or asthma. J Allergy 1961; 32:392.
16. Lockey RF, Benedict LM, Turkeltaub PC, et al. Fatalities from immunotherapy (IT) and skin testing (ST). J Allergy Clin Immunol 1987; 660:879.
17. Mantoux C. Intradermoréaction de la tuberculose. C R Acad Sci 1908; 147:355.
18. Metcalf DD, Sampson HA. Workshop on experimental methodology for clinical studies of adverse reactions to foods and food additives. J Allergy Clin Immunol 1990; 86:241.
19. Østerballe O, Weeke B. A new lancet to skin prick testing. Allergy 1979; 34:209.
20. Pepys J. Skin testing. Br J Hosp Med 1975; 14:412.
21. Rietschel RL, Fowler JF. Fisher's Contact Dermatitis. 4th ed. Baltimore: Williams and Wilkin 1985.
22. Robertson I, Greaves MW. Responses of human skin blood vessels to synthetic histamine analogues. Br J Clin Pharmacol 1978; 5:319.
23. Skassa-Brociek W, Bousquet J, Menardo JL, et al. Skin test reactivity to histamine from infancy to elderly. J Allergy Clin Immunol 1987; 80:711.
24. Smith JA, Mansfield LE, De Shazo R, et al. An evaluation of the pharmacologic inhibition of the immediate and late cutaneous effect to allergen. J Allergy Clin Immunol 1980; 65:118.
25. Stingl G, Katz SI, Clement L, Green I, Shevach EM. Immunologic functions of Ia-bearing epidermal Langerhans cells. J Immunol 1978; 121:2005.
26. Voorhorst R. Perfection of skin test technique. Allergy 1980; 35:247.
27. Wiesner-Menzel L, Schulz B, Vakilzadeh F, Czarnetzki BM. Electron microscopical evidence for a direct contact between nerve fibers and mast cells. Acta Derm Venereol (Stockh) 1981; 61:465.

# Kapitel 6
# Nasale Provokationstestung

Untersuchungen zur Applikation von Allergenen auf die Nasenschleimhaut existieren zumindest seit 1835, als Kirkman den Beweis erbrachte, daß durch Schnupfen von getrockneten Gräserpollen eine Heufiebersymptomatik erzeugt werden kann (8). Bereits 1873 wurde von Blackley der nasale Provokationstest mit Allergenen als diagnostische Maßnahme eingeführt (4).

Beim nasalen Provokationstest handelt es sich um ein diagnostisches Verfahren, bei dem auf der Nasenschleimhaut durch Aufbringen eines Allergens eine allergische Reaktion vom Sofort- oder Spättyp ausgelöst wird. Dieser Test wird immer dann relevant, wenn Diskrepanzen in den Ergebnissen der sonstigen Allergiediagnostik auftreten oder aus anderen Gründen der **Nachweis einer nasalen Allergie** direkt an der betroffenen Schleimhaut gewünscht wird (6, 7, 9, 13). Bei korrekter Anwendung ist er ein einfaches und sicheres Verfahren mit hoher Sensitivität und Spezifität (1, 2, 3, 5).

Zwischen dem Antikörpernachweis an der Haut bzw. in vitro und dem nasalen Provokationstest bestehen grundsätzliche Unterschiede.

Das Ergebnis des **Hauttests** weist auf eine **stattgefundene Sensibilisierung** hin. Der Hauttest liefert damit aber keinen Beweis für ein aktuelles nasales Krankheitsbild.

Der **nasale Provokationstest** hingegen reproduziert die **klinischen Symptome** unter weitgehender Nachahmung der natürlichen Expositionsbedingungen (7). Fällt der nasale Provokationstest positiv aus, ist das eingesetzte Allergen mit hoher Wahrscheinlichkeit für das vom Patienten beklagte Krankheitsbild verantwortlich. Der nasale Provokationstest dient somit dem **Nachweis** einer **allergenspezifischen Hyperreagibilität** der Nasenschleimhaut.

## Indikationen

Indikationen für die nasale Provokationstestung ergeben sich insbesondere bei der **ganzjährigen allergischen Rhinitis**, z.B. durch Hausstaubmilben oder intramurale Pilze (7). Anders als bei der saisonalen allergischen Rhinitis kann bei diesen Allergenen nicht aufgrund der zeitlichen Abhängigkeit der Symptome vom Pollen- oder Sporenflug auf die klinische Relevanz des Allergens geschlossen werden.

**Weitere Indikationen** zur Durchführung eines nasalen Provokationstests sind:

- positives Hauttestergebnis/RAST ohne anamnestischen Bezug
- deutlicher anamnestischer Bezug ohne positives Hauttestergebnis/RAST
- anamnestischer Bezug mit fraglichem oder nur schwach positivem Hauttestergebnis/RAST
- negatives oder nicht verwertbares Hauttestergebnis, wie z.B. bei Patienten mit Neurodermitis oder Urticaria factitia
- Abklärung inhalativ ausgelöster, aber von der Nase entfernter Organmanifestation, wie z.B. inhalatives Ekzem oder Urtikaria

- Eingrenzung der relevanten Allergene bei polyvalenten Allergikern vor Beginn einer Hyposensibilisierungsbehandlung
- Verlaufskontrolle einer allergischen Rhinitis und Erfolgsbeurteilung einer Hyposensibilisierung (dann sinnvollerweise als titrierte Testung durchzuführen)
- Gutachten

Häufig wird der nasale Provokationstest auch für den Nachweis eines **allergischen Asthma bronchiale** als indiziert angesehen. Dies beruht auf der Tatsache, daß in ca. 85 % der Fälle bei Allergikern eine Übereinstimmung des Ergebnisses von Nasen- und Lungenprovokation beobachtet wird. Die Prozentzahlen für die einzelnen Allergene schwanken jedoch zwischen relativ niedrigen Werten um die 70 % für Hausstaubmilben und über 90 % für Gräserpollen. Da die Reaktion der Nasenschleimhaut im Vergleich zu der der tracheobronchialen Atemwege mit einem deutlich geringeren Risiko behaftet ist, kann sie an Stelle der Lungenprovokation zur diagnostischen Abklärung bevorzugt angewandt werden. Dies gilt insbesondere für Patienten mit Kontraindikationen für eine bronchiale Provokationstestung.

## Kontraindikationen

Als **relative Kontraindikationen** zur Durchführung einer nasalen Provokation gelten (7):

- besonders hoher Sensibilisierungsgrad
- die Benutzung unstandardisierter Allergenextrakte
- Schwangerschaft
- Kinder unter fünf Jahren

Als **absolute Kontraindikationen** gelten:

- akute entzündliche Erkrankungen der Nase oder Nasennebenhöhlen
- Eingriffe im Cavum nasi oder an den Nasennebenhöhlen, die weniger als acht Wochen zurückliegen

Eine Reihe von Medikamenten beeinträchtigt die Ergebnisse einer nasalen Provokation, so daß eine Karenzfrist für diese Substanzen eingehalten werden muß (Tab. 6.1).

## Durchführung

### Testlösungen

Die Testlösungen sollen isoton gepuffert sein, einen neutralen pH-Wert haben und vor Applikation auf Raumtemperatur gebracht werden. Für die Applikation werden von mehreren Herstellern meist 0,1- bis 1%ige **Provokationslösungen** in normierten Flaschen mit Pumpsystem zur Dosierung des Aerosols angeboten. Sie enthalten z.B. 0,4 % Phenol als Konservierungsmittel. Pro Hub werden etwa 0,01 bis 0,02 ml Lösung eingebracht. Generell muß für den Provokationstest eine **Dosisangabe** erfolgen, die sich auf die applizierte Substratmenge, also auf das in den Stammextrakt eingebrachte Ausgangsmaterial, bezieht.

Allergene können auch nativ als **Stäube** oder **Pulver** zur Provokation benutzt werden. Dabei sollten auch diese Stäube nach Möglichkeit dosiert und gewogen appliziert werden.

Der nasale Provokationstest mit saisonalen Allergenen ist durch die jahreszeitliche Periodik geprägt (10). Bei ganzjähriger Durchführung des Tests sind die **Allergendosis** und die Konzentration den jeweiligen jahreszeitlichen Einflüssen anzupassen. Unabhängig vom Untersuchungszeitpunkt muß die Dosis und Konzentration so gewählt sein, daß sie bei ausreichend sensibilisierten Patienten überschwellig ist und ein positives Ergebnis auslöst (10).

**Tab. 6.1** Empfohlene Karenzfristen für Pharmaka vor der Haut- und nasalen Provokationstestung.

| | | | Vor der Pricktestung | Vor der Provokationstestung |
|---|---|---|---|---|
| **INN-Name** | **Warenzeichen** | **Hersteller** | **Karenzfrist** | **Karenzfrist** |
| **Glukokortikoide – lokal** | | | | |
| Beclometason | Beconase Aquosum | Glaxo | nicht erforderlich[1] | 14 Tage[1,5] |
| | Sanasthmax Dosier-Aerosol | Glaxo | nicht erforderlich[1] | 14 Tage[1,5] |
| | Sanasthmyl Dosier-Aerosol | Glaxo | nicht erforderlich[1] | 14 Tage[1,5] |
| Budesonid | Pulmicort Topinasal | Pharma-stern | nicht erforderlich[1] | 14 Tage[1,5] |
| | Pulmicort Dosieraerosol | Astra | max. 1 Woche[1] | 14 Tage[1,5] |
| | Pulmicort Turbohaler | Pharma-stern | max. 1 Woche[1] | 14 Tage[1,5] |
| Flunisolid | Syntaris | Hoffmann-La Roche | max. 1 – 2 Tage[1] | 14 Tage[1,5] |
| | Inhacort Dosieraerosol | Boehringer Ingelheim | max. 1 – 2 Tage[1] | 14 Tage[1,5] |
| Fluocortinbutyl | Lenen | Scherax | nicht erforderlich[1] | 5 Tage[1] |
| Fluticason | Flutide | Glaxo | nicht erforderlich[1] | 14 Tage[1,5] |
| **Glukokortikoide – systemisch** (In jedem Fall gilt: nicht unkritisch absetzen!) | | | | |
| Generell: Langzeitanwendung | | | 3 Wochen[3] oder mögliche Beeinflussung berücksichtigen[2] | |
| Kurzzeitanwendung | > 50 mg/die Prednisonäquivalent | | 1 Woche[3] bzw. reduzieren[2] | |
| Kurzzeitanwendung | < 50 mg/die Prednisolonäquivalent | | 3 Tage[1] | |
| Generell | > 10 mg Prednisolonäquivalent | | | 7 Tage[5] |
| **Antihistaminika – lokal** | | | | |
| Azelastin | Allergodil Nasenspray | Asta Medica | nicht erforderlich[1] | 24 Stunden[1] |
| Levocabastin | Livocab | Janssen | 3 Tage[1] | 3 Tage[1] |
| **Antihistaminika – oral** | | | | |
| Astemizol | Hismanal | Janssen | 2 – 4 Wochen[1] /30 – 60 Tage[2] | 2 – 4 Wochen[1] |
| Azelastin | Allergodil Tabs | Asta Medica | 7 Tage[1] | 7 Tage[1] |
| Cetirizin | Zyrtec | UCB | 3 Tage[1] /3 – 10 Tage[2] | 3 Tage[1] |
| Clemastin | Tavegil | Sandoz | 3 Tage[1] | 3 Tage[1] |
| Dimetindenmaleat | Fenistil | Zyma | 7 Tage[1] | 7 Tage[1] |
| Loratadin | Lisino | Essex | 2 Tage[1] | 2 Tage[1] |
| Mebhydrolin | Omeril | Bayer | 36 Stunden[1] | 36 Stunden[1] |
| Terfenadin | Teldane | Marion Merrell Dow | 5 Tage[1] /3 – 10 Tage[2] | 5 Tage[1] |
| **Mastzellstabilisatoren** | | | | |
| Cromoglicinsäure | z. B. | | | |
| (DNCG) | Allergocrom Nasenspray | Ursapharm | nicht erforderlich[1] | 24 Stunden[1] /3 Tage[5] |
| | Intal Aerosol | Fisons | nicht erforderlich[1] | 24 Stunden[1] /3 Tage[5] |
| | Intal nasal Pulver | Fisons | nicht erforderlich[1] | 24 Stunden[1] /3 Tage[5] |
| | Lomupren | Fisons | nicht erforderlich[1] | 24 Stunden[1] /3 Tage[5] |
| | Vividrin Nasenspray gegen Heuschnupfen | Mann | nicht erforderlich[2] | 3 Tage[5] |
| Nedocromil | Tilade Dosieraerosol | Fisons | nicht erforderlich[1] | 24 Stunden[1] |
| | Irtan Nasenspray | Fisons | nicht erforderlich[1] | 24 Stunden[1] |
| Ketotifen | Zaditen | Wander Pharma | > 5 Tage[2] | 3 Tage[1] |
| **β-Sympathomimetika/Bronchospasmolytika** | | | | |
| **Inhalative Bronchospasmolytika** | | | | generell nicht erforderlich[5] |
| Fenoterol | Berotec 100/200 | Boehringer Ingelheim | nicht erforderlich[1] | 8 Stunden[1] |
| Orciprenalin | Alupent | Boehringer Ingelheim | 8 Stunden[1] | 8 Stunden[1] |
| Pirbuterol | Zeisin | 3M Medica | nicht erforderlich[1] | 6 Stunden[1] |
| Reproterol | Bronchospasmin | Asta Medica | nicht erforderlich[1] | keine Angabe |
| Salbutamol | Sultanol | Glaxo | nicht erforderlich[1] | 6 – 8 Stunden[1] |
| Terbutalin | Bricanyl | Pharma-stern | nicht erforderlich[1] | nicht erforderlich[1] |
| **Orale Bronchospasmolytika** | | | | |
| Clenbuterol | Spiropent | Thomae | nicht erforderlich[2] | keine Angabe |
| Fenoterol | Berotec | Boehringer Ingelheim | nicht erforderlich[1] | 2 Tage[1] |
| Orciprenalin | Alupent | Boehringer Ingelheim | 8 Stunden[1] | 8 Stunden[1] |
| Salbutamol | Volmac | Glaxo | nicht erforderlich[1] | 2 Tage[1] |
| Terbutalin | Bricanyl | Pharma-stern | nicht erforderlich[1] | nicht erforderlich[1] |
| **Injizierbare Bronchospasmolytika** | | | | |
| Reproterol | Bronchospasmin | Asta Medica | nicht erforderlich[2] | keine Angabe |
| Salbutamol | Salbulair 0,5 | 3M Medica | nicht erforderlich[1] | nicht erforderlich[1] |
| Terbutalin | Bricanyl | Pharma-stern | nicht erforderlich[1] | nicht erforderlich[1] |
| Theophyllin | kurz bis mittellang wirksam | | nicht erforderlich[1,2] | 12 – 24 Stunden[4] |
| | lang wirksam (Retardpräparate) | | nicht erforderlich[1,2] | 2 Tage[4] |

Literatur: [1]Herstellerangaben / [2]Allergy Principles and Practice, Fourth Edition, E. Middleton, Jr. et al. (eds), Mosby St. Louis, 1993 / [3]Johannes Ring, Angewandte Allergologie, 2. Auflage, MMV Medizin Verlag München, 1991 / [4]Allen P. Kaplan, Allergy, Churchill Livingstone, New York, 1985 / [5]Arbeitskreis „Bronchiale und nasale Provokationstests" der DGAI, Richtlinien für die Durchführung von nasalen Provokationstests mit Allergenen bei Erkrankungen der oberen Luftwege, Allergologie 13 : 53-55 (1990)

## Allergenspektrum

Das Spektrum der zu testenden Allergene orientiert sich an der Anamnese und den im positiven Fall vorausgegangenen Hauttestungen.

Allergene von **Hausstaubmilben** werden häufig zur Bestätigung einer klinisch aktuellen Sensibilisierung im nasalen Provokationstest benutzt, insbesondere vor der Empfehlung eventuell kostspieliger Maßnahmen zur Sanierung der Wohnung oder vor der Entscheidung zu einer spezifischen Immuntherapie.

Gleiches gilt auch bei Verdacht auf eine **Tierhaarallergie**, was insbesondere bei Haustierhaltung relevant ist.

Pollenextrakte werden seltener zur nasalen Provokation eingesetzt. Bei Verdacht auf eine berufsbedingte allergische Rhinopathie können auch Stäube vom Arbeitsplatz verwandt werden.

## Untersuchungsablauf

Der Ablauf des nasalen Provokationstests (Tab. 6.2) lehnt sich an die Empfehlung des Arbeitskreises „Bronchiale und nasale Provokationsteste" der Deutschen Gesellschaft für Allergie und Immunitätsforschung in der Fassung von 1990 an (7).

Die Allergenapplikation erfolgt auf der Seite der besseren Nasenluftpassage. Um den Patienten an die Untersuchungsbedingungen zu adaptieren, sollte er sich ca. 30 Minuten vor Beginn der Untersuchung im Testraum aufhalten. Nach Ausschneuzen der Nase wird zunächst die Kontrollösung (Testlösung ohne Allergen) entweder durch ein Pumpdosierspray oder durch Auftropfen mittels einer Pipette („fallender Tropfen") auf die Schleimhaut aufgebracht. Wir bevorzugen die Sprayapplikation. Zweimaliges Herunterdrücken

**Tab. 6.2** Ablauf der nasalen Provokationstestung.

**Vorbereitung**
- Patient 20-30 Minuten lang an Raumtemperatur und Raumklima akklimatisieren lassen.
- Testsubstanzen und Kontrollösung auf Verfallsdatum kontrollieren (Datum der Einbringung des kommerziell gelieferten Lyophilisats in Lösung ist entscheidend) und auf Raumtemperatur bringen.
- Rhinomanometer warmlaufen lassen.

**Bestimmung des Ausgangswerts**
- Symptombewertung: Sekretion (0-2), Irritation (0-2), Fernsymptome (0-2) (Angaben des Patienten, Rhinoskopie).
- Aktive anteriore Rhinomanometrie am aufrecht sitzenden Patienten durchführen.
- Nach tiefer Inspiration hält der Patient den Atem an:
- Applikation der Kontrollösung auf der besser durchgängigen Seite;
- Spraykopf 2mal herunterdrücken, in Richtung untere Nasenmuschel sprayen, dann durch die Nase ausatmen lassen;
- 5 Minuten warten. In dieser Zeit Beginn der Symptomregistrierung.

**Bestimmung des Leerwerts**
- Symptombewertung: Sekretion (0-2), Irritation (0-2), Fernsymptome (0-2) (Angaben des Patienten, Rhinoskopie) (vgl. Tab. 8.2).
- Aktive anteriore Rhinomanometrie am aufrecht sitzenden Patienten durchführen:
- Falls der Flow bei 150 Pa um mehr als 20% gegenüber dem Ausgangswert angestiegen ist: **Abbruch** (mechanische/thermische Irritation).
- Ansonsten: **Allergenapplikation:**
- Nach tiefer Inspiration hält der Patient den Atem an;
- Applikation der Allergenlösung auf der gleichen Seite wie die Kontrollösung;
- Spraykopf 2mal herunterdrücken, in Richtung untere Nasenmuschel sprayen, dann ausatmen lassen;
- 15 Minuten warten. In dieser Zeit weitere Symptomregistrierung.

**Erster Provokationswert**
- Symptombewertung: Sekretion (0-2), Irritation (0-2), Fernsymptome (0-2) (Angaben des Patienten, Rhinoskopie).
- Aktive anteriore Rhinomanometrie am aufrecht sitzenden Patienten durchführen:
- Falls positiv: **Abbruch**.
- Ansonsten: 15 Minuten warten. In dieser Zeit weitere Symptomregistrierung.

**Zweiter Provokationswert**
- Symptombewertung: Sekretion (0-2), Irritation (0-2), Fernsymptome (0-2) (Angaben des Patienten, Rhinoskopie).
- Aktive anteriore Rhinomanometrie am aufrecht sitzenden Patienten durchführen.
- Ergebnis bewerten.

des Sprühknopfs führt zur Applikation von 0,02 bis 0,04 ml Testlösung. Die Applikation hat in Richtung auf die untere und mittlere Nasenmuschel zu erfolgen. Nach tiefer Inspiration hält der Patient den Atem an, die Lösung wird appliziert, danach wird durch die Nase ausgeatmet (Abb. 6.1). 15 Minuten nach Applikation des Lösungsmittels wird der rhinomanometrische Leerwert bestimmt und anschließend das Allergen in die Nase eingegeben. 15 Minuten nach Allergenapplikation sowie bei fraglichem Testergebnis oder bei negativem Reaktionsverlauf nach weiteren 15 Minuten wird die rhinomanometrische Untersuchung wiederholt, und die klinischen Symptome werden vermerkt.

## Reaktionsmuster

Die **subjektiven nasalen Reaktionen** lassen sich regelmäßig durch Bestimmung folgender Symptome abschätzen:

- Obstruktion
- Sekretion
- Irritation (Niesreiz, Juckreiz)

Daneben können weitere allergische Symptome auftreten, die sich nicht auf die Nasenschleimhaut beschränken und sich als sogenannte **Fernsymptome** wie Urtikaria, Asthma, Ohrenjucken, Jucken im Bereich des gesamten Oropharynx oder Augenbeschwerden manifestieren.

Die Reaktionsbeurteilung des nasalen Provokationstests stützt sich deshalb auf diese Symptome.

Der Nachweis der Obstruktion erfolgt durch Messung des nasalen Volumenflusses mittels der **anterioren Rhinomanometrie** (3) (Abb. 6.2 und 6.3) oder durch Bestimmung der Querschnitte und des Volumens der Nasenhaupthöhle mittels der **akustischen Rhinometrie** (11) (Abb. 6.4 und 6.5).

Der Nachweis der Sekretion und der Irritation wird durch die rhinoskopisch ermittelten und subjektiv zu beobachtenden **Symptome der klinischen Reaktionen** erbracht. Lokale Reaktion und Fernsymptome variieren und werden mittels eines Punkte-Scores bewertet (Tab. 6.3).

Die Nasenschleimhaut ist generell in der Lage auf verschiedene Arten nach Gabe der Allergenlösung zu reagieren (Abb. 6.6):

- Die Nasenschleimhaut schwillt z.B. ab, zeigt aber eine starke Irritation und/oder Sekretion.
- Die Nasenschleimhaut zeigt eine ödematöse Schwellung und eine klinische Reaktion.

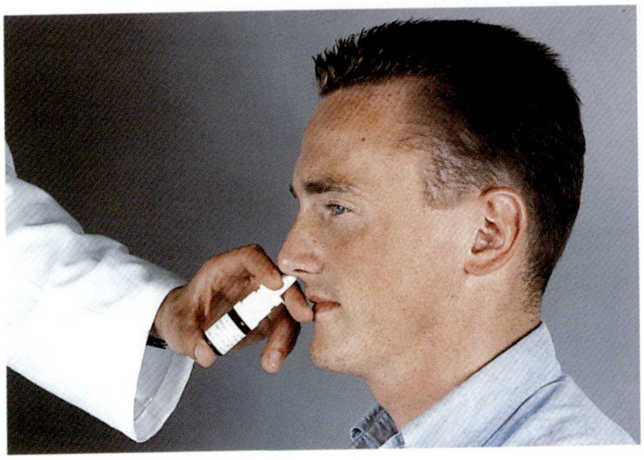

**Abb. 6.1** Allergenapplikation mittels Pumpdosierspray.

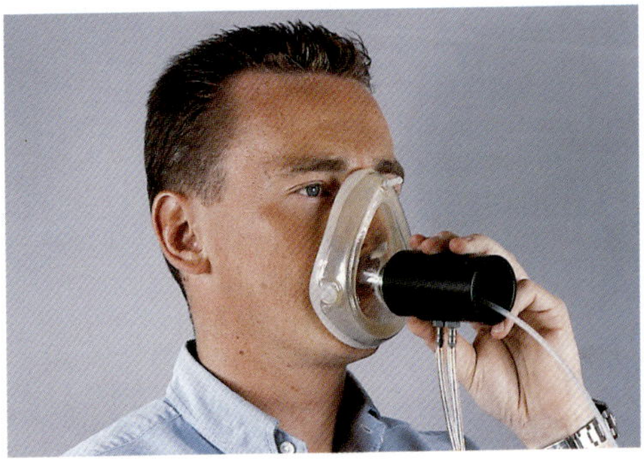

**Abb. 6.2** Aktive anteriore Rhinomanometrie. Maskensysteme sind gegenüber Geräten mit Applikatoroliven zu bevorzugen.

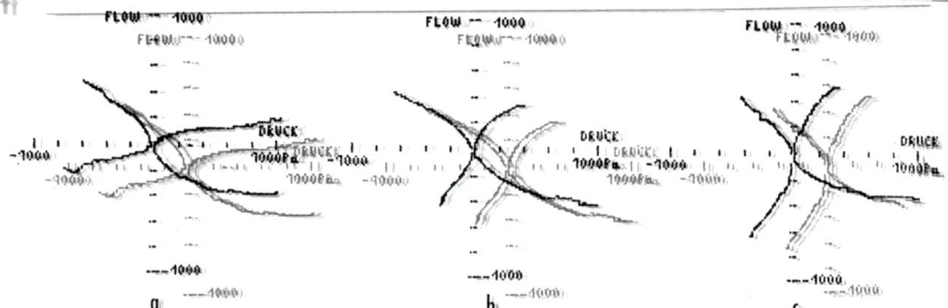


| | a | b | c |
|---|---|---|---|
| Druck | 150 Pa | 150 Pa | 150 Pa |
| Flow links | 168 $cm^3/s$ | 164 $cm^3/s$ | 200 $cm^3/s$ |
| Flow rechts | 240 $cm^3/s$ | 360 $cm^3/s$ | 92 $cm^3/s$ |
| Flow links + rechts | 408 $cm^3/s$ | 524 $cm^3/s$ | 292 $cm^3/s$ |
| Flow links / rechts | 0,70 | 0,45 | 2,17 |

**Abb. 6.3** Rhinomanometrische Dokumentation einer nasalen Provokationstestung (rechts) mit Dermatophagoides pteronyssinus: Nach Applikation der Kontrollösung (b) kommt es zu einer Verbesserung des nasalen Volumenflusses (NVF) im Vergleich zur Leermessung (a). Nach Allergenapplikation sinkt der NVF auf 25 % des Kontrollwertes (c).

- Die Nasenschleimhaut zeigt keine Irritation und/oder Sekretion, aber eine starke ödematöse Schwellung.

Die Patienten der ersten und zweiten Gruppe werden aufgrund ihrer klinischen Symptome leicht erkannt, die dritte Gruppe kann aber klinisch manchmal nur unsicher beurteilt werden. Hier ist das Hauptindikationsspektrum der Rhinomanometrie zu sehen.

**Tab. 6.3** Subjektive Bewertungskriterien für die nasale Provokationstestung.

| | | |
|---|---|---|
| **Sekretion** | kein Sekret | 0 Punkte |
| | wenig Sekret | 1 Punkt |
| | viel Sekret | 2 Punkte |
| **Irritation** | 0 – 2mal Niesen | 0 Punkte |
| | 3 – 5mal Niesen | 1 Punkt |
| | > 5mal Niesen | 2 Punkte |
| **Fernsymptome** | keine Fernsymptome | 0 Punkte |
| | Tränenfluß und/oder Gaumenjücken und/oder Ohrenjücken | 1 Punkt |
| | Konjunktivitis und/oder Chemosis und/oder Urtikaria und/oder Husten und/oder Luftnot | 2 Punkte |

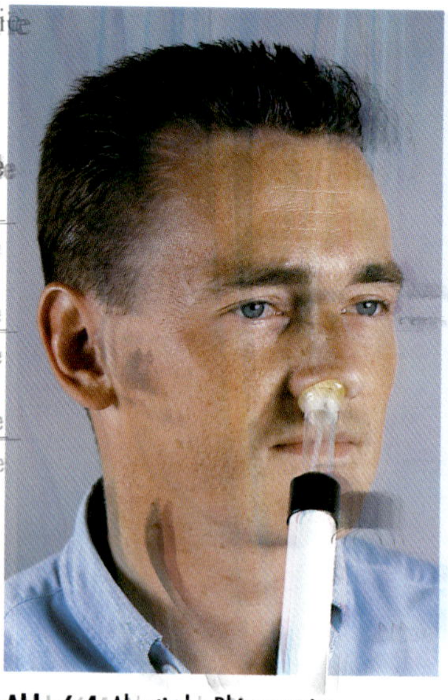

**Abb. 6.4** Akustische Rhinometrie.

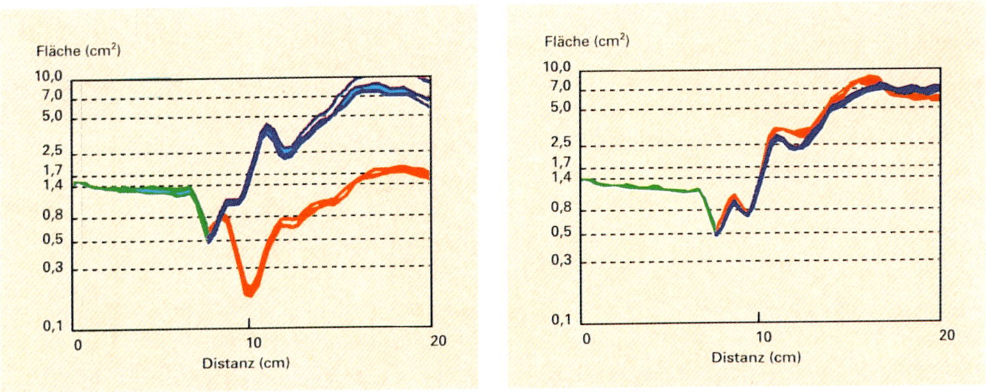


**Abb. 6.5** Akustische Rhinometrie. Normalbefund (a) und Zustand nach nasaler Provokation mit Gräserpollenlösung (b) (mit freundlicher Genehmigung der G. Braun Fachverlage GmbH, Karlsruhe; aus: Gosepath J. Akustische Rhinometrie. HNO Heute 1997; 2(1): 23.).

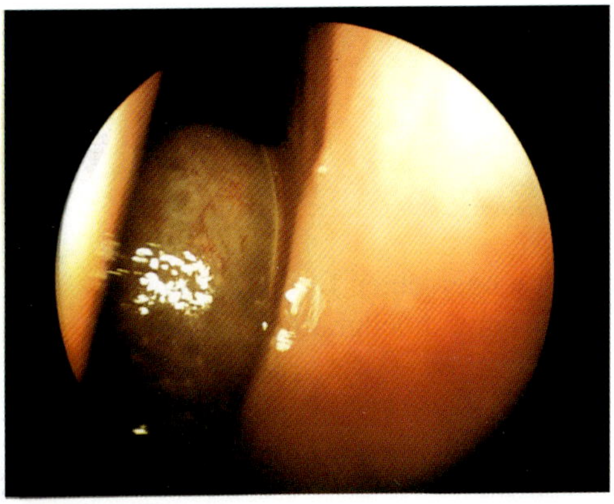

**Abb. 6.6** Livide Schwellung der mittleren Nasenmuschel und wäßrige Hypersekretion nach nasaler Provokation mit Dermatophagoides farinae.

## Auswertung

Die nasale Provokationstestung wird als positiv beurteilt, wenn eines der folgenden **Kriterien** erfüllt ist (wobei die dritte Möglichkeit nicht vom Arbeitskreis „Bronchiale und nasale Provokationsteste" stammt):

- Die Summe der Punkte für Sekretion, Irritation und Fernsymptome ist > 3.
- Die Abnahme des nasalen Volumenstroms beträgt bei 150 Pa $\geq$ 40 %.
- Die Abnahme des nasalen Volumenstroms beträgt bei 150 Pa 20 bis 40 % und die Summe der Punkte für Sekretion, Irritation und Fernsymptome ist $\geq$ 2.

Die Berechnung der prozentualen Abnahme des nasalen Volumenstroms erfolgt nach der Formel:

$$\frac{(\text{Leerwert} - \text{größerer Provokationswert})}{\text{Leerwert}} \times 100$$

Bei positivem Ausfall kann die nächste Testung frühestens 48 Stunden später erfolgen.

Im üblichen Untersuchungzeitraum wird man die **allergische Spätphase** der Nasenschleimhaut in der Regel nicht beobachten. Daher ist es sinnvoll, dem Patienten einen Fragebogen für die Selbstbeobachtung der klinischen Symptomatik innerhalb von 4 bis 24 Stunden nach der Testung mitzugeben. Bei Auswertung dieser Angaben ist jedoch der unkontrollierte Einfluß der häuslichen oder beruflichen Umgebung, in die sich der Patient nach ambulanter Testung begibt, zu berücksichtigen.

Eine nasale Provokation gilt als sicher positiv, wenn in den ersten 15 Minuten nach Allergengabe der **nasale Volumenfluß**

**(NVF)** um 40 % oder mehr vom Ausgangswert absinkt. Fällt der NVF nach 15 Minuten um ca. 15 % ab, dann sollte zur eindeutigen Sicherung der positiven intranasalen Provokation der Volumenverlust bis zur zweiten Messung nach 30 Minuten auf mindestens 40 % steigen. Die Prozentangaben beziehen sich auf den nach Lösungsmittelgabe erhaltenen Meßwert. Meßwerte mit einer Reduktion des NVF zwischen 20 und 40 % scheinen in einen Übergangsbereich zu gehören. Weisen die anderen allergologischen Testkriterien wie Anamnese, Hauttest und RAST-Test auf eine Allergie hin, so müssen Werte im Übergangsbereich als positive nasale Provokationstests interpretiert werden.

Die positive Interpretation der **klinischen Symptomatik** im Score erübrigt einen positiven rhinomanometrischen Nachweis. Andererseits ist eine rhinomanometrisch als positiv bewertete nasale Provokation auch ohne klinische Symptomatik eindeutig.

## Fehlerquellen

**Falsch negative nasale Provokationstests** sind z.B. nach ungenügender Adaptation an die Raumbedingungen oder nach vorausgegangener körperlicher Anstrengung zu beobachten. Eine übersehene Begleitmedikation kann ebenso zu Fehlinterpretationen führen.

Falsch negative Ergebnisse fanden sich bei 16 bis 22 % aller allergischen Patienten (12). Die **häufigsten Ursachen** sind:

- vorherige Medikamenteneinnahme (Karenzfristen s. Tab. 6.1)
- zu geringer nasaler Volumenstrom bei Beginn der Untersuchung (Nase war schon zu Beginn annähernd maximal verlegt)
- Zustand nach endonasaler Operation mit Teilentfernung des nasalen Schwellgewebes
- Reaktionsunfähigkeit der Nasenschleimhaut anderer Genese

**Falsch positive nasale Provokationen** treten bei etwa 4 % von nasengesunden, nicht allergischen Probanden auf (12).

Häufigste Ursache für eine falsch positive Reaktion ist die **unspezifische nasale Hyperreagibilität**. Sie ist in der Regel anhand der Leerwertmessung nach Applikation der Kontrollösung zu erkennen. Gelegentlich können auch nasenzyklusbedingte Schwankungen zu einem falsch positiven Ergebnis führen (9).

Weitere, z.T. bereits erwähnte **sonstige Fehlermöglichkeiten** bei Durchführung des nasalen Provokationstests sind meßtechnische Fehler, eine erfolgte sympathische Stimulation der Nasenschleimhaut oder das Auftreten und Nichterkennen einer Spätreaktion der Nasenschleimhaut.

## Zusammenfassung

Bei sachgerechter Durchführung des Tests und nicht hochgradiger Sensibilisierung des Patienten ist die nasale Provokation ungefährlich. Sie kann deshalb auch beim ambulanten Patienten durchgeführt werden. Bei Anwendung des Tests ist aber darauf zu achten, allergologische Notfallsituationen bei Bedarf beherrschen zu können (vgl. Kap 12, S. 128). Ein Nachteil der rhinomanometrisch kontrollierten nasalen Provokation ist der relativ hohe zeitliche und apparative Aufwand, der von seiten des Patienten und des Untersuchers erforderlich ist. Die Austestung eines Allergens dauert ca. 45 Minuten, bei negativem Testausgang kann ein weiteres Allergen getestet werden. Sollen mehrere Allergene getestet werden, muß sich das Meßverfahren über mehrere Sitzungen erstrecken.

## Literatur


1. Bachert C. Untersuchungen zur Reproduzierbarkeit des intranasalen Provokationstests. Laryng Rhinol Otol 1987; 66: 157-60.
2. Bachert C, Keilmann A. Zur Sensitivität und Spezifität der intranasalen Provokation. Laryng Rhinol Otol 1988; 67: 57-60.
3. Bachmann W, Bachert C. Der Nasaltest. In: Manuale allergologicum. Fuchs E, Schulz KH, Hrsg. München-Deisenhofen: Dustri 1994.
4. Blackley CH. Experimental researches on the causes and nature of catarrhin aestivus (hay fever of hay asthma). Baillière Tindal 1873, Faksimile Druck. London: Dawson's of Pall Mall 1959.
5. Doyle WJ, Skoner DP, Seroky JT, Fireman P. Reproducibility of the effects of intranasal ragweed challenges in allergic subjects. Ann Allergy Asthma Immunol 1995; 74: 171-6.
6. Druce HM, Schumacher MJ. Report of the Committee on Upper Airway Allergy. Nasal provocation challenge. J Allergy Clin Immunol 1990; 86(2): 261-4.
7. Gonsior EC, Bachert C, Berdel D, Enzmann H, Fuchs E, Hofmann D, Keller H, Nitz U, Rudolph R, Rüdiger W, Schlenter WW. Richtlinien für die Durchführung von nasalen Provokationstests mit Allergenen bei Erkrankungen der oberen Luftwege. Arbeitskreis „Bronchiale und nasale Provokationstests" der Deutschen Gesellschaft für Allergie- und Immunitätsforschung. Allergologie 1990; 13(2): 53-5.
8. Halpern SR, Holman J, Whittaker C. The correlation between skin and respiratory mucous membrane tests with molds in allergic rhinitis. Ann Allergy 1961; 19:1407.
9. Klimek L, Mösges R, Riechelmann H. Diagnostik der allergischen Rhinitis. In: Topische Therapie der allergischen Rhinitis. Mösges R, Schlöndorff G, Hrsg. Zülpich: Biermann 1993; 61-8.
10. Klimek L, Reichenbach M, Mewes T, Mann W. Untersuchungen zur Reproduzierbarkeit und jahreszeitlichen Abhängigkeit von spezifischen intranasalen Provokationstests bei Birkenpollenallergikern. Laryngorhinootologie 1997 (im Druck).
11. Lenders H, Gall H. Die nasale Provokationstestung. Ein Vergleich zwischen anteriorer Rhinomanometrie und akustischer Rhinometrie. Allergologie 1992; 7: 233-9.
12. Schlenter WW. Die nasale Provokationstestung. Allergologie 1990; 13(2): 42-52.
13. Solomon WR. Nasal provocative testing. In: Provocation testing in clinical practice. Spector SL. New York, Basel, Hong Kong: Marcel Dekker 1995; 64-92.

# Anhang

## Rhinomanometrie

Beim nasalen Provokationstest dient die Rhinomanometrie der Objektivierung der allergenbedingten nasalen Obstruktion. Die Sensitivität des nasalen Provokationstests wird durch die rhinomanometrische Kontrolle gegenüber der rein klinisch kontrollierten nasalen Provokation deutlich erhöht (12).

Der Widerstand der Nase beträgt etwa 40 bis 50% des gesamten Atemwegswiderstandes. Die normale Atemfrequenz beim Erwachsenen in Ruhe beträgt 6 bis 12 Atemzüge pro Minute, das Atemzugvolumen 0,5 bis 0,6 Liter. Demzufolge strömt in Ruhe ein Volumen von ca. 5 Liter Luft pro Minute durch die Nase. Die treibende Kraft für diesen nasalen Volumenstrom ($\dot{V}$) ist der thorakale Unterdruck bei Einatmung und der Überdruck bei Ausatmung. Bei der Einatmung wird mit Hilfe der Atemmuskulatur im Brustkorb ein Unterdruck geschaffen, der sich bei geöffneter Glottis und geschlossenem Mund annähernd verlustfrei auf die Choanen überträgt. Entlang der Nasenhaupthöhle fällt der choanale Unterdruck auf den Umgebungsdruck ab, der der Einfachheit halber als 0 gesetzt wird. Die Druckdifferenz zwischen Choane und Umgebung wird als transnasale Druckdifferenz ($\Delta p$) bezeichnet.

Der nasale Atemwegswiderstand (Quotient $R = \Delta p/\dot{V}$) ist ein Maß dafür, wie schlecht die Luft durch die Nase strömt. Ist der Quotient groß, braucht man große Druckdifferenzen, um ein bestimmtes Volumen durch die Nase zu bewegen. Da der Mensch ein bestimmtes Luftvolumen zum Leben braucht, muß bei hohem nasalen Atemwegswiderstand die transnasale Druckdifferenz erhöht werden. Eine vermehrte Atemarbeit (W) wird erforderlich ($W = \Delta p \times \dot{V}$), die durch verstärkte Aktivierung der Atemmuskulatur aufgebracht werden muß. Ist der einzige Nutzen dieser Mehrarbeit die Überwindung eines pathologisch erhöhten nasalen Atemwegswiderstandes, so ist sie sinnlos. Sinnlose Arbeit wird im allgemeinen als unangenehm empfunden.

## Meßmethoden

Bei der Rhinomanometrie müssen zwei Größen erfaßt werden: die transnasale Druckdifferenz ($\Delta p$) und der nasale Volumenstrom ($\dot{V}$). Druck ist als Kraft (Masse × Beschleunigung; Einheit = Newton) pro Flächeneinheit definiert. 1 Newton entspricht der Gewichtskraft von ca. 102 Gramm am Normort, also ungefähr der Gewichtskraft von einer Tafel Schokolade mit Verpackung. 1 Pascal (Pa) entspricht 1 Newton/$m^2$.

Innerhalb eines geschlossenen Röhrensystems breitet sich der Druck überall gleichmäßig aus. Bei der anterioren Rhinomanometrie wird mit einer Drucksonde in einem Nasenloch der Druck in der Choane gemessen. Dadurch entsteht auf dieser Seite ein geschlossenes Röhrensystem, in dem sich der Druck von der Choane bis zum Nasenloch gleichmäßig ausbreitet. Mit Hilfe eines Manometers wird die Differenz zum äußeren Luftdruck errechnet und als transnasaler Druck in Pascal angezeigt.

Durch die kontralaterale Seite wird geatmet. Hier liegt ein offenes Röhrensystem vor. Deshalb fällt der Druck von der Choane bis zum Naseneingang auf den Umgebungsdruck (als 0 gesetzt) ab. Auf dieser Seite wird der Volumenstrom in $cm^3/s$ (ml/s) gemessen. Dazu muß der Patient bei geschlossenem Mund normal durch eine Atemmaske ein- und ausatmen. Die Atemluft strömt dabei durch eine Lochblende (oder eine Fleischerdüse) in der Atemmaske in den Außenraum. Hierbei wird vor und hinter der Lochblende der Druck abgegriffen und der Volumenstrom über den errechneten Druckabfall nach folgender Formel ermittelt: $\Delta p = \rho\ V^2/2A^2$ (A = Fläche der Lochblende).

## Kurvenverlauf

Bei kleinen Volumenströmen ist die Strömung laminar, so daß der transnasale Druck proportional zum Volumenstrom ist. $\Delta p = R*V$ (R = Strömungswiderstand). Normalerweise liegt dieser laminare Bereich bei einem Volumenstrom von weniger als 20 $cm^3/s$. Ansonsten liegt turbulente Strömung vor, so daß sich der transnasale Druck ungefähr proportional zum Quadrat des Volumenstromes verhält: $\Delta p \sim R*V^2$. Deshalb ist der nasale Atemwegswiderstand nicht konstant, sondern ändert sich ständig während der Atmung. Eine anschauliche Darstellung dieser komplizierten Verhältnisse sowie ein Vergleich zwischen verschiedenen Kurven wird durch die Kenngröße $V_{150}$ ermöglicht. Dabei gibt $V_{150}$ den Volumenstrom in $cm^3/s$ bei einer transnasalen Druckdifferenz von 150 Pa an.

## Normalwerte

Der durchschnittliche nasale Volumenstrom bei einer transnasalen Druckdifferenz von 150 Pa ($V_{150}$) beträgt 670 +/– 160 $cm^3/s$; nach Abschwellen der Nasenschleimhaut mit α-adrenergen Substanzen beträgt er 810 +/– 170 $cm^3/s$. Mit Einschränkungen läßt sich aus den Werten des Volumenstroms beider Nasenseiten die Qualität der Nasenatmung ableiten:

| **$V_{150}$ ($cm^3/s$):** | **Nasenatmung:** |
|---|---|
| 0 bis 200 | ungenügende Nasenatmung |
| 200 bis 400 | starke Behinderung der Nasenatmung |
| 400 bis 500 | leichte Behinderung der Nasenatmung |
| 500 bis 1000 | normale Nasenatmung |

## Nasenzyklus

Bedeutsam für die Beurteilung ist die Kenntnis des Nasenzyklus, der das periodische wechselseitige An- und Abschwellen der Nasenmuscheln ohne äußere Reize wiedergibt. Die Zyklusdauer beträgt ca. 3 bis 6 Stunden. Durch zyklusbedingte Schwankungen des Volumenstromes kann sich die Kenngröße $V_{150}$ für eine Nasenseite um bis zu 100% verändern. Dabei bleibt der Gesamtwiderstand beider Nasenseiten annähernd unverändert. Zyklusbedingte Veränderungen einer Nasenseite sind in der Regel durch gegenläufige Veränderungen an der anderen Nasenseite zu erkennen.

## Diagnostische Abschwellung

Eine wesentliche zusätzliche Aussage erhält die Rhinomanometrie durch die Messung vor und nach Abschwellen der Nasenschleimhäute durch ein α-Adrenergikum. Dadurch läßt sich eine schleimhautbedingte Stenose von einer skelettalen Stenose abgrenzen.

## Fehler

Typische Fehler bei einer aktiven anterioren Rhinomanometrie sind: undichte Atemmasken, undichte Drucksonden und Mundatmung während der Messung. Bei Verwendung zu großer Nasenadapter wird das gegenüberliegende Nasenloch deformiert, was zu falschniedrigen Werten führen kann. Bei einer Nasenseptumperforation sind keine verwertbaren Ergebnisse zu erhalten.

# Kapitel 7
# In-vitro-Diagnostik

## Voraussetzungen

Wie bei den Hauttestungen sind auch in vitro **unterschiedliche Testverfahren** erforderlich, um die verschiedenen Allergieformen zu erfassen (Typ I bis IV nach Coombs und Gell, vgl. Tab. 2.1, S. 9). Hierbei sind die Testsysteme für IgE-vermittelte Allergien vom Soforttyp (Typ I) am weitesten entwickelt. Entsprechend der Pathophysiologie dieser Reaktion basieren sie hauptsächlich auf dem Nachweis von allergenspezifischem IgE im Serum, das leicht durch eine Blutentnahme zu gewinnen ist.

Da IgE im Serum eine kurze Halbwertszeit hat (wenige Tage), sind nur positive Resultate zu erzielen, wenn die Allergenexposition, die zu einer spezifischen IgE-Produktion geführt hat, noch nicht zu lange zurückliegt, so daß noch allergenspezifisches IgE von den spezifisch aktivierten B-Zellen bzw. Plasmazellen gebildet wird (sofern keine dauerhafte IgE-Produktion induziert wurde; vgl. Kap. 2, S. 16 ff). Ein **vorübergehendes Auftreten von allergenspezifischem IgE im Serum** kann z.B. bei Allergien vom Soforttyp auf Medikamente wie Penicillin vorkommen, bei denen nur eine kurzzeitige (intermittierende) Allergenexposition erfolgt. Daher ist in diesen Fällen eine möglichst rasche Diagnostik anzustreben. (Bemerkung: Durch Medikamente kann aber auch eine länger anhaltende IgE-Produktion entstehen). Freies allergenspezifisches IgE kann auch durch das Allergen gebunden werden und dadurch bzw. durch eine dann rascher einsetzende Entfernung der Immunkomplexe aus der Zirkulation zu falschnegativen Testergebnissen führen. Daher empfiehlt es sich nach einer Exposition gegenüber größeren Allergenmengen die Testung auf allergenspezifisches IgE im Serum nach ca. vier bis sechs Wochen erneut zu wiederholen.

Die skizzierten Probleme spielen jedoch bei den Typ-I-Allergien des oberen Respirationstraktes auf Aeroallergene in der Regel keine Rolle, da hier durch die langfristige und wiederholte Allergenexposition eine **dauerhafte allergenspezifische IgE-Produktion** induziert wird. Die in den Körper eindringenden Allergenmengen sind außerdem viel zu gering, um die allergenspezifischen Immunglobulinmoleküle weitgehend abzubinden. **Die IgE-Titer sind bei saisonalen Allergenen jedoch während der Saison in der Regel höher**, da hier das Immunsystem spezifisch stimuliert wird (vgl. Kap. 2, S. 16).

Anders als bei den Hauttestungen **dürfen** vor oder während der In-vitro-Diagnostik Medikamente eingenommen werden, die die Reaktivität der Haut beeinflussen und die Mediatoren der Typ-I-Allergie (z.B. Histamin) antagonisieren. Nur in Ausnahmefällen sind hier eingreifende medikamentöse und physikalische Einwirkungen (z. B. Bestrahlungen) oder Krankheitszustände zu beachten, die das Immunsystem so stark beeinträchtigen, daß auch die allergenspezifische Immunglobulinproduktion (vorübergehend) zum Erliegen kommt.

Eine andere Situation liegt wiederum bei funktionellen In-vitro-Tests wie dem **Histamin release assay** (HRA) oder dem **Cellular antigen stimulation test** (CAST) vor. Hierbei darf die Funktionalität insbesondere der Basophilen **nicht** beeinträchtigt werden. Rezeptorantagonisten der von Basophilen generierten Mediatoren (bestimmte Antihistaminika) dürfen jedoch eingenommen werden. Hierbei ist allerdings zu beachten, daß einige neuere Antihistaminika auch auf die Mastzellen/ Basophilen einwirken und die Freisetzung von Mediatoren hemmen (vgl. Kap. 10, S. 97 ff). HRA oder CAST erfordern die rasche Verarbeitung des hierfür notwendigen **Vollblutes**, da vitale Zellen benötigt werden. Das Einfrieren oder Versenden von Serum ist hier nicht möglich. Zur Bestimmung von allergenspezifischem IgE genügt die Einsendung bzw. eigene Untersuchung von Serum, wobei in der Regel 100 µl **Serum** pro Allergen notwendig sind. Um eine entsprechende Serummenge nach Gerinnung und Zentrifugation zu erhalten, ist die Abnahme einer etwa doppelten Blutmenge erforderlich.

## Indikationsstellung

Sinnvoll ist die Bestimmung von allergenspezifischem IgE im Serum bei Verdacht auf eine Allergie vom Soforttyp. Die Auswahl der zu bestimmenden Allergene richtet sich nach der Anamnese und nach der möglichst zuvor erfolgten Hauttestung. Sie sollte also gezielt erfolgen, da sie relativ teuer ist. Eine ausschließlich auf die Anamnese und eventuelle sonstige Befunde gestützte In-vitro-Testung empfiehlt sich in folgenden Fällen (wenn adäquate Allergenpräparationen zur Verfügung stehen):

- wenn die Hauttestung eine Gefährdung des Patienten darstellen könnte;
- wenn die Hautreaktivität nicht normal ist (Krankheitszustände, Medikamente);
- bei mangelnder Kooperation;
- bei Testung von Allergenen, die für die Anwendung am Menschen (noch) nicht zugelassen sind.

Die Bestimmung des **Gesamt-IgE** sollte ebenfalls erfolgen, da sich bereits hieraus Anhaltspunkte für das Vorliegen einer Atopie gewinnen lassen.

## Testarten und ihre Durchführung

### Tests zur Bestimmung von allergenspezifischem IgE und Gesamt-IgE im Serum

Die Bestimmung von Gesamt-IgE und allergenspezifischem IgE erfolgt mittels **Immunoassays**. Der Immunoassay und speziell der Radioimmunoassay (RIA) wurde in den 60er Jahren hauptsächlich zum Nachweis von Steroid- und Peptidhormonen entwickelt. Mit ihm konnte die Nachweisgrenze für die Bestimmung entsprechender Stoffe bis in den **Pikogrammbereich** ($10^{-12}$g) erweitert werden.

Das Prinzip des Immunoassays ist die **spezifische Antigen-Antikörper-Reaktion**. Durch eine später detektierbare Markierung des Antigens oder des Antikörpers kann eine quantitative Auswertung der Reaktion und damit die Bestimmung der Konzentration des entsprechenden Antigens vorgenommen werden. Für eine solche quantitative Bestimmung sind zwei verschiedene Methoden entwickelt worden.

Bei der **kompetitiven Methode** konkurriert das zu bestimmende Antigen mit dem markierten zugegebenen Antigen um die Bindung am spezifischen Antikörper. Es gilt: Je höher die Konzentration des unbekannten Antigens, um so *weniger* wird das markierte Antigen an den Antikörper gebunden. Mit entsprechenden Standardkonzentrationen des Antigens kann man eine Eichkurve erstellen, die einer e-Funktion entspricht. Die unbekannte Konzentration des Antigens kann von der Eichkurve abgelesen werden.

Bei der **nichtkompetitiven Methode** wird zunächst ein Antigen-Antikörper-Komplex gebildet. Dieser Komplex wird durch die Bindung eines zweiten markierten Antikörpers meßbar gemacht (Sandwich-Methode). Mit den entsprechenden Standardkonzentrationen wird eine lineare Eichkurve erstellt, wobei eine **positive** Korrelation von Markierungsstärke und Konzentration des zu messenden Antigens besteht. Die nichtkompetitive Methode des **RIA** wird als **Immuno-radiometric assay (IRMA)** bezeichnet.

Die so aufgebauten Immunoassays unterscheiden sich wesentlich in zwei Punkten: in der Art der Markierung und in der Methode zur Abtrennung der markierten Immunkomplexe.

Die ursprüngliche Form der Immunoassays ist der **Radioimmunoassay (RIA)**, bei welchem das Antigen oder der Antikörper mit radioaktiven Isotopen markiert wird. Bei Eiweißsubstanzen hat sich die Markierung mit $J^{125}$ durchgesetzt. Dies geschieht entweder über die Markierung der Tyrosingruppen mit $J^{125}$ oder es werden ganze $J^{125}$-markierte Moleküle an Eiweißaminogruppen gebunden. Der Umgang mit radioaktiven Isotopen ist jedoch nicht ungefährlich und durch umfangreiche Sicherheitsbestimmungen zunehmend eingeschränkt.

Durch die Einführung des **Enzymimmunoassays (EIA)** werden die Gefahren der Verwendung radioaktiver Isotope vermieden, indem die Antigene bzw. die Antikörper durch Enzyme markiert werden. Diese Enzymmarkierung erfolgt über das System Biotin-Avidin bzw. Biotin-Streptavidin. In beiden Fällen liegen die stärksten bisher bekannten nichtkovalenten Bindungen vor. Biotin ist ein Vitamin mit einem Molekulargewicht von 244 D. Avidin bzw. Streptavidin sind hochmolekulare Proteine (MG 60000 D) aus Eiklar bzw. Bacterium streptomyces. Über seinen N-Hydroxy-Succinimidester kann das Biotin an die ε-Aminogruppen der in Enzymproteinen und im IgE vorhandenen Aminosäure Lysin gebunden werden. Biotinylierte Antikörper, die das zu erkennende Antigen spezifisch binden, und streptavidin- oder avidingekoppelte Enzyme können so fest miteinander gekoppelt werden, ohne Beeinflussung der immunologischen oder katalytischen Aktivität. Die auf diese Weise entstandenen Substanzen werden als Konjugate bezeichnet.

Der am meisten verwendete EIA ist der **Enzyme linked immunosorbent assay (ELISA)**, der hauptsächlich in nichtkompetitiver Form angewendet wird und damit dem IRMA entspricht. Als Markierungsenzyme werden vor allem die Peroxidase (POD), die alkalische Phosphatase (AP) oder die Galaktosidase (GAL) verwendet. Die Bestimmung der Enzymaktivitäten erfolgt nach Zugabe der entsprechenden Substrate mittels photometrischer Messung.

Eine weitere Steigerung der Empfindlichkeit ergibt sich bei einer Weiterentwicklung des ELISA, dem **Fluoreszenz-Enzym-Immunoassay (FEIA)**. Die hierbei eingesetzten Substrate enthalten ein Fluorochrom, das zunächst in inaktiver Form vorliegt. Es wird während der enzymatischen Reaktion abgespaltet und zeigt dann unter Einwirkung von UV-Strahlen eine sichtbare Fluoreszenz, die gemessen wird.

Eine weitere Entwicklung zum Nachweis von Antigen-Antikörper-Komplexen sind **Chemiluminiszenz-Immunoassays (CLIA)**, bei denen ein Acridiumester als luminogener Marker verwendet wird (19). Sowohl die strukturellen als auch die immunologischen Eigenschaften des Antikörpers bleiben erhalten. Dabei stellt, nach Zugabe von Wasserstoffperoxid und Natronlauge, das intermediär entstehende Peroxolacton diejenige chemische Stufe dar, die zu einer meßbaren Photoemission befähigt ist.

Ein zweiter wichtiger Punkt bei den Immunoassays ist die für die Messung notwendige Abtrennung der markierten Komplexe. Bei den heute durchweg angewandten nichtkompetitiven Methoden (IRMA, nichtkompetitiver ELISA, EIA, CLIA) wird grundsätzlich mit der **Solidphase-Technik** gearbeitet. Hierbei ist der spezifisch bindende Antikörper, der die Substanz bestimmt, oder das Allergen an eine feste Phase gebunden. Diese feste Phase kann sehr unterschiedlich sein. In Frage kommen Polystyrol-Teströhrchen (Coated tubes), Mikrotiterplatten, Mikropartikel, Papierscheiben, silanüberzogene, paramagnetische Partikel und Zellulosefäden.

Die ersten Immunoassays zur Bestimmung von Gesamt-IgE wurden von der Firma Pharmacia entwickelt als Phadebas-IgE-RIA bzw. Phadebas-IgE-RIST (1, 3, 15). Im weiteren entwickelte diese Firma den **Phadebas-IgE-PRIST** (Paper-Radio-Immuno-Sorbent-Test) (2, 11), bei dem als feste Phase cyanbromidaktivierte (CNBr) Papierscheiben verwendet wurden (1, 20, 21). Für das allergenspezifische IgE wurde der **Phadebas-RAST** entwickelt. An die CNBr-aktivierten Papierscheiben wurden verschiedene Allergene gekoppelt, so daß das spezifische IgE nachgewiesen werden kann. Beide Bestimmungsmethoden wurden von verschiedenen Firmen übernommen und werden heute noch mit einer Vielzahl von unterschiedlichen Allergenen angeboten. Teilweise decken diese Allergenscheiben nicht alle potentiellen, für den individuellen Patienten relevanten Allergene ab. Deshalb bieten Firmen, wie z.B. Pharmacia, Allergopharma und DDV, einen Allergenscheiben-Sonderservice an. Der Arzt stellt das zur Kopplung vorgesehene Material zur Verfügung, und die seltenen Allergene werden von den Firmen an CNBr-aktivierte Papierscheiben gekoppelt und können später im RAST eingesetzt werden. Voraussetzung für eine Kopplung ist das Vorliegen eines Proteins oder Glykoproteins, was für die meisten Allergene zutrifft. Die direkte Kopplung von Chemikalien oder Medikamenten macht oft Schwierigkeiten, da keine geeigneten Bindungsgruppen vorhanden sind. Daher werden solche Allergene oft an humanes Serumalbumin (HSA) (14) gekoppelt. Die Bindung an den Träger erfolgt dann über HSA. Eine andere Möglichkeit besteht in der Kopplung über Azide (Arylazide), die eine hohe selektive Reaktivität zu $OH^-$-, $NH^-$-, $NH_2$-, $PO_4^{3-}$- und $SH^-$-Gruppen sowie zu aktivierten Doppelbindungen haben. So kann man ein breites Spektrum von Substanzen kovalent an Proteine binden, die dann ihrerseits mit den CNBr-aktivierten Scheiben gekoppelt werden.

Eine Weiterentwicklung des RAST und PRIST stellt das **CAP-System** (Capacity system) der Firma Pharmacia zur Messung des spezifischen und des Gesamt-IgEs dar (9). Bei diesem System wird eine neue Solid phase eingesetzt, ein Zellulosederivat, das sich an der Wandung kleiner Reaktionsgefäße befindet. Daraus soll aufgrund einer höheren Bindungskapazität für das Antigen eine höhere Meßempfindlichkeit und ein vergrößerter Meßbereich resultieren. Das CAP-System kann man sowohl als RIA als auch als FEIA anwenden.

Von der Firma Ciba-Corning werden im System **Magic lite** „supermagnetische" Eisenoxydpartikel als Solid phase verwendet (10). Diese Partikel sind mit einer Silanhaut überzogen. Die Silanhaut wird aktiviert (z.B. durch Aminierung oder Diazotierung); mittels bifunktioneller Spacer-Reagenzien werden die Allergene (Proteine, Peptide etc.) gekoppelt. Auf diese Weise können sich die gekoppelten Allergene während der Wasch- und Inkubationsschritte nicht ablösen. Neben den großen Reaktionsoberflächen besteht ein weitere Vorteil des Magic lite in der geringen Größe der Partikel, da diese leicht suspendierbar sind. So konnten eine magnetische Trenneinheit entwickelt und die Inkubations- und Trennzeiten kurz gehalten werden. Der Nachweis der IgE-Anti-IgE-Komplexe erfolgt mittels einer Chemilumiszenz-Messung (CLIA).

Das **ALA-STAT-System** beruht auf einem ligand-(biotin-)beschichteten Röhrchen und verwendet ligand-(biotin-)gekoppelte Allergene in flüssiger Phase (8). Im Verlauf der Inkubation bindet das spezifische IgE des Patienten an die ligand-(biotin-)gekoppelten Allergene. Im Anschluß daran wird dem flüssigen Reaktionsgemisch ein Antiligand (Avidin) hinzugefügt. Der während der ersten Reaktionsphase gebildete Komplex (ligandgekoppeltes Allergen verbunden mit dem allergenspezischen IgE) wird an die ebenfalls ligandbeschichtete Wandung der Inkubationsgefäße gebunden. Danach reagieren monoklonale Anti-IgE-Antikörper, konjugiert mit der Meerrettichperoxidase, mit den an die Röhrchenwand gebundenen Allergen-IgE-Komplexen. Die Intensität der Färbung nach der enzymatischen Reaktion ist dann direkt proportional der Konzentration des spezifischen IgE (Sandwich-Methode).

**Polystyrolbeschichtetes Trägermaterial** für die Anti-IgE oder Allergenkopplung wird von mehreren Anbietern verwendet. Der Nachweis der Konzentration von Gesamt-IgE oder spezifischem IgE erfolgt mittels einer enzymatischen Reaktion (POD, AP-Konjugate) und je nach Substrat entweder photometrisch oder fluorometrisch.

In den verschiedenen oben angeführten Systemen können, durch Kopplung eines Allergenmischextraktes an das Trägermaterial, gleichzeitig mehrere IgE-Spezifitäten im Serum eines Allergikers untersucht werden (Screening-Methode). Bei einem positiven Ergebnis müssen die einzelnen Allergene zur Bestimmung der genauen Spezifität des IgE eingesetzt werden. Man kann heute über 400 verschiedene Allergengemische und Einzelallergene kommerziell erwerben.

Mit dem **CLA-Allergietest** können parallel bis zu 36 Allergene bestimmt werden (4). Bei diesem Test dient eine aus Kunststoff gefertigte CLA-Platte dem spezifischen IgE-Nachweis. Sie enthält Zellulosefäden, an die Einzelallergene oder Allergenmischungen kovalent gebunden sind. Der Nachweis erfolgt densitometrisch, nach Bindung des enzymmarkierten Anti-IgE, und nach Behandlung mit einer Photoreagenzmischung auf Polaroidfilm (Luminiszenzassay). Der Helligkeitsgrad ist direkt proportional zur Konzentration des allergenspezifischen IgE.

Die **quantitative Bestimmung des Gesamt-IgE** erfolgt nach der Erstellung einer **Standardkurve**, wobei die Konzentration in **kU IgE/l** angegeben wird. Je nach verwendetem Assay liegen die niedrigsten Werte zwischen 0,1 und 5 kU IgE/l; die höchsten direkt meßbaren Werte liegen zwischen 100 und 1000 kU IgE/l (Standards). Zur Bestimmung noch höherer IgE-Konzentrationen müssen die Seren vorher verdünnt werden. Die Variationskoeffizienten der Intra- und Interassays entsprechen den Anforderungen der Qualitätskontrolle der klinischen Chemie und liegen unter 10%.

Auskunft über die Konzentration des **spezifischen IgE** kann man durch einen Vergleich mit einem genau eingestellten **Referenzsystem** erhalten. Üblich sind die von Pharmacia eingeführten **RAST-Klassen** (Bereich 0 bis 4, beim CAP-System bis Klasse 6). Zur Herstellung des Referenzsystems wird überwiegend ein hochtitriges Birken- oder Gräserpollen-Allergieserum verwendet und durch Verdünnung auf die gewünschten spezifischen IgE-Titer eingestellt. Bei der Messung des Referenzsystems werden dementsprechend mit Extrakten von Birken- oder Gräserpollen beschichtete Referenzallergenträger eingesetzt. Um die RAST-Klasse des geprüften Serums zu erhalten, muß also stets das Referenzsystem mitgeführt werden. Obwohl unterschiedliche Allergene gemessen werden, wird zum Vergleich immer das gleiche Referenzsystem eingesetzt. Zusätzlich zu den RAST-Klassen wurden von der Firma Pharmacia für die RAST- und EAST-Systeme Pharmacia-RAST-Units eingeführt (PRU).

Im Unterschied zum RAST werden die Ergebnisse im CAP-System in internationalen Einheiten kU/l für das IgE (WHO-Standard 75/502) angegeben und nicht mehr nach dem internen Standard des Birkenpollenserums in PRU definiert. In Tabelle 7. 1 sind unterschiedliche Auswertungssysteme zusammengestellt. Die Entwicklung anderer Systeme in neuester Zeit hat teilweise zu anderen Einteilungen geführt. Die Einteilung in RAST-Klassen hat sich jedoch so bewährt und durchgesetzt, daß alle Anbieter die Zuordnung ihrer Standardreihen zu den RAST-Klassen beibehalten.

**RAST-(EAST-)Inhibitionstest:** Eine Modifikation des RAST (EAST) stellt der RAST-(EAST-)Inhibitionstest dar (18). Hierbei wird gemessen, inwieweit die Zugabe von löslichem Allergen die Bindung zwischen spezifischem IgE aus dem Patientenserum und dem an die Festphase gebundenen Allergen hemmen kann. Die Auswertung erfolgt nach folgender Formel:

$$\%\ \text{Hemmung} = 100 \times \left(1 - \frac{\text{Netto Cpm (bzw. oD) mit Inhibitor}}{\text{Netto Cpm (bzw. oD) ohne Inhibitor}}\right)$$

Netto = Meßwert minus Leerwert, Cpm = Counts per minute, oD = optische Dichte (Extinktion).

Der RAST-(EAST-)Inhibitionstest wird überwiegend zur Charakterisierung von Allergenen (Kreuzreaktivität) und Allergenextrakten (Stärke) verwendet.

**Tab. 7.1** Testsysteme zur Bestimmung von Gesamt-IgE und allergenspezifischem IgE.

| Bestimmungsparameter | Testprinzip | Festphasenart | Anbieter |
|---|---|---|---|
| Gesamt-IgE | RIA | Coated tubes | |
| Gesamt-IgE | RIA, ELISA | Papierscheiben | Pharmacia |
| Spezifisches IgE | RIA, ELISA | Papierscheiben | Allergopharma, DDV, Sanofi |
| Gesamt-IgE | FEIA | Polystyrol | Abbott |
| Gesamt-IgE | FEIA | Polystyrol | MAST Diag. |
| Spezifisches IgE | FEIA | Polystyrol | MAST Diag. |
| Gesamt-IgE | ELISA | Polystyrol | DDV, DPC Biermann (AlaStat.) |
| Spezifisches IgE | ELISA | Polystyrol | DPC Biermann (AlaStat.) |
| Spezifisches IgE | FEIA, RIA | Zelluloseschwamm | Pharmacia (CAP-System) |
| Spezifisches IgE | EIA | ligandbeschichtete Röhrchen | DPC Biermann (AlaStat.) |
| Gesamt-IgE | CLIA | paramagnetische, silanüberzogene Partikel | CIBA Corning (Magic lite) |
| Spezifisches IgE | CLIA | | CIBA Corning (Magic lite) |
| Spezifisches IgE | Luminiszenz | Zellulosefäden | LD Labordiagnostik (CLA) |

**Immunoblot:** Der Immunoblot wird hauptsächlich im wissenschaftlichen Bereich angewandt (5). Er dient der Ermittlung der Feinspezifität des IgE für Einzelproteine (Einzelallergene) und deren quantitativem Verhältnis zueinander. Er dient auch der Charakterisierung von Allergengemischen (Erkennung der Einzelproteine und deren IgE-Bindungsfähigkeit). Dabei werden die Allergene bzw. Allergengemische, deren Erkennung getestet werden soll, zunächst in einem Gel im elektrischen Feld nach Molekulargewicht bzw. nach isoelektrischen Punkten aufgetrennt. Nach der Trennung werden die Allergene auf eine Nitrozellulosemembran transferiert (blotting). Durch eine Inkubation mit dem Patientenserum bindet sich das spezifische Immunglobulin an das entsprechende Allergen; das IgE wird dann mittels radioaktiv- oder enzymmarkiertem Anti-IgE sichtbar gemacht. Dabei ergibt sich ein charakteristisches Bandenmuster, das weiter analysiert wird.

**Histamin release assay** (HRA): Der HRA ist zwar empfindlicher als die meisten oben beschriebenen Nachweismethoden von allergenspezifischem IgE (16); er ist aber auch störanfälliger (nichtallergenspezifische und nicht-IgE-vermittelte Modulation der Histaminfreisetzung). Außerdem muß der HRA gleich nach der Blutentnahme durchgeführt werden, da für die Untersuchung vitale Leukozyten benötigt werden.

Die Zellen werden mittels Sedimentation gewonnen; es kann aber auch Vollblut verwendet werden. Danach erfolgt die Inkubation mit unterschiedlichen Allergenen in unterschiedlichen Konzentrationen unter Mitführung einer Negativkontrolle und einer Positivkontrolle. Es wird eine Dosiswirkungskurve aufgestellt und die Histaminfreisetzung in Prozent bestimmt (100% entspricht der totalen Freisetzung aus der Zelle). Die Histaminbestimmung erfolgt fluorometrisch oder mittels RIA (17).

**Cellular antigen stimulation test** (CAST): Der vor kurzer Zeit entwickelte zelluläre Antigenstimulationstest beruht auf dem Nachweis von Sulfidoleukotrienen nach Stimulation von Leukozyten aus dem Blut (6, 7). Sulfidoleukotriene (sLT), $LTC_4$ und seine Metaboliten $LTD_4$ und $LTE_4$, sind Syntheseprodukte der Arachidonsäure-kaskaden und können von verschiedenen Zelltypen, wie Mastzellen, Basophilen, Eosinophilen und Makrophagen gebildet werden. Da Sulfidoleukotriene also auch von anderen Entzündungszellen als den Basophilen und Mastzellen gebildet werden, ist anzunehmen, daß auch nicht-IgE-vermittelte Mechanismen die sLT-Produktion auslösen können. Daher stellt dieser Test eine wertvolle Ergänzung zur allergenspezifischen IgE-Bestimmung dar, da eventuell auch sogenannte pseudoallergische Reaktionen, wie die Reaktion auf Arzneimittel wie Acetylsalicylsäure (ASS), erfaßt werden können.

Von der Firma Bühlmann Laboratories AG wurde ein kompetitiver Enzymimmunoassay zum Nachweis der Freisetzung von Sulfidoleukotrienen im Zellüberstand entwickelt. Der Test basiert auf der Verwendung eines monoklonalen Antikörpers, der $LTC_4$, $LTD_4$ und $LTE_4$ quantitativ bindet. Die freigesetzten Sulfidoleukotriene konkurrieren mit alkalischen, phosphatasemarkierten Leukotrienen um die Bindungsstellen am Antikörper. Nach der Zugabe von Substrat ist die gemessene Extinktion indirekt proportional der Konzentration von freigesetzten Leukotrienen.

## Beurteilung der In-vitro-Testergebnisse

Grundsätzlich gilt hier ähnliches wie bei der Interpretation der Hauttestungen (vgl. Kap. 5). Jedoch sind die Voraussetzungen für die Bestimmung von **allergenspezifischem IgE** in vitro andere, wie oben ausführlich dargelegt. Bei korrekter Durchführung und Verwendung eines sensitiven und spezifischen Testsystems bedeutet ein **negatives Testergebnis**, daß allergenspezifisches IgE allenfalls in so geringen Konzentrationen im untersuchten Serum vorkommt, daß es nicht detektierbar ist (Detektionslimits der Hersteller beachten). Dies bedeutet für die meisten Allergene, daß auch keine allergologisch relevanten IgE-Mengen vorliegen, bzw. daß sie sich der Detektion entziehen. Ein Hauptfaktor für die Aussagekraft der allergenspezifischen IgE-Bestimmung in vitro ist dabei die Qualität der verwendeten Allergene. Sie kann zwischen einzelnen kommerziellen Anbietern variieren und ist bei Schimmelpilzallergenen (z. T. nur unvollständig charakterisiert) und auch bei bestimmten Nahrungsmittelallergenen generell mit Vorsicht zu betrachten. Gerade hier schließt ein negatives Testergebnis auch eine IgE-vermittelte Typ-I-Allergie nicht aus. Andere Allergieformen (Typ II bis IV) werden ohnehin nicht erfaßt.

Ein **positives Testergebnis** beweist unter der Annahme der Spezifität des Testes das Vorhandensein von allergenspezifischem IgE im Serum. Dabei wird die Klasse I als intermediäres Ergebnis angesehen, und die Klassen ≥ II werden als positiv bewertet (Tab. 7.2). Diese Einteilung kann bei bestimmten Allergenen, bei einem bestimmtem Bindungsverhalten der IgE-Moleküle und bei einer unterschiedlichen Funktionalität der IgE-Moleküle zu unzutreffenden Beurteilungen führen. **Ein positiver Nachweis von allergenspezifischem IgE bedeutet nicht den Nachweis einer Allergie**, sondern allenfalls eine Typ-I-Sensibilisierung gegen das jeweilige Allergen. **Die klinische Relevanz (Aktualität) der Sensibilisierungen kann nur mit Hilfe der Anamnese und gegebenenfalls weiterer Testungen, insbesondere Provokationstestungen ermittelt werden** (vgl. Kap. 6).

Die Menge des **Gesamt-IgE** im Serum erlaubt keine Aussage darüber, ob eine Sensibilisierung gegen ein bestimmtes Allergen besteht. Das Gesamt-IgE ist jedoch bei verschiedenen atopischen Krankheiten, wie der allergischen Rhinokonjunktivitis, dem exogenen, allergischen Asthma bronchiale und dem atopischen Ekzem, in der Mehrzahl der Fälle erhöht und erlaubt damit eine bessere Abgrenzung solcher Krankheitsbilder von anderen differentialdiagnostisch zu erwägenden Krankheiten. Es gibt allerdings auch **nichtallergische Ursachen für erhöhte Gesamt-IgE-Werte** (Tab. 7. 4). Altersabhängige „Normalwerte" für das Gesamt-IgE im Serum sind in Tabelle 7. 3 wiedergegeben.

Die Messung spezifischer **Marker von Entzündungszellen** (Zellaktivierungsmarker) erlaubt Rückschlüsse auf die Beteiligung dieser Zellen am Entzündungsgeschehen und auf das Ausmaß der Aktivierung.

**Tryptase** als spezifisches Protein von Mastzellen und Basophilen hat eine Halbwertszeit im Plasma von 60 bis 90 Minuten. Tryptasebestimmungen erlauben Rückschlüsse auf die Beteiligung von Basophilen/Mastzellen an fraglich allergischen Reaktionen (z. B. Schock). Daher sind Tryptasebestimmungen im Serum sinnvoll zur Diagnostik und Verlaufsbestimmung eines anaphylaktischen bzw. anaphylaktoiden Ereignisses.

Anwendungsbereiche von Tryptasebestimmungen sind:

- Abklärung von Reaktionen auf Medikamente (auch Muskelrelaxanzien) bei Narkosen;
- Reaktionen auf Kontrastmittel, Nahrungsmittel und Insektenstiche;
- Bestimmung im Nasensekret zur Differentialdiagnostik und zum Therapiemonitoring verschiedener Rhinitisformen.

**Tab. 7.2** Quantifizierung bei den verschiedenen Testsystemen und Zuordnung zu den Klassen.

| Klassen | RAST | CAP | Magic lite | Ala Stat | Mast Diag. | Sanofi |
|---|---|---|---|---|---|---|
| | PRU | kU/l | SU/ml | kU/l | IU/ml | AU/ml |
| 0 | < 0,35 | < 0,35 | < 1,43 | < 0,35 | < 0,35 | < 0,35 |
| I | 0,35-0,69 | 0,35-0,69 | 1,44-4,0 | 0,35-0,69 | 0,36-0,75 | 0,35-0,69 |
| II | 0,70-3,49 | 0,70-3,49 | 4,01-20,0 | 0,70-3,49 | 0,76-2,99 | 0,70-3,49 |
| III | 3,50-17,49 | 3,50-17,49 | 20,01-100,0 | 3,50-17,49 | 3,00-17,50 | 3,50-17,49 |
| IV | > 17,50 | 17,50-52,49 | 100,01-300,00 | 17,70-52,49 | > 17,50 | > 17,50 |
| V | | 52,50-99,99 | > 300 | 52,50-99,99 | | |
| VI | | > 100,0 | | > 100,0 | | |

**Tab. 7.3** Altersabhängige „Normalwerte" für Gesamt-IgE im Serum*. (Modifiziert nach Urbanek u. Wahn [17 a] und Homburger u. Katzmann [11 a])

| Altersgruppe | Mittelwert (kU/l) | Obere Grenze des 95 %-Konfidenz-intervalls (kU/l) |
|---|---|---|
| 1 – 6 Monate | 3 | 15 |
| 7 – 12 Monate | 5 | 25 |
| 1 – 3 Jahre | 9 | 66 |
| 4 – 6 Jahre | 21 | 118 |
| 7 – 10 Jahre | 41 | 330 |
| 11 – 14 Jahre | 30 | 240 |
| Erwachsene | 20 | 360[1] |

[1] Bei Erwachsenen sind Werte ab 100 kU/l atopieverdächtig.

**Tab. 7.4** Nichtallergische Ursachen für erhöhte Serum-IgE-Werte.

**Parasitäre Krankheiten und Infektionskrankheiten**
Wurmerkrankungen, systemische Pilzinfektionen, Lepra, Pertussis und verschiedene Viruserkrankungen (Mononukleose, Zytomegalie, HIV etc.)

**Maligne Erkrankungen**
Morbus Hodgkin, Bronchialkarzinom, IgE-Myelom

**Hautkrankheiten**
Bullöses Pemphigoid, Erythema nodosum, Verbrennungen u.a.

**Sonstige Krankheiten**
Chronisch entzündliche Krankheiten, Zustand nach Knochenmarkstransplantation

Eosinophile Granulozyten sind ganz wesentlich am Entzündungsgeschehen der Schleimhäute des Respirationstrakts beteiligt. Nach Aktivierung werden, neben Lipidmediatoren und reaktiven Sauerstoffspezies, die hochtoxischen Granulaproteine eosinophiles kationisches Protein (ECP), eosinophiles Protein X (EPX), Major basic protein (MBP) und Eosinophilenperoxidase (EPO) freigesetzt.

Am besten sind Biochemie und Funktion des ECP untersucht worden; erhöhte **ECP-Konzentrationen** wurden in Serum, Sputum und bronchoalveolärer Lavageflüssigkeit bei Patienten mit Asthma nachgewiesen; im Nasensekret bei verschiedenen entzündlichen Rhinitisformen. ECP-Spiegel reflektieren den Aktivierungszustand der Eosinophilen und erfassen somit eher die chronische Entzündungsreaktion bzw. die allergische Spätphase. ECP-Spiegel in Nasensekret und Blutserum steigen bei Allergenbelastung an und fallen unter Allergenkarenz, erfolgreicher Hyposensibiliserung oder antiallergischer Therapie ab. Die ECP-Bestimmung wird daher hauptsächlich zum Therapiemonitoring eingesetzt.

Der **Histamin release assay** ist weniger standardisiert, und seine Auswertung muß auf die im jeweiligen Laboratorium angewandten Versuchsbedingungen abgestimmt werden. In der Regel wird eine relative Auswertung der Meßwerte vorgenommen und die Histaminfreisetzung wird in Prozent der durch die Positivkontrolle erfolgten Freisetzung angegeben. Nachteile des Histamin release assay sind seine Störanfälligkeit, die im Vergleich zur allergenspezifischen IgE-Bestimmung höher ist, und auch die Tatsache, daß vitale Leukozyten des Patienten zur Testung bereitstehen müssen. Vorteile liegen in seiner hohen Sensitivität und seiner zusätzlichen **funktionellen Aussagekraft**: Ein bestimmtes Allergen kann tatsächlich eine Histaminfreisetzung bewirken und nicht nur zu einer spezifischen Immunglobulinbildung führen. Insofern stellt der Histamin release assay, wenn er in einem entsprechenden Laboratorium gut etabliert ist, eine wertvolle diagnostische Ergänzung dar.

Beim **CAST** wird nach Stimulation mit dem Allergen nicht die Histaminfreisetzung, sondern die Sulfidoleukotrienfreisetzung von Leukozyten bestimmt. Die Ergebnisse können daher vom Histamin release assay *abweichen*, zumal hier nicht nur andere Mediatoren, deren Freisetzung aus Basophilen auf andere Weise als die Freisetzung von Histamin reguliert sein kann, gemessen werden, sondern auch andere zelluläre Quellen in Frage kommen. Weiterhin erfolgt beim CAST initial eine

Vorbehandlung der Leukozyten mit Interleukin-3, was die Releasability der Leukozyten verändert. Bei Testung von kleinen Allergenen (Haptenen) sind eventuell vorausgehende Modifikationen der Allergene sinnvoll. Weitere Variationen des Tests erlauben eventuell neben der Diagnostik von IgE-vermittelten Typ-I-Allergien auch einen Einsatz zur Testung von Intoleranzreaktionen.

Insgesamt sind die In-vitro-Testsysteme zur Erfassung von Allergien bei IgE-vermittelten Allergien vom Soforttyp (Typ I) im Vergleich zu den anderen Allergietypen (Typ II bis IV) am besten entwickelt. Die geschilderten Testverfahren ermöglichen **generell eine hohe Sensitivität und Spezifität**, so daß die Qualität der verwendeten Allergene (Zusammensetzung, Reinheit, Stabilität) oft der entscheidende Faktor ist. **Unterschiede zwischen den Ergebnissen bei In-vitro-Tests und Hauttests** können auf der unterschiedlichen Zusammensetzung der jeweils verwendeten Allergene beruhen, auf Fehlern bei der Testdurchführung und auch auf den genannten prinzipiellen Unterschieden zwischen den Tests.

Wichtig ist in jedem Fall die kritische Interpretation der Einzelergebnisse, die Integration einzelner Meßwerte in das Gesamtbild und vor allem der klinische Bezug.

## Literatur


1. Aas KU, Johansson SG. The radioallergosorbent test in the in vitro diagnosis of multiple reaginic allergy. A comparison of diagnostic approaches. J Allergy Clin Immunol 1971; 48:134-42.
2. Bauer R, Böhm I, Elsmann HJ, Niedecken HW. Fortschritte in der Bestimmung des spezifischen IgE. Zeitschrift für Hautkrankheiten 1991; 66:511-3.
3. Berg T, Bennich H, Johansson SG. In vitro diagnosis of atopic allergy. I. A comparison between provocation tests and the radioallergosorbent test. Int Arch Allergy Appl Immunol 1971; 40:770-8.
4. Brown CR, Higgins KW, et al. Simultaneous determination of total IgE and allergen-specific IgE in serum by MAST chemiluminiscent assay system. Clin Chem 1985; 31:1500-5.
5. Burnette WN. Western blotting: electrophoretic transfer of proteins from sodium dodecyl sulfate-polyacrylamide gels to unmodified nictrocellulose and radiographic detection with antibody and radioiodinataded protein A. Anal Biochem 1981;112:195-203.
6. De Weck AL. Diagnostic approaches to allergy. Int Arch Allergy Immunol 1993; 1010:346-51.
7. De Weck AL, Stadler BM, Urwyler A, Wehner HU, Bühlmann RP. Cellular allergen stimulation test (CAST). ACI News 1993; 5:9-13.
8. El Shami AS, Alaba O. Liquid-phase in vitro allergen-specific IgE assay with in situ immobilization. Adv Biosciences 1989; 74:191-201.
9. Ewan PW, Coote D. Evaluation of a capsulated hydrophilic carrier polymer (the ImmunoCAP) for measurement of specific IgE antibodies. Allergy 1990; 45:22-9.
10. Hersh LS, Yaverbaum S. Magnetic solid phase-radioimmunoassay. Clin Chim Acta 1975; 63: 69-72.
11. Hötter GJ. Korrelation zwischen Prick-Test, Gesamt-IgE und RAST bei Typ-I-Allergien. Allergologie 1983; 6:4-9 .

11a Homburger HA, Katzmann JA. Methods in laboratory immunology. In: Allergy. Middleton E et al (eds). St. Louis: Mosby 1993.

12. Ishizaka K, Ishizaka T, Hornbrook MM. Allergen-binding activity of gamma-E, gamma-G and gamma-A antibodies in sera from atopic patients. In vitro measurements of reaginic antibody. J Immunol 1966; 97:75-85.
13. Johansson SG, Bennich H, Wide L. A new class of immunoglobulin in human serum. Immunology 1968; 14:265-72.
14. Karol MH, Kramarik JA, Ferguson J. Methods to assess RAST results in patients exposed to chemical allergens. Allergy 1995; 50:48-54.
15. Kjellman NIM, Johansson SG, Roth A. Serum IgE levels in healthy children quantified by a sandwich technique (PRIST). Clin Exp Allergy 1976; 6:51-9.
16. Maasch HJ, et al. Comparison of histamine release assay and RAST inhibition as tools for allergen extract standardization. Int Arch Allergy Appl Immunol 1984; 73:314-20.
17. Siraganian RP. Histamin release and assay methods for the study of human allergen. In: American Society of Microbiology. Manual of Clinical Immunology. Washington 1976; 603-15.

17a Urbanek R, Wahn U. Allergologische Labordiagnostik. In: Pädiatrische Allergologie und Immunologie. Wahn U, Seeger R, Wahn V (Hrsg). Stuttgart: Fischer 1994.

18. Wahl R, Maasch HJ, Geissler W. Comparison of three variations of the radioallergosorbent test-inhibition assay for measuring allergenic activity of grass pollen extracts. Anal Biochem 1983; 134:189-94.
19. Weeks I, Beheshti I, McCapra F, Campbell AK, Woodhead JS. Acridinium esters as high-specific activity labels in immunoassays. Clin Chem 1983; 29:1474-9.
20. Wide L, Bennich H, Johansson SG. Diagnosis of allergy by an in vitro test for allergen antibody. Lancet 1967; 2:1105-7.
21. Yman L, Ponterius G, Brandt R. RAST-based allergen assay methods. Dev Biol 1975; 29:151-65.

# Kapitel 8
# Allergologische Krankheitsbilder

## Rhinitis allergica (Rhinopathia allergica)

Die Rhinitis allergica tritt, je nach auslösendem Allergen, als perenniales (ganzjähriges) oder saisonales Krankheitsbild auf. Obwohl die zugrundeliegenden Pathomechanismen identisch sind, kommt es durch den unterschiedlichen Verlauf zu differierenden Krankheitsbildern, die deshalb im folgenden auch getrennt besprochen werden sollen.

### Rhinitis allergica saisonalis (Heufieber, Heuschnupfen, Pollinosis)

In Westeuropa und in den USA sind ca. 10 bis 17% der Bevölkerung von der saisonalen Rhinitis allergica betroffen (2, 5).

Prävalenz und Inzidenz sind stark altersabhängig: Ca. 80% der Patienten erkranken vor dem 30. Lebensjahr; mit zunehmendem Alter werden zahlreiche Patienten beschwerdefrei (5).

Krankheitsauslöser sind hauptsächlich Pollen von Gräsern, Bäumen und Kräutern, die durch Wind bestäubt werden. Das Krankheitsbild ist gekennzeichnet durch die streng saisonale Bindung an die Pollenflugzeit. Oftmals erlaubt deshalb schon die Anamnese die exakte Eingrenzung des in Frage kommenden Allergenspektrums. Bei zweifelsfreier Übereinstimmung von Hauttest und Anamnese kann die Diagnose bereits aufgrund dieser zwei Informationen gestellt werden.

Wir empfehlen jedoch in jedem Fall eine rhinologische Abklärung, zumindest mittels Nasenendoskopie und A-Mode-Sonographie der Nasennebenhöhlen. Bei bestehender Nasenatmungsbehinderung ist die aktive anteriore Rhinomanometrie und/oder die akustische Rhinometrie vor und nach Gabe eines abschwellenden Nasensprays zu empfehlen. Typischerweise beginnen die saisonalen Beschwerden mit Prodromi wie Juckreiz in der Nase, Rötung und Fremdkörpergefühl an den Konjunktiven, gelegentlich Brennen und Juckreiz der Mundschleimhaut, des Rachens und der äußeren Gehörgänge. Je nach Intensität des Pollenflugs setzt dann oftmals schlagartig das Vollbild der Erkrankung ein: weißlich-wäßrige Rhinorrhoe, massiver Juckreiz, anfallsartige Niesattacken und Nasenatmungsbehinderung. Nach einer Woche kommt es dann zusätzlich zu einem reduzierten Riechvermögen. Bei Mitbeteiligung der Konjunktiven (in ca. 80 bis 90 % der Fälle mehr oder weniger vorhanden) kommt es zu konjunktivalem Juckreiz, zu Tränenfluß und zu einer oberflächlichen Gefäßinjektion von Conjunktivae bulbi et palpebrae, die sich bis zur Chemosis steigern kann. Hinzu kommt regelmäßig eine Lidschwellung und Photophobie.

Der Tränenfluß ist hierbei sowohl durch eine gesteigerte Sekretion bedingt als auch durch einen behinderten Tränenabfluß aufgrund von Schleimhautschwellungen unter der unteren Muschel im Bereich der Hasner-Falte des Ductus nasolacrimalis.

Die Nasennebenhöhlen sind häufig im Sinne eines temporären Sekretverhalts beteiligt. Inwieweit quantitativ bedeutende

Mengen an Allergen in die Nasennebenhöhlen selbst eindringen, ist unklar. Durch nervale Verbindungen dürfte die Schleimhaut der Nasennebenhöhlen jedoch an der allergischen Entzündungsreaktion beteiligt sein. Diese Begleitreaktion der Nasennebenhöhlen allein führt aber nur selten zu einer akuten Sinusitis mit typischem Symptombild.

Unbehandelt führt die andauernde nasale Schleimhautschwellung zur Mundatmung mit nachfolgenden pharyngealen Reizerscheinungen, deren Ursache die direkte Allergenwirkung, aber auch die Folge der unphysiologischen Atmung sein kann.

Gemeinsam mit diesen Symptomen tritt ein allgemeines Krankheitsgefühl, Schwäche, Müdigkeit und Abgeschlagenheit auf. Die Bezeichnung „Heufieber“ ist jedoch durch die alleinige allergische Rhinitis niemals gerechtfertigt, da febrile Temperaturen nicht auftreten.

Bei der klinischen Untersuchung sollte die anteriore und posteriore Rhinoskopie durch eine Endoskopie der Nase ergänzt werden. Der Schleimhautstatus ist nicht pathognomonisch für die allergische Rhinitis und erlaubt somit auch nicht die differentialdiagnostische Abgrenzung von anderen Rhinitisformen. Die Mukosa ist oftmals bläulich (livide) verfärbt mit ödematöser Aufquellung oder auch entzündlich gerötet und geschwollen. Meist weisen die unteren Muscheln eine besonders deutliche Veränderung im Sinne einer Hyperplasie auf. Die rein allergisch bedingte Rhinorrhoe ohne Superinfektion ist weißlich bis klar, dünnflüssig, nahezu wäßrig, manchmal auch zäh und klebrig (Fließschnupfen oder Stockschnupfen).

## Rhinitis allergica perennialis

In Westeuropa sind ca. 3 bis 6 % der Bevölkerung von einer allergischen Rhinitis auf perennial verbreitete Allergene betroffen (vgl. Kap. 3). Zu berücksichtigen ist, daß es zahlreiche Patienten mit allergischer Rhinitis sowohl auf perenniale als auch auf saisonale Allergene gibt.

Gerade bei perennialen Rhinitiden ist die Koinzidenz mit anderen allergischen Krankheitsbildern wie Asthma bronchiale und verschiedenen Dermatitisformen auffällig. Das klinische Bild ist gekennzeichnet durch das Hauptsymptom Nasenatmungsbehinderung. Niesattacken treten oft mehrmals am Tage auf, wobei der Juckreiz oft ständig unterschwellig vorhanden ist. Daneben kann, je nach Krankheitsstadium und Verlauf, eine Rhinorrhoe oder eine Rhinitis sicca vorliegen.

Nach eigenen Untersuchungen besteht zudem so gut wie immer ein reduziertes Riechvermögen, das überwiegend durch entzündliche Schleimhautveränderungen im Bereich der olfaktorischen Rezeptorzellen bedingt ist. Bei längerem Krankheitsverlauf treten bei einem Großteil der Patienten Kopfdruck und weitere Beschwerden aufgrund einer Mitbeteiligung der Nasennebenhöhlen auf.

Trotz perennialen Auftretens sind die Beschwerden, wie auch die Allergenbelastung während des Jahresverlaufs und während eines Tages, starken Schwankungen unterworfen. Somit kann ein wechselhaftes klinisches Bild vorliegen, wobei auch Zeiten völliger Beschwerdefreiheit vorkommen können. Typisch ist das verstärkte Auftreten von Beschwerden am Morgen, das durch eine hohe Allergenexposition während der Stunden des Nachtschlafes ausgelöst wird (Anreicherung insbesondere von Milbenallergenen im „Ökosystem Bett“). Beschwerdebild und Anamnese sind oftmals uniform mit anderen chronischen Nasenschleimhautentzündungen oder mit obstruierenden Nasenpathologien. Eine detaillierte rhinologische Abklärung ist deshalb in jedem Fall erforderlich.

Neben der anterioren Rhinoskopie sind eine endoskopische Untersuchung der Nasenhaupthöhle und der lateralen Nasenwand wie auch die A-Scan-Sonographie und/oder die radiologische Evaluierung der Nasennebenhöhlen unerläßlich. Differentialdiagnostisch relevante Veränderungen und anatomische Varianten werden so erkannt. Hierzu zählen Deviationen oder Spinae des Nasenseptums (Abb. 8.1), eine paradox gekrümmte mittlere Muschel und weitere anatomische Varianten im Siebbeinbereich (Concha bullosa, große Bulla ethmoidalis). Sind solche Veränderungen in physiologisch bedeutsamen Arealen vorhanden, kann bereits eine geringfügige Schleimhautschwellung zu Nasennebenhöhlenbeschwerden führen.

Die Hauttestung und der Nachweis von spezifischem IgE im Serum zeigen nur eine Sensibilisierung an. Die Relevanz und die Aktualität des Allergens müssen in jedem Fall an der Nasenschleimhaut nachgewiesen werden. Der Diagnose „perenniale Rhinitis allergica" muß daher zwingend ein positiver intranasaler Provokationstest mit dem entsprechenden Allergen vorausgegangen sein.

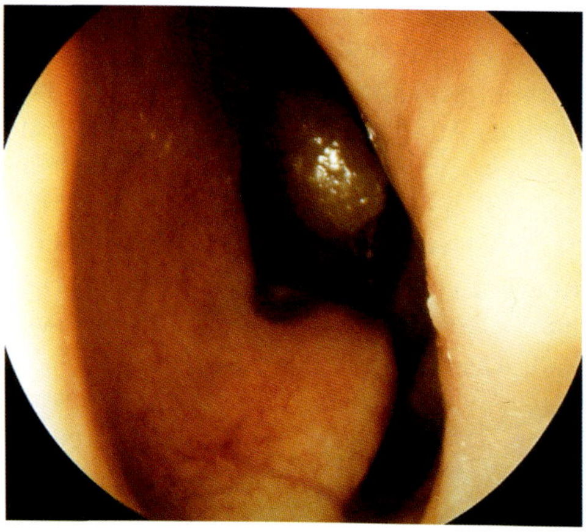

**Abb. 8.1** Nasenseptumleiste bei perennialer Rhinitis allergica mit Borkenbildung (Kopf der mittleren Nasenmuschel).

## Sinusitis chronica

Allergische Rhinitis und chronische Sinusitis kommen häufig gleichzeitig vor.

Bei ca. 85 % der Patienten mit langjähriger perennialer Rhinitis allergica auf D. pteronyssinus finden sich Verschattungen im Siebbeinbereich. Diese Veränderungen bleiben jedoch häufig symptomlos. Nur in ungefähr der Hälfte der Fälle gehen sie mit klinischen Symptomen einer chronischen Sinusitis einher.

Auf der anderen Seite wird die Häufigkeit der Allergiker unter den Patienten mit chronischer Sinusitis mit 10 bis 30% angegeben.

Aufgrund dieser Daten scheint eine chronische nasale Allergie zu einer chronischen Sinusitis zu disponieren. Pathogenetisch wird hierfür die Schwellung der Schleimhaut in den funktionell relevanten Schlüsselregionen der lateralen Nasenwand verantwortlich gemacht. Bei Langzeituntersuchungen allergischer Rhinitiker findet man eine Zunahme der begleitenden Schleimhautschwellung in den Nasennebenhöhlen. Ursache hierfür sind die andauernden Ventilationsstörungen und Drainagebehinderungen der betroffenen Nasennebenhöhlen. Bei histologischen Untersuchungen der Schleimhaut der Nasennebenhöhlen werden Mastzellinfiltrationen, subepitheliale Ödeme (Abb. 8. 2), Verdickungen der Basalmembran und Eosinophilie als Zeichen einer allergischen Genese gedeutet. Daneben beschreiben einige Autoren eine muköse Transformation der seromukösen Drüsen der Schleimhaut der Nasennebenhöhlen.

Die Therapie einer „chronisch allergischen Sinusitis" unterscheidet sich prinzipiell nicht von der Therapie anderer unspezifischer Sinusitiden.

Eine ausschließlich konservative antiallergische und antiinflammatorische Therapie führt in der Regel nur bei frühzeitigem Therapiebeginn zu einer nachhaltigen Be-

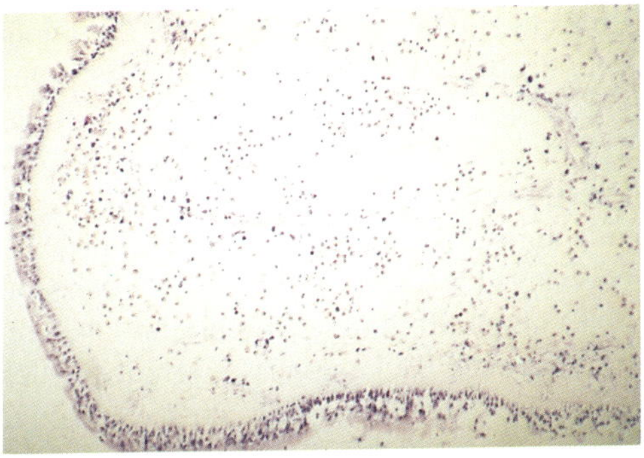

**Abb. 8.2** Schleimhautödem.

schwerdebesserung. Operative Maßnahmen wie die endoskopische und die mikroskopische funktionelle Nasennebenhöhlenchirurgie sind daher indiziert. Diese werden je nach vorliegender Befundkonstellation mit Eingriffen an den unteren und mittleren Nasenmuscheln und am Nasenseptum kombiniert. Zusätzlich ist jedoch die spezielle antiallergische Therapie erforderlich.

## Polyposis nasi

Nasenpolypen entstehen an ganz bestimmten Prädilektionsstellen der Nasenhaupthöhle und der Nasennebenhöhlen, z.B. im Bereich des vorderen Siebbeins und des Kieferhöhlenbodens. Wenn die ödematös veränderte Schleimhaut sich im Bereich eines Ausführungsganges befindet oder wenn das Lumen der Nasennebenhöhle von der verdickten Schleimhaut ausgekleidet wird und die unter Druck stehende Mukosa sich in Form eines Polypen durch den Ausführungsgang der erkrankten Nebenhöhle in die Nasenhaupthöhle „Platz verschafft", werden die Polypen in der Nase sichtbar.

Die Strangulation eines Schleimhautpolypen im Ostium führt zur Beeinträchtigung der venösen und lymphatischen Drainage bei weitgehend unbeeinträchtigtem arteriellen Schenkel. Hierdurch kommt es zu einer Zunahme des Schwellungszustandes und zu einer Größenzunahme des Polypen.

Vieles in der Genese von Nasenpolypen ist unbekannt. Es existieren heute jedoch zahlreiche Hinweise, daß die Ursache der Polyposis nasi multifaktoriell ist: Die Polypen bilden sozusagen die gemeinsame Endstrecke verschiedener Erkrankungen.

Neben chronischen oder chronisch rezidivierenden Entzündungsreaktionen, wie bei der allergischen Rhinitis, spielen auch gestörte Stoffwechselabläufe bei der Entstehung von Nasenpolypen eine Rolle: Bei der **Mukoviszidose** (zystische Fibrose) liegt ein autosomal rezessiv vererbter Defekt am langen Arm des Chromosoms 7 vor. Es kommt zu einer Dyskrinie der exogenen, insbesondere der mukösen Drüsen. Dadurch wird das mukoziliare Transportsystem beeinträchtigt. Es folgen Sekretretentionen im Bronchialsystem und in den Nasennebenhöhlen. Eine Erhöhung des Elektrolytgehalts im Schweiß über 60mval/l ist pathognomonisch.

Beim **Analgetika-Intoleranz-**Syndrom liegt häufig die Trias Polyposis nasi, Analgetikaintoleranz und Asthma bronchiale vor. Dieses Syndrom ist oftmals die Ursache einer hochgradigen, rezidivierenden Polyposis nasi.

Bei den Patienten mit Analgetika-Intoleranz-Syndrom besteht offensichtlich eine Hemmung des Zyklo-Oxygenase-Weges. Es kommt zu einer vermehrten Ausschüttung von Leukotrienen mit nachfolgendem Schleimhautödem und mukosaler Entzündung.

50% der Patienten mit Nasenpolypen klagen auch ohne Vorliegen eines Analgetika-Intoleranz-Syndroms über asthmatische Beschwerden.

Eine Polypenextraktion in klassischer Weise stellt keine adäquate Therapie der Polyposis nasi dar. Die Therapie der chronischen Polyposis besteht in einer Eröffnung der erkrankten Nebenhöhlen, in der Etablierung einer adäquaten Ventilation und Drainage und in einer Sanierung des entzündlichen Geschehens (vgl. Therapie der chronischen Sinusitis).

## Seromukotympanum

Beim Paukenerguß (Abb. 8.3) kommt es im Frühstadium zu einer serösen, danach zu einer zähschleimigen, hochviskösen Sekreteinlagerung in das Mittelohr (Glue ear). Ein Paukenerguß im Rahmen von Inhalationsallergien kann prinzipiell durch verschiedene Pathomechanismen bedingt sein. Die häufigste Ursache für einen Paukenerguß sind wahrscheinlich anhaltende Tubenfunktionsstörungen aufgrund von Schleimhautschwellungen im Bereich der Tubenostien.

Die Tubenschleimhaut weist bei Patienten mit allergischer Rhinitis nach spezifischer Allergenprovokation sowohl allergische Sofort- als auch Spätphasenreaktionen auf (4). Bei einem Großteil der erwachsenen Patienten mit saisonaler und/oder perennialer Rhinitis allergica treten jedoch Paukenergüsse nicht wesentlich häufiger als in der übrigen Bevölkerung auf. Das Eindringen von Allergenen in das Mittelohr über die Tube mit nachfolgender Auslösung einer entzündlichen Sekretion in das Mittelohr erscheint denkbar, wurde jedoch bislang nicht nachgewiesen und scheint nur eine unbedeutende Rolle zu spielen (1).

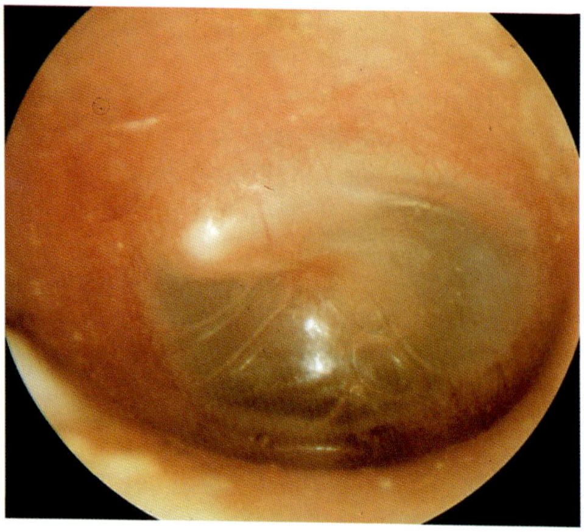

**Abb. 8.3** Paukenerguß.

Vor allem bei Kindern werden oft **Nahrungsmittelallergene** für chronisch rezidivierende Paukenergüsse verantwortlich gemacht. Der Beweis für diese Annahme muß aber im Einzelfall geführt werden.

Im Regelfall sollte durch Adenotomie und Parazentese oder durch Einlage eines Paukenröhrchens die Voraussetzung für eine Ausheilung des Krankeitsbildes geschaffen werden. Kommt es anschließend dennoch rezidivierend zu Ergüssen und sind Restadenoide ausgeschlossen, sollte eine ausführliche Diagnostik auf inhalative und nutritive Allergene erfolgen.

## Pharyngitis und Laryngitis

Eine Mitbeteiligung von Rachen und Kehlkopf bei Inhalationsallergien ist in vielen Fällen anzunehmen. Außer einem Kribbeln und Juckreiz des Gaumens wird eine klinische Relevanz jedoch in der Regel nicht erreicht.

Bei Nahrungsmittelallergien sind die Symptome im Rachenraum jedoch oftmals die einzigen klinisch auffälligen Sofortmerkmale. Sehr häufig beobachtet werden Juckreiz und Parästhesien im Gaumen- und Rachenbereich, z. B. nach Ingestion von Äpfeln bei Birkenpollenallergikern.

Eine Aphthenbildung im Mund- und Rachenraum wird sehr häufig mit Nahrungsmittelallergien in Verbindung gebracht. Meist handelt es sich jedoch um habituelle Aphthen (Abb. 8.4)

Im Rahmen von generalisierten allergischen Reaktionen und beim anaphylaktischen Schock kann insbesondere die Larynxbeteiligung prognostisch entscheidend sein.

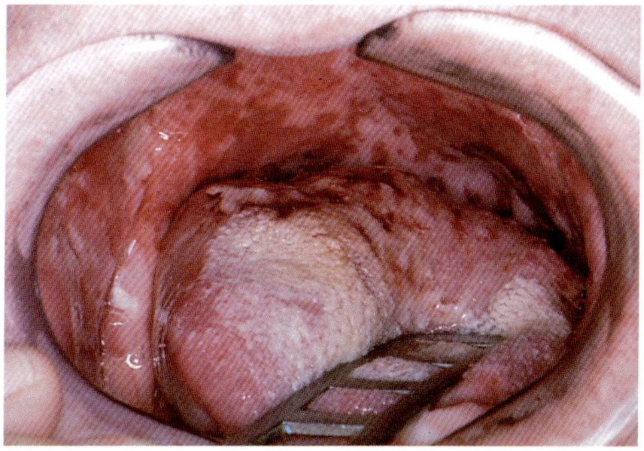

**Abb. 8.4** Ausgeprägte habituelle Aphthosis.

## Literatur


1. Bernstein JM, Lee J, Conboy K, et al. Further observations on the role of IgE-mediated hypersensitivity in recurrent otitis media with effusion. Otolaryngol Head Neck Surg 1985; 93:611-5.
2. Broder I, Barlow PP, Hortin RJM. The epidemiology of asthma and hay fever in a total community, Tecumseh, Michigan. J Allergy Clin Immunol 1974; 54:100-10.
3. Fuchs E, Gronemeyer W. Pollinosis (Heufieber, Pollenallergie). In: Manuale allergologicum. Fuchs E, Schulz KH (Hrsg). Deisenhofen: Dustri 1988; 1-22.
4. Skoner DP, Doyle WJ, Chamovitz AH, et al: Eustachian tube obstruktion after intranasal challenge with house dust mite. Arch Otolaryngol Head Neck Surg 1986; 112:840-4.
5. Wüthrich B, Schnyder UW, Henauer SA, Heller A. Häufigkeit der Pollinosis in der Schweiz. Ergebnisse einer demoskopischen Umfrage unter Berücksichtigung anderer allergischer Erkrankungen. Schweiz Med Wschr 1986; 116:909-17.

# Kapitel 9
# Allergenkarenz

Unter Allergenkarenz versteht man die Vermeidung des Kontaktes eines Individuums mit dem auslösenden Allergen nach erfolgter Sensibilisierung.

Es handelt sich um eine **Sekundärprävention** (Primärprävention: Vermeidung der Sensibilisierung). Die vollständige Karenz des auslösenden Allergens stellt die beste Behandlungsform bei allergischen Erkrankungen dar.

In diesem Beitrag werden hauptsächlich individuelle Karenzmaßnahmen behandelt. Es soll jedoch darauf hingewiesen werden, daß darüber hinaus in der Regel eine Allergenelimination im öffentlichen Bereich (Kindergarten, Schule, Arbeitsplatz, öffentliche Gebäude) notwendig werden kann und daß dies auch ein Ziel der gesundheitlichen Aufklärung sein sollte.

Je nach der Art und der Anzahl der vorhandenen Sensibilisierungen können die Karenzmöglichkeiten einer Einzelperson erheblich differieren. Bei Allergien gegen **ubiquitär vorkommende Allergene** oder bei **Polyallergien** ist eine 100 %ige Karenz in der Regel nicht erreichbar. Dagegen ist bei einer **Monoallergie** gegen vermeidbare Allergene eine suffiziente Karenz durchführbar.

Grundsätzlich ist es in allen Fällen sinnvoll, eine möglichst umfassende Allergenkarenz anzustreben. Hierbei gilt der Grundsatz, daß auch eine Karenz gegen ein Teilspektrum betroffener Allergene oder eine Reduktion der Expositionsmenge sinnvoll ist.

Voraussetzung für eine gezielte Allergenkarenz ist die genaue Kenntnis des individuellen Sensibilisierungsspektrums des Patienten. Dem Arzt sollte das Vorkommen dieser Allergene generell sowie in der speziellen Umgebung des Patienten (umfassende Anamnese) bekannt sein. Gelegentlich wird auch einmal ein Hausbesuch notwendig werden!

**Voraussetzungen für die Allergenkarenz:**

- Umfassende Anamnese (wichtigstes Diagnostikum!).
- Kompetente Allergiediagnostik.
- Gezielte Selbstbeobachtung des Patienten (Allergietagebuch).
- Genaue Kenntnisse des Arztes über Art, Vorkommen und Eigenschaften der entsprechenden Allergene, gegebenenfalls entsprechende Kenntnisse über deren Wirtsorganismen.
- Gezielte Weitergabe dieser Information an den Patienten und entsprechende (praktikable) Handlungsempfehlungen: Aufklärung und Schulung des Patienten und wichtiger Bezugspersonen.
- Allergiepaß.

Es ist wichtig, den Patienten auch über Karenzmaßnahmen gegenüber Atemwegsirritanzien und Umweltschadstoffen aufzuklären (z. B. Zigarettenrauch).

## Pollen

Die **Pollenfreisetzung** (Abb. 9.1) anemophiler Spezies ist ein komplexer Mechanismus, der zum Teil aktiv von der Pflanze gesteuert wird (vgl. Kap. 3, S. 21). Bei verschiedenen Pflanzengattungen wie Bäumen oder Gräsern bestehen, wie auch zwischen

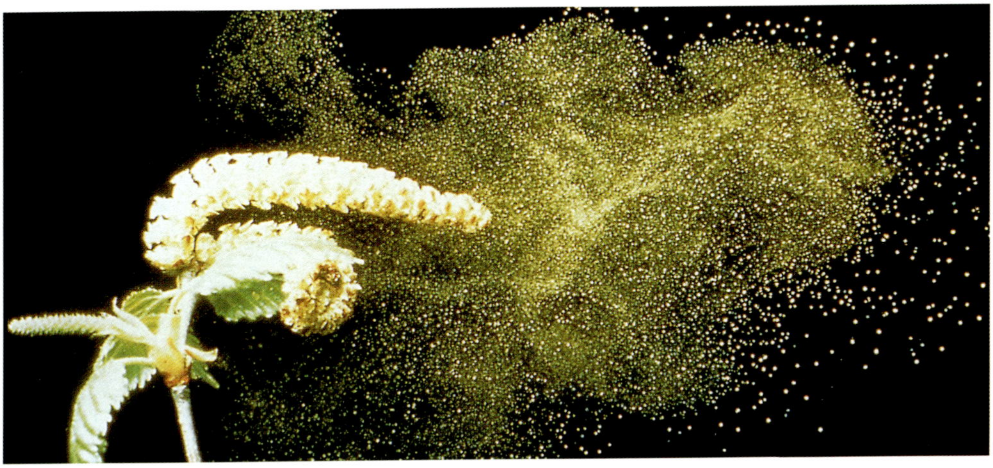

**Abb. 9.1** Birke, Pollenausschüttung (mit freundlicher Genehmigung der Scherax Arzneimittel GmbH, Hamburg).

deren einzelnen Spezies, deutliche Unterschiede in der Art der Pollenfreisetzung. So benötigen Gräser eine Luftfeuchtigkeit von mehr als 50 %, da hier hygroskopische Schwellvorgänge zum Aufplatzen der Blütenspelzen erforderlich sind. Bei vielen Bäumen wiederum wird die Freisetzung durch Austrocknen begünstigt. Der **Pollentransport** wird dagegen generell durch eine geringe Luftfeuchtigkeit begünstigt, da Pollen hygroskopisch sind und bei hoher Luftfeuchtigkeit schwerer werden und schlechter fliegen.

Schnelle Windbewegungen fördern die Pollenfreisetzung und den Pollentransport.

Bei Windstille kann kein Pollenflug stattfinden; wesentliche Pollenkonzentrationen treten dann nur in unmittelbarer Nähe der Allergenquellen (Wiesen, Bäume etc.) auf. Sehr starker Wind dagegen führt, aufgrund der hohen Luftaustauschrate, zu einer Konzentrationsverdünnung. Hohe Pollenkonzentrationen sind daher bei schwachen bis mäßigen Winden (Beaufortstärke 1 bis 4) zu erwarten (14). Durch Windverwehung können die Pollenkörner je nach Größe und Gewicht bis zu 350 Kilometer weit transportiert werden (6).

Ein Regen reinigt die Luft von Aeroallergenen, wobei die „Reinigungskapazität" offensichtlich besser mit der Dauer des Regenfalls als mit der Niederschlagsmenge korreliert (12).

Es gibt eine zirkadiane Rhythmik der Pollenkonzentrationen, die je nach örtlichen Gegebenheiten (überwiegend städtisch oder ländlich) differiert. Sie ist nicht für alle Pflanzenspezies gleich, jedoch können einige Grundregeln hilfreich für die Praxis sein. Auf dem Land sind die Konzentrationen morgens am höchsten und abends gering. Mittags wird ein großer Teil der Pollen mit aufsteigender (erwärmter) Luft in höhere Luftschichten getragen. In den Städten ist mit der höchsten Pollenkonzentration in den Abendstunden zu rechnen, da in dieser Zeit die Luft hier abkühlt und die Pollen absinken.

Eine vollständige Allergenkarenz bei Pollenallergikern wird durch das ubiquitäre Vorkommen der Pollen in der Regel nicht zu erreichen sein. Daher ist es notwendig, durch entsprechendes Verhalten die Pollenbelastung zumindest zu reduzieren.

**Allergenquellen** sollten nach Möglichkeit lokalisiert und vermieden werden (Roggenfeld am Ortsrand, Birkenallee auf dem Weg zur Arbeit).

Der Patient ist darüber zu informieren, Fenster und Türen zur Zeit des größten

Pollenflugs geschlossen zu halten. **Pollenfilter** in Klimaanlagen können bei ausreichender Kapazität der Anlage sehr wirkungsvoll sein. Wichtig ist die regelmäßige Wartung der Anlage, da sich ansonsten die Filter zusetzen oder bei Defekten sogar vermehrt Aeroallergene in die Raumluft geblasen werden können.

Mittels **Reinigungsmaßnahmen** im Haushalt werden absedimentierte Pollen teilweise entfernt; auf diese Weise wird eine Aufwirbelung und erneute Luftbelastung vermieden. Nach Möglichkeit sollte feuchten Reinigungsmaßnahmen der Vorzug gegeben werden. Staubsaugen ist nur dann empfehlenswert, wenn das Gerät über eine technische Ausstattung mit entsprechendem Filter verfügt.

Bei Autofahrten sollten die Fenster geschlossen bleiben. Seit einiger Zeit sind in vielen Wagentypen der gehobenen Klasse Pollenfilter in die Innenraumluftzufuhr eingebaut. **Sport** oder andere körperliche Anstrengung im Freien sollte zur Zeit des höchsten Pollenflugs vermieden werden.

Die **Urlaubsplanung** sollte nach Möglichkeit so ausgerichtet werden, daß in der Zeit des höchsten Pollenflugs am Heimatort in einer anderen Klimazone Urlaub gemacht wird. So blühen in Nordeuropa Gräser, Bäume und Getreide generell später. Birkenpollen treten in Skandinavien oftmals in hohen Konzentrationen auf. In Südwesteuropa, im südlichen Mittelmeerraum und auf den Kanarischen Inseln sind Birkenpollen dagegen kaum nachweisbar.

Im Hochgebirge besteht ab ca. 1500 bis 1800 Meter eine deutlich geringere und zeitlich kürzere Pollenbelastung als im Flachland (in den Alpen unterschiedlich, je nach den klimatischen Gegebenheiten; z.B. Alpensüd- oder Alpennordseite). Die Gräserblüte dauert selten deutlich länger als zwei Wochen, kann jedoch intensiv sein. Ab Anfang Juli kann man in den Alpen oberhalb 2000 Meter mit einer Pollenfreiheit rechnen.

Küstenlandschaften sind dann empfehlenswert, wenn überwiegend Seewinde herrschen. In Europa sind die Nordseeküsten und die französische, spanische und portugiesische Atlantikküste (weniger die Ostsee) durch ihre geographische Lage (weite Wasserflächen in Nord-West-Richtung bei überwiegenden Nord-West-Winden) in der Regel als pollenarm einzustufen. Im europäischen Mittelmeerraum ist küstennah eine geringe Gräser- und Birkenpollenbelastung zu finden. Entsprechendes gilt für küstennahe Inseln. Bei allen Küstenlandschaften sind jedoch regionale Besonderheiten zu beachten, die bei entsprechenden Klimaverhältnissen zeitweise sogar zu einer stärkeren Pollenbelastung als im übrigen Mitteleuropa führen können (küstennahe Birkenwälder, Gräser- und Kräuterwiesen etc.). Auf hoher See besteht in der Regel keine meßbare Pollenbelastung.

Während, trotz der oben genannten Maßnahmen, eine vollständige Allergenkarenz tagsüber nicht möglich sein wird, sind die Aussichten hierfür nachts durchaus gegeben. Wichtig ist das Vermeiden des Einschleppens von Pollen in das Schlafzimmer: Wechseln der Tageskleidung vor dem Schlafzimmer, Aufbewahren dieser Kleidung außerhalb des Schlafzimmers, Schlafzimmer tagsüber geschlossen halten, Duschen und Waschen der Haare vor dem Schlafengehen.

In Tageszeitungen, im Radio oder im Lokalfernsehen existieren heute vielfach Pollenflugvorhersagen, die aufgrund von phänologischen (Pflanzenbeobachtung) und metereologischen Daten und aufgrund von Messungen von Pollenfallen erstellt werden (s. Anhang).

# Milben

Die in diesem Beitrag aufgeführten Allergenkarenzmaßnahmen beziehen sich im wesentlichen auf Hausstaubmilben (vgl. Kap. 3). Für weitere Milbenarten sei auf die weiterführende Literatur verwiesen.

**Hausstaubmilben** (Dermatophagoides pteronyssinus, Dermatophagoides farinae) findet man bevorzugt in Heimtextilien, z.B. in Polstern, Stofftieren, Matratzen, Oberbetten, Kissen, wattierten Jacken und Teppichen. Heimtextilien enthalten große Mengen an menschlichen Hautschuppen, der Hauptnahrungsquelle der Milben. Das „Ökosystem Bett“ bietet optimale Lebensbedingungen für die Milben (Luftfeuchtigkeit: 70 bis 75 %, Temperatur zwischen 20 °C und 25 °C).

Bei einer Raumtemperatur von 20 bis 22 °C können Milben bei einer relativen Luftfeuchtigkeit von weniger als 45 % ihren Wasserhaushalt nicht mehr kontrollieren; sie trocknen aus und sterben ab (9). Zwischen 45 und 60 % relativer Luftfeuchtigkeit können Milben zwar überleben, die Eiablage und das Populationswachstum findet bei Hausstaubmilben jedoch erst ab einer relativen Luftfeuchtigkeit von 60 % statt; bei Vorratsmilben erst ab einer Luftfeuchtigkeit von 70 % (9). Dies gilt wohlgemerkt nicht für das Raumklima, sondern für das Klima in den ökologischen Nischen!

Ab einer relativen Luftfeuchtigkeit von ca. 90% wird das Milbenwachstum durch Schimmelpilzübersiedlung eingeschränkt.

Die Allergene der Milben sind in Kotbestandteilen und zerfallenen Milbenkörpern enthalten. An der trockenen Luft zerfallen die Kotbällchen und bilden einen Feinstaub, der für den Milbenallergengehalt der Raumluft verantwortlich ist.

Aufgrund des gehäuften Vorkommens in der Schlafstätte des Menschen treten die Beschwerden bevorzugt in der Nacht beziehungsweise auch beim Ausklopfen der Matratze oder beim Wechseln des Bettzeugs auf.

Ziel von Karenzmaßnahmen sollte es sein, die Milbenzahl zu reduzieren und ungünstige Lebensbedingungen für die verbleibenden Milben zu schaffen. Entsprechend den internationalen Empfehlungen sollte eine Milbenallergenkonzentration von unter 2 µg/g Staub erreicht werden, um eine Sensibilisierung zu verhindern bzw. unter 10 µg/g Staub zur Vermeidung von Symptomen bei Rhinitis allergica und allergischem Asthma (10, 11).

**Vorgehen zur Milbenkarenz:**

- Nachweis einer signifikanten Milben- bzw. Milbenallergenbelastung (z. B. Guaninmethode).
- Abtöten vorhandener Milben.
- Reinigung von Milbenallergen.
- Verhinderung eines Kontaktes mit Milbenallergen.
- Schaffung ungünstiger Lebensbedingungen für die Milben.

Der **Nachweis einer signifikanten Milben- bzw. Milbenallergenbelastung** ist mit Hilfe der Guaninmethode relativ einfach (z. B. Acarex®-Test) (1, 2).

Da die Wohnraumsanierung (Austausch von Mobiliar, Teppichen, Textilien, bauliche Maßnahmen) erhebliche finanzielle Aufwendungen erfordern kann, sollte jeder Sanierung einer Wohnung zuerst ein Nachweis einer signifikanten Milbenbelastung vorausgehen (und auch der Nachweis, daß die Milbensensibilisierung tatsächlich erhebliche klinische Relevanz besitzt, vgl. Kap. 6). Hinsichtlich der **milbenabtötenden Verfahren** sind in den letzten Jahren Fortschritte erzielt worden. Akarizide (Tab. 9. 1) werden teilweise mit Reinigungsmitteln zum Auswaschen der Allergene kombiniert. Zur bioziden Oberflächenbehandlung wurden Mittel für Fußböden, Wände (Anstrichfarbe), Teppichböden, Polstermöbel oder Wohntextilien entwickelt.

**Tab. 9.1** Akarizide und allergendenaturierende Produkte.

| Handelsname | Wirkstoff | Anwendungsart |
|---|---|---|
| Acardust® | Esbiol<br>Piperonylbutoxid | Aerosolspray |
| Acarosan® | Benzylbenzoat | Schaum: Matratzen, Polster<br>Feuchtpulver: Teppiche |
| Actomite® | Bioallethrin<br>Piperonylbutoxid | Aerosolspray |
| Actelic50® | Pirimiphosmethyl | Spray: Teppiche, Polster |
| Allerbiocid® | Benzylbenzoat<br>Tanninsäure | Aerosolspray |
| Allergy Control® | Tanninsäure | Spray: Teppiche, Matratzen |
| Allersearch® | Tanninsäure<br>Benzylalkohol | Spray |
| Artilin 3A® | Deltamethrin | Farbe: Wände, Holzflächen |
| Banamite® | Tanninsäure | Spray |
| DP1® | Tanninsäure | Spray |
| Dust mite patrol® | d-Phenothrin | Pulver |
| Paragerm AK® | Benzoesäure<br>Terpineol<br>Salothymol<br>Chlorphenol | Aerosolspray |
| Tymasil® | Benzalkonium-chlorid<br>Natamycin | Aerosolspray |

Die Anwendung dieser Mittel ist jedoch nicht in jedem Fall sinnvoll. Eine wirksame Reduktion der Milbenallergenbelastung durch Akarizide wird in der Regel bei der Behandlung von Teppichböden und Polstermöbeln erreicht, nicht jedoch bei Matratzen, Oberbetten und Kopfkissen. Daher sollte eine akarizide Behandlung von Teppichen und Polstermöbeln (ca. alle vier Monate) kombiniert werden mit milben- und allergendichten Bezügen auf Matratzen, Oberbetten und Kopfkissen (4).

Eine gründliche **Reinigung der betreffenden Textilien** ist grundsätzlich empfehlenswert. Mechanische Reinigungsverfahren (Staubsaugen, Wischen, Ausklopfen, Kehren) bewirken eine Allergenreduktion, da Kotbestandteile und tote Milbenkörper entfernt werden.

Die lebende Milbenpopulation wird hierdurch jedoch nur unzureichend reduziert. Dies liegt u.a. daran, daß Milben sich in den tiefen Abschnitten der textilen Fasern aufhalten und sich an diese festklammern können.

Es ist wichtig zu wissen, daß bei einem Vorhandensein lebender Milben durch Reinigungsmaßnahmen allein keine vollständige Elimination von Milbenallergenen möglich ist (3).

Staubsauger sollten Feinstaubfilter zur Rückhaltung der eingesaugten Allergene erhalten, und diese sollten entsprechend den Herstellerangaben regelmäßig gewechselt werden. Die Abluftführung des Staubsaugergebläses sollte nach oben gerichtet sein, um den verbliebenen Staub nicht aufzuwirbeln.

Textilien (Bettwäsche, Kleidung) sollten bei mehr als 60 °C über ca. 60 Minuten gewaschen oder trocken gereinigt werden, dadurch kann ein zusätzliches Abtöten der Milben erreicht werden.

Die **Verhinderung eines Kontaktes mit Milbenallergenen** wird durch Milben- und allergendichte Bezüge („Encasing“) für Matratzen, Decken und Kissen erreicht (z. B. Allergocover®, Bencase®, Allergy ControlTM). Diese umschließen Matratze, Decke und Kissen vollständig. Es handelt sich um impermeable Membranen, die meist aus Polyurethan oder Polyester bestehen. Durch Benutzung eines allergendichten Bezuges wird die Hausstaubmilben-Allergenkonzentration in der Atemluft ohne erkennbare Nebenwirkungen innerhalb weniger Tage um bis zu 98 % verringert; Symptome und Medikamentenverbrauch werden dadurch minimiert (4). Im „Ökosystem Bett“ sind allergendichte Bezüge der wirksamste Mechanismus zur Reduktion der Milbenallergenexposition.

Folgende Charakteristika sind für milben- und allergenundurchlässige Bezüge zu fordern:

- Sie dürfen sowohl für die lebenden Milben als auch für Teile abgestorbener Milbenkörper und für das Hausstaubmilbenallergen selbst nicht penetrierbar sein. Die Porengröße muß daher bei 0,5 µm liegen.
- Sie müssen für Wasserdampf durchlässig sein, um unnötiges Schwitzen des Patienten zu vermeiden.
- Alle vorhandenen Nähte müssen verschweißt oder vernäht sein und dürfen ebenfalls maximal Porengrößen von 0,5 µm zulassen.
- Reiß-, Gleit- oder Klettverschlüsse müssen ebenfalls so dicht sein, daß ein Durchdringen von Allergenen unmöglich gemacht wird. Nähte und Verschlüsse müssen mehrmaliges Waschen vertragen und sollten eine dauerhafte Funktionalität aufweisen.
- Die Bezüge müssen die Matratze vollständig umschließen; sogenannte „Spannbezüge" erfüllen diesen Zweck nicht.

Die wichtigsten in Deutschland auf dem Markt befindlichen Produkte und ihre Eigenschaften sind in Tabelle 9. 2 aufgelistet. Versicherte in der gesetzlichen Krankenversicherung haben Anspruch auf Versorgung mit milben- und allergenundurchlässigen Bezügen auf Kosten der Krankenkassen („angemessener Zuschuß": Urteil Az: S 75 KR 367/92, Sozialgericht Berlin).

Die **Schaffung ungünstiger Lebensbedingungen** für die Milben ist oft die auf Dauer erfolgreichste Methode. Die Verringerung der relativen Luftfeuchtigkeit erreicht man ohne nennenswerte Einschränkungen der Lebensqualität in der Regel nur durch ein umfassendes baubiologisches Konzept, das aus recht einfachen Maßnahmen bestehen kann. Hierzu gehört regelmäßiges Lüften, Beseitigung von Feuchtigkeitsquellen und andere Maßnahmen.

Die Reduktion der Raumtemperatur sollte weitmöglichst erfolgen. Zumindest im Schlafzimmer sollte die Temperatur tagsüber bei ca. 15 °C gehalten werden.

Eine generelle Empfehlung der Verwendung synthetischer Materialien zur Milbenreduktion kann heute nicht mehr aufrechterhalten werden. Milben ernähren sich nicht von der Textilfaser, sondern von menschlichen Hautschuppen, die sich unabhängig vom textilen Material anreichern. Lediglich die Oberflächenbeschaffenheit hat einen Einfluß. Vorteilhaft sind glatte Bezüge, die aus Leder und Kunststoff bestehen.

Die Art der Raumheizung hat einen Einfluß auf den Milbenallergengehalt in Wohnräumen. In fußbodenbeheizten Räumen besteht bodennah eine deutlich geringere Luftfeuchtigkeit und eine höhere Temperatur als bei anderweitig geheizten Räumen (thermische Aufwirbelung).

## Pilze

Die Ökologie und die geographische Verbreitung von Schimmelpilzen (vgl. Kap. 3, S. 37 ff) macht Karenzmaßnahmen bei dieser Allergengruppe sehr schwierig. Schimmelpilze sind sehr anpassungsfähig an verschiedene Mikroklimata. So wird z. B. für Alternaria tenius angegeben, daß er, wie viele andere Pilze auch, eine Vorliebe für verrottete organische Substanzen hat. Weltweit kommt er jedoch auch in Sanddünen, im Meerwasser, in Salzböden, im Kompost, auf Holz, Lebensmitteln, Getreiden und Textilien vor. Die für sein Wachstum erforderlichen Temperaturen schwanken zwischen 6 ° und 32 °C. Es gibt kälteadaptierte Formen, die bei 0 °C wachsen. Ähnliches gilt für viele Aspergillus- und Penicilliumarten. Die meisten Pilze gedeihen jedoch bei einer Luftfeuchtigkeit von ca. 80 % und bei Temperaturen um 20 °C, auch wenn einzelne Arten unterschiedliche Konditionen für ein optimales Wachstum benötigen. Pilze wachsen also in Kellern, hinter Holzpaneelen und in Klimaanlagen. Sie

**Tab. 9.2** Milben- und allergendichte Bezüge.

| Firma | Bencard | Allergopharma | HAL | Innoval | Dr. Beckmann | Gore | Blücher |
|---|---|---|---|---|---|---|---|
| Produktname | Bencase® | Allergocover | alprotec® | Med-tex | acb™Bezüge | Intervent | Allergothane |
| Material | 100 % Polyester<br>100 % Polyurethan | 100 % Polyester | 50 % Baumwolle<br>50 % Polyester<br>Innen: Polyurethan | 100 % Polyethylen | Original: Oberfläche Baumwolle/Polyester, Verbindung/Innen: Polyurethan<br>Perfect: Innenseite: dehnbarer Polymerfilm als Barriere | Polyester<br>+ ePTFE | 100 % Polyester<br>100 % Polyurethan |
| Luftdurchlässigkeit | Luftundurchlässig (Hohenstein-Gutachten) | 30 l/m²/sek | | 12 l/min/m² | Luftundurchlässig (ohne technische Daten) | | Luftdicht (ohne technische Daten) |
| Technische Daten Allergendichtigkeit Milbendichtigkeit | Bedingt durch Luftdichtigkeit → allergen- und milbendicht | 92 % Schutz vor Partikeln zwischen 1,0 – 5,0 µm | | Hält – 0,5 µm zurück | 98 %ige Milben- und Allergenreduktion oberhalb des Bezuges | | |
| Wasserdampfdurchlässigkeit | 1200 g/m² 24 h | 19,8 g (m² h mbar) | Wasserdampfdurchlässig, atmungsativ(ohne technische Daten) | Wasserdampfdurchlässig (ohne technische Daten) | Wasserdampfdurchlässig (ohne technische Daten) | Atmungsaktiv (ohne technische Daten) | Wasserdampfdurchlässig (ohne technische Daten) |
| Waschbarkeit | 95 °C | 60 °C | 60 °C | 30 °C (10 mal) | 60 °C | 60 °C (Wäsche wird nicht unbedingt empfohlen; teilweise abgeraten) | 60 °C (Wäsche wird nicht unbedingt empfohlen) |
| Trocknerfest | Ja | Ja | Ja | Nein | Ja | Nein | Keine Angabe |
| Entsorgung | 100 % wiederverwertbar | Hausmüll | Keine Angabe | Recyclebar Rücknahme in dafür bestimmten Versandbeuteln | Keine Angabe | Recyclingfreundliche Rücknahme garantiert | Keine Angabe |
| Garantie | 5 Jahre | 5 Jahre | | | 10 Jahre | 5 Jahre | 2 Jahre |
| Vertrieb | Direkt<br>Apotheke | Direkt<br>Apotheke<br>Sanitätshäuser | Direkt<br>Apotheke | Direkt<br>Apotheke<br>Sanitätshäuser | Direkt<br>Apotheke<br>Großhandel | Direkt<br>Apotheke<br>Sanitätshäuser | Direkt (UPS) |

sind im Frühjahr und Herbst besonders zahlreich im Aeroplankton vertreten.

Es gibt Pilze, die ganzjährig sporulieren, wobei ihre Aktivität nicht nur bestimmt wird von den Wetterbedingungen, sondern auch vom Zustand des Wirtes, auf bzw. von dem sie leben. Dies gilt in besonderem Maße für Penicillium-, Mucor-, und Aspergillusarten.

Das Pilzwachstum wird durch wärmedämmende und lärmhemmende Baumaßnahmen begünstigt, die eine kontinuierliche Frischluftzufuhr in den Wohnraum verhindern und so zu einem erhöhten Feuchtigkeitsgehalt der Luft und zur Kondenswasserbildung führen. Zudem entstehen Feuchtigkeitsschäden als Folge konstruktiver Baumängel.

Pilzsporen sind obligater Bestandteil des Hausstaubs und werden in Innenräumen zudem oftmals in Hydrokulturen und Blumentöpfen nachgewiesen.

Hinsichtlich Karenzmaßnahmen sind die **extramuralen Pilze** von den **intramuralen Pilzen** zu unterscheiden (vgl. Kap. 3, S. 37 ff). Während die intramuralen Pilze vielfach Allergenkarenzmaßnahmen erfordern, die denjenigen der Milbensanierung entsprechen (z. B. Feuchtigkeitsreduktion), sind zur Karenz von extramuralen Pilzallergenen ähnliche Maßnahmen wie bei den Pollenallergien hilfreich.

Im Innenraumbereich läßt sich Pilzbefall auf Baumaterialien nur schwer dauerhaft beseitigen, in der Regel müssen Tapeten, Putz und Fugen tief entfernt werden. Die

Pilzsanierung unterschiedlicher Materialien mittels konzentrierter Fungizide (z. B. Preventol) bringt oftmals nur kurzfristige Erfolge. Der wichtigste Schritt der Sanierung ist die Ursachenbeseitigung. Hierzu gehört eine ausreichende Belüftung, besonders an Stellen, die durch Möbel schwer zugänglich sind. Es sollte auch versucht werden, „vernünftige“ Kondensationspunkte im Raum zu schaffen. Vor der Ära der Doppelverglasung dienten z. B. die Fensterscheiben als Kondensationsflächen in Innenräumen. In jedem Fall ist darauf zu achten, daß die relative Luftfeuchtigkeit im Raum einen Wert von 60 % nicht übersteigt und daß, je nach Raumnutzung und Feuchtigkeitsbelastung, großflächig und stoßweise gelüftet wird.

In Naßräumen sollten möglichst keine Holzverschalungen und keine zellulosehaltigen Wandtapezierungen angebracht werden. Klimaanlagen können bei Wachstum von Pilzen in den Filtersystemen und bei Pilzsporulation auf der Reinluftseite der Klimaanlage zu Allergenquellen werden.

Sanierungsmaßnahmen müssen in einem vertretbaren finanziellen und auch praktikablen Verhältnis zum erwarteten Erfolg der Symptombegrenzung stehen (Diagnose gesichert?). Durch die Sanierungsmaßnahmen dürfen keine neuen Schäden, z. B. in Form von neuen Allergen- oder Schadstoffquellen entstehen (z. B. toxische Belastung durch Fungizide, die zur Beseitigung von Schimmelpilzen Anwendung finden).

## Tierallergene

Der Arzt sollte wissen, daß bei bestimmten Tierarten Schuppen oder Epidermisbestandteile potente Allergenträger sind, bei anderen Tierarten Serum und Speichel oder Urin (Maus, Ratte).

Die Allergien auf Haustierallergene (Katze, Meerschweinchen u. a.). sind von besonderer Bedeutung und Problematik. Eine Entfernung des entsprechenden Tieres aus dem Haushalt des allergischen Patienten sollte generell empfohlen werden. Auf den ersten Blick scheint die Allergenkarenz dadurch sehr einfach zu sein. Sehr häufig treten jedoch Compliance-Probleme auf. Wenn ein Tier aus dem Haushalt entfernt wird, sind, besonders bei Kindern, regelmäßig erhebliche psychosoziale Spannungen zu beobachten.

Allein durch die Abschaffung des Tieres ist die Allergenbelastung kurzfristig nicht ausreichend zu senken. Das häusliche Milieu kann auch nach Entfernung des Tieres noch auf Jahre hinaus mit Allergenen kontaminiert sein. Dies gilt insbesondere für Katzenallergene: Nach Entfernung der Katze fällt oft erst nach einem Jahr die Katzenallergenkonzentration (Fel d I) in Innenräumen deutlich ab. (18). Oft bleibt ein Kontakt mit Tierallergenen auch unbemerkt. Wenn z. B. in Kindergärten und Schulen ein Tierallergen eingeschleppt wird, können dort teilweise höhere Allergenkonzentrationen erreicht werden als bei einer Allergenbelastung durch ein Tier, das sich im eigenen Haushalt befindet.

Auch kann die Allergenexposition durch das Vorhandensein von Allergenen in Tierfellen, Tierhaarteppichen, Mantelfütterungen, Echtpelz-Spieltieren, Polsterfüllungen etc. fortgesetzt werden. So gibt es Patienten mit einer Sensibilisierung auf Pferdehaare, die trotz Pferdekarenz nicht beschwerdefrei werden, da sie – meist ohne es zu wissen – auf einer Roßhaarmatratze nächtigen. Handelt es sich um eine Wendematratze mit einer Roßhaarauflage für den Sommer und einer Schafwollauflage für den Winter, können sich gelegentlich (scheinbare) saisonale Krankheitsverläufe zeigen.

Bei Allergien auf Federn, die als Füllmaterialien Verwendung finden, muß berücksichtigt werden, daß auch die Bettmaterialien des Partners ausgetauscht werden; ebenso bei Sofakissen mit Federfüllungen etc. Diese Füllmaterialien lassen sich heute problemlos durch synthetische Stoffe ersetzen. Aus ökonomischen Gründen empfehlen wir zunächst den zeitlich begrenzten Austausch, z. B. für 14 Tage, und erst bei Bestätigung der Federn als Auslöser der Symptome eine Neuanschaffung alternativer Materialien.

## Nahrungsmittel

Die Karenzmöglichkeiten bei Nahrungsmittelallergien weisen, je nach der Art des Allergens und den Lebensgewohnheiten des Patienten, extreme Unterschiede auf. Eine Allergie auf Hummer oder auf Störeier ist sicherlich anders zu bewerten als eine Allergie auf Hühnereiweiß- oder Kuhmilchprotein.

Sowohl die Diagnostik als auch die Therapie von Nahrungsmittelallergien basiert, neben der Anamnese, im wesentlichen auf einer diätetischen Intervention.

Prinzipiell bestehen drei verschiedene Diätformen:

- die diagnostische (kurzfristige) Eliminationsdiät mit gezielter, oraler Allergenprovokation;
- die therapeutische (langfristige) Eliminationsdiät;
- die präventive Diät bei Neugeborenen und Säuglingen.

Eine Auflistung von detaillierten Diätplänen würde den Rahmen dieser Übersicht sprengen. Es wurde bereits eine Vielzahl von Patientenratgebern und Diätkochbüchern publiziert (Empfehlungen in 7, 8).

Das Vermeiden offensichtlicher Allergene mit eindeutigem Beschwerdezusammenhang (Zungenbrennen, pharyngealer Juckreiz, Rhinorrhoe nach Genuß von Erdbeeren, verschiedenen Apfelsorten etc.) wird in der Regel nicht schwerfallen. Für den Patienten ist eine Information über das Vorkommen **versteckter Allergene** besonders wichtig. So sind z. B. enthalten:

- Kuhmilchproteine oder Hühnereiweiß in Wurstsorten, Fertigprodukten u. ä.
- Soja in Backprodukten, Süßwaren u. ä.
- Guar: Quellmittel in Joghurt, Fertigpuddings, Soßen, Softeis, Brot, Gewürzen
- Schimmelpilze in Käse, Rotwein u. ä: Für die großtechnologische Herstellung von Nahrungsmitteln wie Fruchtsaft und Apfelmus werden häufig Schimmelpilzenzyme (v. a. Aspergillusarten) verwendet!
- Verschiedenste Pollenarten in Honig.
- Lebensmittelzusatzstoffe wie z. B. Konservierungsstoffe: Diese werden nach EU-Recht durchnumeriert (E-Nummern) und können somit, zumindest teilweise, identifiziert werden.

Versteckte Allergene zu erkennen ist extrem schwierig und oftmals unmöglich. Für den Nahrungsmittelallergiker wird es daher wichtig sein, „seinen Bäcker“, „seinen Winzer“, „seine Gerichte in seinem Restaurant“ herauszufinden, von denen er weiß, daß er diese verträgt.

Kantinenkost ist meist nicht geeignet, aber auch hier können bestimmte Gerichte, falls immer auf gleiche Weise zubereitet, empfohlen werden.

Informationen zu Nahrungsmittelallergien sind u. a. erhältlich über den Deutschen Allergie- und Asthmabund e.V., Hindenburgstr. 110, 41061 Mönchengladbach, Tel: 02161/183024.

Im Neugeborenen- und Säuglingsalter werden Karenzdiäten auch unter dem Aspekt einer Primärprävention möglicher Allergien empfohlen. Insbesondere für Säuglinge werden zahlreiche Fertigprodukte, sogenannte „hypoallergene Nahrungen“, angeboten. Diese Nahrungen unterscheiden sich jedoch in hohem Maße hinsichtlich der Proteinzusammensetzung, dem Hydrolysegrad und der allergenen Restaktivität (15). Eine unkritische Anwendung ist daher nicht empfehlenswert. Stillen über vier bis sechs

Monate unter Vermeidung jeglicher Zufütterung von Kuhmilch, Breikost u. ä. scheint einen präventiven Effekt zu besitzen (13).

**Kreuzallergien:** Der Patient muß darauf aufmerksam gemacht werden, daß es vielfältige Kreuzallergien zwischen Nahrungsmitteln und Pollen gibt. Für eine vollständige Allergenkarenz bei Pollenallergien ist daher jeweils auch die Vermeidung assoziierter Nahrungsmittelallergene empfehlenswert (Tab. 9.3).

## Berufsallergosen

Besondere Bedeutung kommt der Frage der Allergenkarenz bei Berufsallergosen zu. Ein Wechsel von Tätigkeitsschwerpunkten, Einsatzort oder sogar des Berufs kann notwendig werden (Berufskrankheitenverordnung beachten). Für den Arzt ist daher wichtig, die erkannten Allergene in Zusammenhang zur beruflichen Tätigkeit des Patienten zu bewerten.

**Tab. 9.3.** Kreuzallergien zwischen Pollen- und Nahrungsmittelallergenen.

| Pollenallergen | Nahrungsmittelallergen |
|---|---|
| Birke, Hasel, Erle | Steinobst, Nüsse, Kernobst (Äpfel) u. a. |
| Beifuß | Sellerie, Anis, Curry, Kamille, Ingwer, Zimt, Muskat u. a. |
| Gräser/Roggen | Mehlsorten |

### Literatur


1. Bischoff E, Schirmacher W. Farbnachweis für allergenhaltigen Hausstaub. 1. Mitteilung. Allergologie 1984; 7:446-9.
2. Bischoff E, Schirmacher W. Farbnachweis für allergenhaltigen Hausstaub. 2. Mitteilung. Allergologie 1985; 8:36-8.
3. Bischoff E, Krause-Michel B, Nolte D. Zur Bekämpfung der Hausstaubmilben in Haushalten von Patienten mit Milbenasthma. 2. Mitteilung. Allergologie 1987; 10:473-8.
4. Ehnert B, et al. Reducing domestic exposure to dust mite allergen reduces bronchial hyperreactivity in sensitive children with asthma. J Allergy Clin Immunol 1992; 90:135-8.
5. Fiedler HP (Hrsg). Blaue Liste. Inhaltsstoffe kosmetischer Mittel. ECV-Editio. 2. Aufl. Aulendorf: Cantor 1993.
6. Fuckerieder K. Der Graspollengehalt der Luft in Mitteleuropa. UBA-Berichte. Berlin: Selbstverlag 1976; UBA9/76.
7. Jorde W, Schata M, Wilden J. Zur Diagnostik von Nahrungsmittelallergien. Ärztezeitschrift für Naturheilverfahren 1990; 507-10.
8. Jorde W, Schata M. Nahrungsmittelallergien in der Allgemeinpraxis. Der Allgemeinarzt 1992; 14:959-73.
9. Koorsgaard J. Preventive measures in mite asthma. A controlled trial. Allergy 1983; 38:93-102.
10. Platts-Mills TAE, Thomas WR, Aalberse RC, et al. Dust mite allergen and asthma: report of a second international workshop. The UCB Allergy Institute 1991; 11-29.
11. Platts-Mills TAE, Chapman MD. Dust mites: Immunology, allergic disease, and environmental control. J Allergy Clin Immunol 1987; 80:755-75.
12. Platts-Mills TAE, Solomon WR. Aerobiology and inhalant allergens. In: Allergy: Principles and Practice. Middleton E, Reed CE, Ellis EF, Adkinson NF, Yunginger JW, Busse WW (eds). St Louis: Mosby 1993; 116-23.
13. Pohl C, Wahn U. Die Rolle von Diäten in der Vorbeugung und Behandlung allergischer Erkrankungen. In: Pädiatrische Allergologie und Immunologie. Wahn U, Seger R, Wahn V (Hrsg). Stuttgart: Fischer 1994; 194-7.
14. Puls KE. Der Einfluß von Witterung und Wetter auf Blütenanlage, Pollenfreisetzung und Pollenflug. In: Vorträge und Berichte des 1. europäischen Pollenflug-Symposiums. Königswinter 1987; 20. bis 21.03.1987.
15. Rugo E, Wahl R, Wahn U. How allergenic are hypoallergenic infant formulae? Clin Exp Allergy 1992; 22:635-9.
16. Schober G. Möglichkeiten der Hausstaubmilbenreduzierung bei der Wohnungssanierung. In: Mönchengladbacher Allergie Seminar. Jorde W (Hrsg). München-Deisenhofen: Dustri 1994; 6:66-77.
17. Wahl von PG, Kersten W. Pollenflugvorhersage in Deutschland. Teil I: Aerobiologische Aspekte. Allergo Journal 1995; 4:172-6.
18. Wood RA, Chapman MD, Adkinson NF, Eggleston PA. The effect of cat removal on allergen content in household-dust samples. J Allergy Clin Immunol 1989; 83:730-4.

# Anhang

## Allgemeine Informationen

Stiftung Deutscher Polleninformationsdienst, Burgstr. 12, 33175 Bad Lippspringe, Tel: 05252/52081. Fax: 05252/954501. BTX: 444 402 60.

## Bundesweit anwählbare Telefonnummern zur Regionalansage des Pollenflugs der einzelnen Bundesländer

| | |
|---|---|
| Generalansage: | 0190/11 54 80 |
| Schleswig-Holstein | 0190/11 54 81 |
| Hamburg | 0190/11 54 82 |
| Niedersachsen, Bremen | 0190/11 54 83 |
| Mecklenburg-Vorpommern | 0190/11 54 84 |
| Nordrhein-Westfalen | 0190/11 54 85 |
| Hessen | 0190/11 54 86 |
| Brandenburg, Berlin | 0190/11 54 87 |
| Sachsen-Anhalt | 0190/11 54 88 |
| Thüringen | 0190/11 54 89 |
| Sachsen | 0190/11 54 90 |
| Saarland | 0190/11 54 91 |
| Rheinland-Pfalz | 0190/11 54 92 |
| Baden-Württemberg | 0190/11 54 93 |
| Bayern | 0190/11 54 94 |

# Kapitel 10
# Medikamentöse Therapie der allergischen Rhinitis

Medikamentös kann an unterschiedlichen Stellen in den Ablauf der **allergischen Pathomechanismen** eingegriffen werden:

- Die **Synthese** von **Entzündungsmediatoren** wird durch Glukokortikoide gehemmt.
- Einen mastzellstabilisierenden Effekt, d.h. eine Wirkung, die der **Mediatorfreisetzung** aus der Mastzelle entgegenwirkt, wird Dinatriumcromoglykat (DNCG), Nedocromil und Ketotifen zugeschrieben. Einige Antihistaminika haben ebenfalls mastzellstabilisierende Wirkungen.
- Nach erfolgter Mediatorfreisetzung wirken Antihistaminika durch **Antagonisierung** der **Mediatoren** an deren spezifischen Rezeptoren.
- Die **Chemotaxis** und **Aktivierung** von **Entzündungszellen** wird durch Glukokortikoide gehemmt, auch einem Teil der modernen Antihistaminika werden hier Wirkungen zugeschrieben.
- α-Sympathomimetika reduzieren die **Gefäßdilatation**, Glukokortikoide die erhöhte **Gefäßpermeabilität**.
- Anticholinergika wirken der **Hypersekretion** entgegen.

Im folgenden sollen Applikationsformen sowie die wichtigsten Substanzgruppen und Wirkstoffe im Detail besprochen werden.

## Applikationsformen

### Topische Applikation

Als einfachste Applikationsformen stehen Nasentropfen neben Sprayflaschen aus Weichplastik (Squeeze-bottles) zur Verfügung.

**Treibgas-Aerosol-Sprayflaschen** waren bis vor kurzem weit verbreitet. Ihr Nachteil besteht in der massiven mechanischen Beeinträchtigung der Nasenschleimhaut durch das mit hohem Druck ausgebrachte Aerosol und die schlechte Verteilung des so applizierten Wirkstoffs in der Nase. Zudem wurden in vielen treibgashaltigen Sprays FCKW verwendet.

Bei den heute meist eingesetzten **Pumpsprays** sind FCKW nicht nötig. Es werden wäßrige Lösungen verwendet, die besser verträglich sind und sich gleichmäßig auf der Schleimhaut verteilen. Allerdings sind für gängige Konservierungsmittel wäßriger Lösungen (Benzalkoniumchlorid) inhibitorische Effekte auf die ziliare Aktivität in vitro beschrieben.

Für Medikamente in Pulverform wurden zum Teil spezielle **Applikatoren** entwickelt, auf die bei den einzelnen Präparaten eingegangen wird.

Die **korrekte Anwendung** sollte den Patienten unbedingt beschrieben werden. Vor Anwendung ist die Nase durch Schneuzen zu reinigen. Bei Pumpsprays unterstützt ein kurzes Schnüffeln die Verteilung in der Nasenhaupthöhle. Die

Sprühdüse sollte nicht gegen das Septum gerichtet sein, sondern nach Möglichkeit parallel dazu in Richtung auf den Kopf der mittleren bzw. unteren Nasenmuschel.

Für die topische Applikation stehen α-Sympathomimetika, Anticholinergika, Antihistaminika und Glukokortikoide zur Verfügung.

## Systemische Applikation

Die systemische Applikation (oral, parenteral) wird gewählt werden, wenn:

- neben der Nasenschleimhaut auch andere Organe betroffen sind;
- eine topische Therapie alleine nicht ausreicht (dann gegebenenfalls systemische Applikation in Kombination mit einem topischen Medikament);
- abzusehen ist, daß ein topisches Medikament nicht ausreichend an die betroffene Nasenschleimhaut gelangt (infolge massiver Septumdeviation, Septumspornbildung u.a.);
- eine Notfalltherapie erforderlich ist.

Als Vorteil einer systemischen Medikation bei Rhinitiden sehen wir insbesondere die gleichzeitige Behandlung der Nasennebenhöhlenschleimhaut. Es sollte beachtet werden, daß dies bei topischer Applikation zum Teil nur unzureichend erreicht wird.

## α-Sympathomimetika (Tab. 10.1)

α-Sympathomimetika bewirken bei **nasaler Applikation** eine Vasokonstriktion der mukosalen Arteriolen. Wie bei anderen Schwellungszuständen der Nasenschleimhaut sind topische α-Sympathomimetika sowohl rasch als auch effektiv wirksam und bei kurzzeitigem Einsatz durchaus empfehlenswert. Sie bieten sich insbesondere bei starker Obstruktion für die Initialphase der Behandlung an, bis beispielsweise eine Kortikosteroidbehandlung ausreichend wirkt.

Sie können jedoch aufgrund ihrer ausgeprägten Tachyphylaxie rasch ihre Wirksamkeit verlieren. Bei längerfristigem Gebrauch

**Tab. 10.1** α-Sympathomimetika in der medikamentösen Therapie der allergischen Rhinitis.

| Applikation | Wirkstoff | Präparat |
|---|---|---|
| Systemisch | Phenylpropanolamin | Rhinopront® (Komb) |
| | | Contac® (Komb) |
| | Pseudoephedrin | Actifed® (Komb) |
| Topisch | Naphazolin | Privin® |
| | | Idril® (Komb) |
| | | Piniol® |
| | | Rhinex® |
| | Xylometazolin | Otriven® |
| | | Balkis® |
| | | Olynth® |
| | | Imidin® |
| | | NasenSpray ratiopharm® |
| | | Rhino-stas® |
| | | schnupfen endrine® |
| | Oxymetazolin | Nasivin® |
| | Tramazolin | Ellatun® |
| | | Rhinospray® |
| | Indanazolin | Farial® |
| | Tetryzolin | Tyzine® |
| | | Rhinopront® |

werden Schleimhautschädigungen im Sinne einer Rhinitis medicamentosa („Privinismus“) beobachtet.

Die Indikation zur Anwendung **systemischer α-Sympathomimetika** bei allergischer Rhinitis wird von den Autoren nur in Einzelfällen gesehen. Blutdruckanstieg, gastrointestinale Symptome aufgrund Darmerschlaffung sowie kardiale Nebenwirkungen bei vorgeschädigten Patienten sind bei ausreichend vorhandenen Behandlungsalternativen nicht vertretbar.

# Anticholinergika

## Topische Applikation

### Ipratropiumbromid: **Atrovent®**

Anticholinergika wirken durch kompetitive Hemmung muskarinerger Acetylcholinrezeptoren, die in der Nasenschleimhaut an Drüsenzellen vorkommen. Bei nicht anders zu beherrschender Hypersekretion können topische Anticholinergika bei allergischen (und nichtallergischen) Nasenschleimhauterkrankungen eingesetzt werden.

In Deutschland ist Atrovent® als Dosieraerosol für die antiasthmatische und antibronchitische Therapie zugelassen. Für die nasale Applikation ist ein Nasenadapter verfügbar.

Bei Langzeiteinnahme werden Nebenwirkungen durch Austrocknen der Schleimhäute (Epistaxis, Borkenbildung) beschrieben. Systemische Nebenwirkungen wie Miktionsstörungen, Tachykardie, Hustenreiz und Akkomodationsstörungen werden selten beobachtet. Vorsicht ist bei bestehendem Engwinkelglaukom geboten.

**Dosierung:** 3 × pro Tag 1 Hub (0,02 mg) je Nasenseite.

# Mastzellstabilisierende Substanzen

## Topische Applikation

### Dinatriumcromoglykat (DNCG) (Cromoglicinsäure): **Intal®, Vividrin®, Cromohexal®, duracroman®, Cromo-ratiopharm®, Lomupren® u. a.**

Dinatriumcromoglykat (DNCG) wird seit 1970 zur antiallergischen Therapie eingesetzt (6). Die Substanz wirkt auf alle Symptome der allergischen Rhinitis, mit Ausnahme der nasalen Obstruktion, jedoch in der Regel nur bei leichten Beschwerden ausreichend. Aufgrund einer unzureichenden Resorptionsrate bei oraler Gabe (nur ca. 0,4% werden aus dem Gastrointestinaltrakt resorbiert [13]) muß es topisch auf die Nasenschleimhaut oder die Konjunktiven appliziert werden. Die geringe Halbwertszeit macht eine Gabe in Abständen von 4 bis 6 Stunden erforderlich. DNCG wirkt primär durch seine Eigenschaft als „Mastzellstabilisator“, indem es die Degranulationsrate und somit die Mediatorenfreisetzung aus Schleimhautmastzellen hemmt (wahrscheinlich durch Interferenz mit membranständigen $Ca^{2+}$-Kanälen). Somit ist DNCG bei bereits stattgefundener Mastzelldegranulation mit Mediatorenausschüttung weniger wirksam. Bestehen bereits Beschwerden, so tritt die volle Wirkung erst nach mehreren Tagen Applikation auf. Hierüber muß der Patient informiert werden. Daher sollte mit einer Therapie bei saisonaler Rhinitis bereits einige Tage vor dem erwarteten Beginn von Beschwerden (vor Allergenexposition) begonnen werden. Dies wird durch die bestehenden Pollenfluginformationsdienste erleichtert, bedarf jedoch einer entsprechenden Mitarbeit des Patienten.

DNCG-haltige Mittel existieren als Nasenspray und als Augentropfen. Die relativ geringe Wirkstärke, die Notwendigkeit einer prophylaktischen und bis zu 6mal täglichen Anwendung bei allerdings weitgehend fehlenden Nebenwirkungen macht DNCG bei leichten Formen der allergischen Rhinitis (und nur bei diesen) zu einer Behandlungsalternative.

### Nedocromil: **Irtan® Nasenspray**

Nedocromil ist als eine Weiterentwicklung von DNCG anzusehen. Über mastzellstabilisierende Eigenschaften hinaus scheint Nedocromil auch antientzündliche Eigenschaften zu besitzen und ist daher stärker wirksam als DNCG. Es ist auch in Kombipackung mit Augentropfen erhältlich.

**Dosierung:** 4 × pro Tag 1 Sprühstoß (0,13 ml = 1,3 mg) je Nasenseite.

## Orale Applikation:

### Ketotifen: **Airvitess®, Astifat®, Ketotifen Trom®, Ketotifen Temmler® (nur Trinktabletten), Zaditen® (alle Saft und Kapseln)**

Ketotifen ist ebenfalls ein Mastzellstabilisator. Darüber hinaus ist es ein Histamin-($H_1$-)Rezeptor-Antagonist. Da die Substanz im Gegensatz zu DNCG gut resorbiert wird, ist die orale Verabreichung in Form von Kapseln oder Saft möglich. Allerdings muß mit sedativen Nebeneffekten gerechnet werden.

**Dosierung:** z.B. 2 × pro Tag 1 Kapsel (1 mg).

### Oxatomid: **Tinset® (Tabletten)**

Die Substanz ist dem Ketotifen vergleichbar.

**Dosierung:** z.B. 2 × pro Tag 1 Tablette (30 mg).

## Antihistaminika

Histamin gehört zur Gruppe der biogenen Amine. Histamin findet sich in hoher Konzentration in Mastzellen und basophilen Granulozyten, in geringeren Mengen auch in Thrombozyten. Daneben ist Histamin als Neurotransmitter in Synapsen enthalten.

Die Wirkungen des Histamins lassen sich 3 Gruppen von **Histaminrezeptoren** zuordnen: $H_1$-, $H_2$- und $H_3$-Histaminrezeptoren sind signalübertragende G-Proteine in der Zellmembran.

Durch lokale Applikation von Histamin auf die Nasenschleimhaut sind alle Symptome der allergischen Sofortreaktion auslösbar. Es gilt als wichtigster Mediatorstoff in der allergischen Sofortphasenreaktion. Für allergische und pseudoallergische Reaktionen sind besonders die $H_1$-, z.T. aber auch die $H_2$-Rezeptoren von Bedeutung. Insbesondere wird die unter Histamin auftretende Vasodilatation initial durch $H_1$-Rezeptoren vermittelt, während die später zu beobachtende sekundäre, lang anhaltende Vasodilatation durch Stimulation der $H_2$-Rezeptoren verursacht wird (4). Hierzu sind deutlich höhere Histaminkonzentrationen erforderlich als für die initiale $H_1$-Rezeptor-vermittelte Vasodilatation.

Antihistaminika vom Typ der $H_1$-Blocker gelten heute als Medikamente der ersten Wahl bei mittelschweren allergischen Beschwerden (2), die bei dem Großteil der Patienten auftreten.

Antihistaminika sind im wesentlichen 4 verschiedenen Gruppen zuzuordnen: Äthylendiamin-, Colamin-, Propylamin- sowie Phenothiazingruppe (trizyklisch). In Deutschland sind über 50 verschiedene Präparate zugelassen.

Antihistaminika spielen in vielen Bereichen der pharmakologischen Therapie eine wichtige Rolle. Über die verschiedene Rezeptoren ($H_1$, $H_2$, $H_3$) können sie anticholinerge, serotonin- und dopaminantagonistische und antiadrenerge Wirkungen entfalten. So verwundert es nicht, daß die Erstbeschreibung eines Antihistaminikums Mitte der dreißiger Jahre beim Versuch der Entwicklung einer anticholinergen Substanz beschrieben wurde (3). Aus der Vielzahl dieser **Wirkmöglichkeiten** wird ersichtlich, daß bei systemischer Anwendung nur eine hochspezifische Histaminrezeptoraffinität Nebenwirkungen vermeiden kann, die bei anderer Indikation wiederum als Hauptwirkung gewollt sind. Die sogenannten „klassischen Antihistaminika" weisen diese Spezifität nicht auf und werden daher in der modernen Pharmakotherapie als Hypnotika (Diphenhydramin), Psychopharmaka, Neuroleptika, Antidepressiva, Antiemetika (Chlorpromazin, Promethazin, Meclozin u. a.), nicht jedoch in der Behandlung von Allergien eingesetzt (8). $H_2$-Blocker finden zur Reduktion der Magensäuresekretion Verwendung.

Hieraus ergeben sich die wichtigsten **Nebenwirkungen** moderner Antihistaminika bei der antiallergischen Therapie, nämlich eine mögliche sedative Wirkung, die durch Alkohol verstärkt wird.

Für die **antiallergische Therapie** zeichnen sich moderne Antihistaminika durch eine relativ selektive $H_1$-Rezeptorenblockade bei gleichzeitig schlechter Passage der Blut-Hirn-Schranke aus (14, 16). Letztere Eigenschaft haben sie, da sie relativ lipophob, bei physiologischem pH-Wert ionisiert und vergleichsweise großmolekular sind. Am $H_1$-Rezeptor binden sie kompetitiv.

Histaminantagonisten beeinflussen Hypersekretion, Juck- und Niesreiz allgemein besser als die allergische Schleimhautschwellung (1, 2, 5, 14, 16).

Vorteil mancher Antihistaminika gegenüber DNCG und Glukokortikoiden ist insbesondere ihr rascher Wirkungseintritt (innerhalb von ca. 15 min). Sie sind als effektiver als DNCG für alle Symptome der allergischen Rhinitis einzustufen, bezüglich der Wirkung auf die Schleimhautschwellung topischen Glukokortikoiden oftmals unterlegen, bezüglich der Wirkung auf Niesreiz, Sekretion, Juckreiz diesen mindestens gleichwertig.

## Topische Applikation

### Azelastin: **Allergodil®**

Azelastin war das erste Antihistaminikum, das in Deutschland als Monopräparat für die topisch-nasale Anwendung zur Verfügung stand. Das Präparat verfügt über eine sehr hohe Affinität zum $H_1$-Rezeptor. Durch zusätzliche Wirkung auf weitere Mediatoren (Leukotriene, Platelet activating factor [PAF]) wird bei hoher Konzentration auch die Chemotaxis und Aktivierung von Entzündungszellen (Eosinophile) in der Nasenschleimhaut gehemmt. Die Wirksamkeit auf Niesreiz, Juckreiz und Rhinorrhö ist an der Nase vergleichbar mit der oraler Antihistaminika.

**Dosierung:** 2 × pro Tag 1 Sprühstoß (0,14 ml = 0,14 mg) je Nasenseite.

### Levocabastin: **Livocab®**

Levocabastin wurde für die nasale und okuläre Anwendung entwickelt. Hinsichtlich Wirksamkeit und Indikation gilt ähnliches wie für Azelastin. Beide Präparate haben den schnellen Wirkungseintritt innerhalb von 30 Minuten gemeinsam. Das Präparat ist auch in Form von Augentropfen (und als Kombinationspackung mit Nasenspray) verfügbar.

**Dosierung:** 2 × pro Tag 2 Sprühstöße (0,12 ml = 0,06 mg) je Nasenseite.

## Systemische Applikation

An Antihistaminika der 1. Generation („sedierend") sind zu nennen: Chlorphenoxamin (Systral®), Clemastin (Tavegil®), Dimetinden (Fenistil®), Diphenylpyralin (Arbid®), Hydroxyzin (Atarax®), Ketotifen (Zaditen®) u.a. Gegenstand dieser Abhandlung sollen jedoch die (empfehlenswerten) Antihistaminika der neuen sogenannten 2. Generation („nichtsedierend") sein.

Auch wenn diese als „nichtsedierend" bezeichnet werden, sind sedierende Effekte (insbesondere in Zusammenspiel mit Alkohol) bei einigen Präparaten nicht auszuschließen, der verschreibende Arzt hat also darauf hinzuweisen.

Die modernen Antihistaminika zeigen starke Ähnlichkeiten hinsichtlich ihrer chemischen Struktur (Ausnahme: Astemizol). Sie werden alle gut gastroenteral resorbiert (Serumhöchstkonzentrationen nach einmaliger oraler Gabe werden nach ca. 1 bis 2 Stunden erreicht). Die verabreichte Substanz ist in der Regel nicht der aktivste Metabolit (Ausnahme: Cetirizin), sondern wird in der Leber in aktivere Metaboliten umgewandelt.

### Astemizol: **Hismanal® (Tabletten und Tropfen)**

Astemizol und sein Hauptmetabolit Desmethylastemizol weisen gute $H_1$-blockierende Eigenschaften auf. Die Besonderheit des Astemizols ist seine ungewöhnlich lange Halbwertszeit (Serumeliminationszeit bei einmaliger Gabe einer 10 mg Tablette) von 9,5 Tagen. Dies kann problematisch werden, falls Allergiediagnostik (Hauttest, nasaler Provokationstest) nach Gabe von Astemizol durchgeführt werden soll, da in diesen Fällen die sehr lange Auswaschphase der Substanz beachtet werden muß (s. auch Tab. 6.1, S. 61). Auch wurden kardiale Nebenwirkungen nach Einnahme von Astemizol beschrieben.

**Dosierung:** z.B. 1 × pro Tag 1 Tablette (10 mg).

### Cetirizin: **Zyrtec® (Tabletten, Saft und Tropfen)**

Cetirizinhydrochlorid ist ebenfalls ein potenter $H_1$-Rezeptorenblocker. Zudem wurden Effekte im Sinne einer Inhibition der Einwanderung von Eosinophilen in die Nasenschleimhaut beschrieben.

**Dosierung:** z.B. 1 × pro Tag 1 Tablette (10 mg).

### Loratadin: **Lisino® (Tabletten, Brausetabletten und Saft)**

Loratadin gehört zu den trizyklischen $H_1$-Blockern. Hauptmetabolit ist das Descarboxyethoxyloratadin, das sehr starke $H_1$-blockierende Aktivität besitzt. Daneben sind auch antientzündliche Eigenschaften der Substanz bekannt (Hemmung der Eosinophilenmigration, Mastzellstabilisierung, Hemmung von Adhäsionsmolekülen und Zytokinen). Loratadin hat gegenüber anderen Antihistaminika den Vorteil, daß eine Sedierung praktisch nicht auftritt. In eigenen Untersuchungen steigerte Loratadin die Vigilanz bei symptomatischen Heuschnupfenpatienten (15). Daher ist Loratadin in den USA sogar für Piloten zugelassen. Der Wirkeintritt ist schnell, vor allem bei den in dieser Galenik sonst für keinen anderen Wirkstoff verfügbaren Brausetabletten. Diese haben zudem bei bestimmten Patientengruppen Compliance-Vorteile. Im Gegensatz zu Terfenadin u.a. werden durch die Gabe von Loratadin keine kardialen Nebenwirkungen verursacht.

**Dosierung:** z.B. 1 × pro Tag 1 Tablette (10 mg).

### Terfenadin: **Teldane® (+ Suspension), Terfemundin®, Hisfedin®, Fomos® u.a. (alle Tabletten)**

Terfenadin war das erste Antihistaminikum der zweiten Generation, weshalb langjährige Erfahrungen aus dem klinischen Einsatz bestehen. Die Substanz ist demnach als zuverlässig wirksam gegen die meisten Symptome der allergischen Rhinitis einzuschätzen. Terfenadin kann jedoch bei Überdosierung bzw. bei Patienten mit verminderter Aktivität des metabolisierenden Enzymsystems zu kardialen Nebenwirkungen führen.

**Dosierung:** z.B. 2 × pro Tag 1 Kapsel (60 mg) bzw. 1 × pro Tag 1 Kapsel (120 mg) (Teldane®-Forte).

## Glukokortikoide

Die Glukokortikoide sind die bei den Patienten wohl am meisten umstrittenen Medikamente bei der Therapie allergischer Erkrankungen, jedoch weiterhin unverzichtbar. Bei vielen Patienten besteht eine Furcht vor Steroiden, die oftmals irrationale Formen annimmt. Insbesondere bei kurzzeitiger oder topischer Verabreichung ist diese bei den modernen Präparaten in der Regel unbegründet. Jedem verschreibenden Arzt sollte jedoch bewußt sein, daß die **Compliance** bei Steroidmedikationen im Mittel schlechter ist als bei anderen, in der Laienpresse weniger behandelten Medikamenten.

Glukokortikoide sind insbesondere bei hyperplastischen Verlaufsformen perennialer Rhinitiden indiziert, oftmals nach einer dann notwendig gewordenen operativen Sanierung der Nasennebenhöhlen.

Steroide weisen eine hohe **Plasmaeiweißbindung** auf. Endogene Glukokortikoide werden im Blut an Albumin (ca. 15 %) Transkortin oder Corticoid binding globulin (CBG) (ca. 77 %) gebunden (13). Nur ca. 8 % liegen frei vor. Wirksam werden kann nur der ungebundene Anteil. Synthetische Glukokortikoide weisen je nach Substanz unterschiedliche Affinität zu den genannten Plasmaproteinen auf, werden jedoch in der Regel zu ca. 2/3 an Albumin gebunden und liegen zu ca. 1/3 frei vor.

Der Wirkmechanismus der Glukokortikoide ist bis heute nicht vollständig geklärt. Prinzipiell können die durch Glukokortikoide ausgelösten Effekte in spezifische und unspezifische Effekte unterteilt werden (12):

**Spezifische Kortikoidwirkungen** beruhen auf der Bindung an intrazelluläre Rezeptormoleküle. Als Steroid-Rezeptor-Komplex induzieren (bzw. hemmen) sie im Zellkern die Transkription von mRNA für verschiedene Proteine, z.B.:

- **Vasocortin**, das die Gefäßpermeabilität beeinflußt
- **Lipocortine** (u.a. Macrocortin, Lipomodulin), die die Phospholipase $A_2$ hemmen und – indem sie die Abspaltung der Arachidonsäure aus den Phospholipiden der Zellmembranen verhindern, so daß kein Substrat zur Bildung von Leukotrienen und Prostaglandinen zur Verfügung steht – in den Arachidonsäurestoffwechsel eingreifen (13).

**Unspezifische Kortikoidwirkungen** werden durch „membranstabilisierende" Eigenschaften erklärt. Hierbei soll es sich um direkte Wechselwirkungen der Steroidmoleküle (nichtkovalente Bindungen) an allen zellulären Membranen im Organismus handeln. Dieser Wirkmechanismus setzt jedoch hohe Konzentrationen von Steroidmolekülen (ca. $10^{-5}$ mol/l) voraus (11). Diese werden nach neueren Erkenntnissen nur nach parenteraler, gegebenenfalls nach topischer Applikation, nicht jedoch nach oraler Applikation erreicht.

Die klinische Wirkung der Glukokortikoide ist vielfältig. Ihre speziell antiallergischen Wirkungen beruhen auf ihrer reduzierenden Wirkung auf Aktivierung und Chemotaxis von Entzündungszellen, Gefäßpermeabilität und unspezifische Hyperreagibilität, ihrer Beeinflussung des Arachidonsäurestoffwechsels (Hemmung der Bildung verschiedener Entzündungsmediatoren: Prostaglandine, Leukotriene u.a.), durch Stabilisierung von Lysosomen (Hemmung der Freisetzung von Hydrolasen) und durch Verstärkung der Wirkung endogener Sympathomimetika (7).

Da viele dieser Mechanismen (z. B. Proteinsynthese) Zeit benötigen, tritt die Wirkung von Glukokortikoiden verzögert auf.

| |
|---|
| Beim anaphylaktischen Schock alleinige Kortikosteroidgabe (auch i.v.) nicht ausreichend! |

Glukokortikoide greifen unter anderem auch in den Kohlehydrat-, Fett- und Proteinmetabolismus und den Wasser- und Elektrolythaushalt ein. Hieraus ergeben sich vielfältige therapeutische Einsatzgebiete, bei entsprechender Dosierung besteht jedoch auch die Möglichkeit entsprechender Nebenwirkungen. So treten z.B. Atrophien von Haut und Schleimhäuten und Cushing-Syndrom auf. Eine häufig beobachtete Nebenwirkung ist die „Steroidakne“. So sind systemische Glukokortikoide relativ kontraindiziert bei Osteoporose, gastroduodenalem Ulkus, Infektionskrankheiten, Frühschwangerschaft, Herzinsuffizienz, Diabetes mellitus, chronischem Nierenversagen u.a.

## Topische Applikation

Eine Kortikosteroidtherapie bei allergischer Rhinitis ist in der Regel eine topische Therapie. Der Vorteil gegenüber anderen Substanzklassen ist die Wirksamkeit auch auf die nasale Obstruktion (1, 2, 5, 7). Die Patienten müssen darauf hingewiesen werden, daß eine Beschwerdebesserung nicht sofort zu erwarten ist (bei saisonaler Rhinitis: nach ca. 2 bis 4 Tagen, bei perennialer Rhinitis nach bis zu ca. 2 bis 3 Wochen). Kortikosteroidsprays müssen regelmäßig angewendet werde. Eine Anwendung „bei Bedarf“ ist weder wirkungsnoch sinnvoll.

### Beclomethasondipropionat (BDP) (Beclometason): **Beconase® Aquosum, Beconase® Dosierspray, Beclorhinol®, Viarox®**

Beclomethasondipropionat (BDP) wurde seit seiner Beschreibung 1973 in zahlreichen Studien untersucht, ist in über 100 Ländern zur intranasalen Anwendung zugelassen und gilt heute als Referenzmedikament bei der Zulassung neuer Atemwegssteroide.

Wirksamer Metabolit ist das Beclomethasonmonpropionat (BMP). Dieses wird in der Schleimhaut durch Esterabspaltung metabolisiert. Die Notwendigkeit dieses Aktivierungsschrittes hat Nachteile. Die Metabolisierungsrate in der entzündlich veränderten Nasenschleimhaut ist nicht eindeutig vorhersagbar, und durch die Aktivierung können systemische Wirkungen auftreten, da die Weiterverstoffwechslung des BMP relativ langsamer verläuft (Plasmahalbwertszeit: 15 Stunden). Die wäßrigen Lösungen von BDP mit Pumpspraydosen sind zu bevorzugen.

BDP ist nicht mehr als Steroid der ersten Wahl für die intranasale Anwendung anzusehen.

**Dosierung:** 4 × pro Tag 1 Sprühstoß (0,05 mg) je Nasenseite.

### Budesonid: **Pulmicort Topinasal®, Rhinocort® Turbohaler**

Budesonid wurde 1980 zugelassen. Die gute hepatische Metabolisierung bewirkt eine kurze Plasmahalbwertszeit von 2 Stunden, weshalb systemische Nebenwirkungen selten sind. Vor kurzem wurde wegen der FCKW-Problematik eine wäßrige Lösung als Pumpspray auf den Markt gebracht. Auch ein Pulverinhalator steht neuerdings zur Verfügung. Bei Verabreichung als Pulver kann auf den Zusatz von Treib- und Lösungsmitteln sowie Konservierungsstoffen verzichtet werden.

**Dosierung:** 2 × pro Tag 1 Sprühstoß (0,05 mg) je Nasenseite.

### Flunisolid: **Syntaris®**

Der erste Bericht über die intranasale Anwendung von Flunisolid erschien 1976. Die Substanz ist schlecht wasserlöslich und daher gelöst in einer Mischung aus Polyethylenglykol und Propylenglykol. Diese Stoffe scheinen für das häufiger beschriebene Brennen nach Applikation verantwortlich zu sein. Flunisolid wird mittels einer Pumpspraydose appliziert. Die gute hepatische Metabolisierung bewirkt die kurze Plasmahalbwertszeit von 2 Stunden, weshalb systemische Nebenwirkungen selten sind.

**Dosierung:** 2 × pro Tag 2 Sprühstöße (0,025 mg) je Nasenseite.

### Tixocortol-pivalat: **Tiovalon®**

**Dosierung:** 4 × pro Tag 2 Sprühstöße (0,9 mg) je Nasenseite.

### Fluocortinbutyl: **Lenen®**

Fluocortinbutyl (FCB) ist erst seit relativ kurzer Zeit in Deutschland zur Therapie allergischer Nasenschleimhauterkrankungen zugelassen.

Es besteht aus einer Steroid-C21-Säure in Esterbindung mit Butanol. Der Wirkstoff wird als aktiver Metabolit in die Schleimhaut aufgenommen und in der Schleimhaut durch Esterasen rasch inaktiviert. Systemische Nebenwirkungen sind daher extrem selten.

Als Besonderheit ist die Applikationsform zu erwähnen, da Fluocortinbutyl als feines Pulver (Trägerstoff: Laktose) mit Hilfe eines Dosierinhalators aktiv inhaliert wird. Hierdurch kann auf den Zusatz von Treib- und Lösungsmitteln sowie Konservierungsstoffen verzichtet werden.

**Dosierung:** 2 × pro Tag 1 Inhalatordosis (0,5 mg) je Nasenseite.

### Fluticason: **Flutide®**

Fluticasonpropionat ist ein neu synthetisiertes Steroid mit hoher Rezeptoraffinität und vernachlässigbaren systemischen Effekten. Die Zulassung zur intranasalen Anwendung besteht in Deutschland erst seit Ende 1996, so daß die Autoren erst über kurze eigene Anwendungserfahrungen verfügen.

### Mometason

Mometasonfuorat hat aufgrund einer potenten Interleukininhibition eine starke antientzündliche Wirkung. Es wird in der Dermatologie bereits seit 1993 in Form von Fettcreme, Salbe und Lösung verwendet. Eine Zulassung als Nasenspray ist in Frankreich, Schweden und Großbritannien bereits seit 1997 erteilt, sie wird in Deutschland in Kürze erfolgen.

### Triamcinolonacetonid

Triamcinolonacetonid wird vielfältig in der Dermatologie eingesetzt und ist in den USA als Nasenspray bereits zugelassen. In Kürze ist in Deutschland mit der Zulassung zu rechnen.

## Nebenwirkungen lokaler Glukokortikoide

Epistaxis, Trockenheit der Nasenschleimhaut, hämorrhagische Borken und Septumperforationen sind nach intranasaler Steroidanwendung beschrieben. Das Risiko der Entwicklung einer atrophischen Rhinitis ist erheblich geringer als aufgrund von Erfahrungen nach dermaler Steroidanwendung angenommen wurde.

Hinsichtlich systemischer Nebenwirkungen sind die modernen topischen Glukokortikoide Budesonid, Flunisolid, Fluticason, Fluocortinbutyl und Mometason dem Beclomethasondipropionat überlegen. Bei postmenopausalen Frauen kann die Förderung der Ausprägung einer Osteoporose nicht ausgeschlossen werden. Auch bei Kindern ist erhöhte Vorsicht geboten. Hier sollte die gesamte Tagesdosis einmalig morgens verabreicht werden.

## Systemische (orale) Applikation

Systemische Glukokortikosteroide sollten bei reiner Rhinitis allergica nur in besonders schweren Fällen oder bei Auftreten von Komplikationen verwendet werden.

Als Vorteil einer systemischen Steroidapplikation sehen wir insbesondere die gleichzeitige Behandlung der Nasennebenhöhlenschleimhaut. Dies kann besonders bei den häufig beobachteten sinusitischen Komplikationen perennialer allergischer Rhinitiden wichtig werden. Bei einer oralen Kurzzeittherapie über ca. 2 Wochen mit ausschleichendem Dosierungsschema zum Therapieende ist nur in seltenen Fällen mit Nebenwirkungen zu rechnen.

Bezüglich der vielfältigen zur Verfügung stehenden oralen Glukokortikoide sei auf die einschlägige Literatur verwiesen.

Um die physiologische Regulation der Hypophysen-Nebennieren-Achse möglichst intakt zu lassen (Nebennierenrindensuppression), sollten Glukokortikoide in den frühen Morgenstunden zur Zeit der natürlichen Kortisolsekretion verabreicht werden (13).

## Systemische (parenterale) Applikation

Neben der Notfalltherapie werden Steroide parenteral insbesondere als sogenannte Depotinjektionen (Kristallsuspensionen von z.B. Prednisolon, Triamcinolonacetonid) intramuskulär verabreicht. Aus diesen Depots wird der Wirkstoff sehr langsam und gleichmäßig resorbiert. Auch wenn die klinische Wirksamkeit dieser Depotinjektionen erwiesen ist, können sie nicht empfohlen werden, da eine Suppression der endogenen Kortisolsekretion zwangsläufige Folge ist. Dies gilt auch für orale Applikationsformen als Retard-Tabletten.

# Medikationskombinationen (Tab. 10.2)

α-Sympathomimetika können bei allen obstruktiven Formen der allergischen Rhinitis für die Initialtherapie sinnvoll eingesetzt werden. Von fixen Kombinationen, beispielsweise mit Antihistaminika, wird aufgrund der möglichen Nebenwirkungen dieser Wirkstoffgruppe bei langfristiger

Anwendung jedoch abgeraten. Bei übermäßiger Hypersekretion können topische Anticholinergika (z.B. Ipratropiumbromid) adjuvant in Kombination mit Glukokortikosteroiden oder Antihistaminika eingesetzt werden.

Die Kombination eines topischen mit einem oralen Antihistaminikum ist sinnvoll, wenn hauptsächlich Niesreiz, Sekretion und Juckreiz vorliegen und die topische Therapie nicht ausreicht oder wenn neben der Nasenschleimhaut (und gegebenenfalls den Augen) an weiteren Organen Symptome bestehen.

Die Kombination eines Antihistaminikums mit einem topischen Kortikosteroid wird vor allem bei starker Schleimhautschwellung erwogen werden.

### Literatur


1) Albegger K. Symptomatische Therapie der allergischen Rhinitis. Laryngorhinootologie 1990; 69: 613 – 20.
2) Bachert C, Colberg C. Gegenwärtiger Stand der symptomatischen Therapie bei der allergischen Rhinitis. HNO 1990; 38: 1 – 6.
3) Bovet D, Staub AM. Action protectrice des éthers-phenoliques au cours de l´intoxication histaminique. C R Soc Biol (Paris) 1937; 124: 547 – 9.
4) Boyce MJ. Pharmacological characterization of cardiovascular histamine receptors in man in vivo. Klin Wochenschr 1982; 60: 978—82.
5) Calderón-Zapata MA, Davies RJ. Treatment and management of allergic Rhinitis. In: Allergy and allergic diseases. Kay AB, ed. Oxford: Blackwell Science 1997; 1327 – 46.
6) Cox JSG, Beach JE, Blair AMJN, Clarke AJ, King J, Lee TB, Loveday DEE, Moss GF, Orr TSC, Ritzchie JT, Sheard P. Disodium cromoglycate (Intal). Adv Drug Res 1970; 5: 115 – 96.
7) Forth W, Henschler D, Rummel W, Starke K. Pharmakologie und Toxikologie, 6. Aufl. Mannheim: BI 1992.
8) Fülgraff G, Palm D. Pharmakotherapie, Klinische Pharmakologie. 9. Aufl. Stuttgart: Fischer 1995.
9) Klimek L, Bless D, Mösges R. Antiinflammatory effects of once daily 120 mg terfenadine (Teldane forte) in patients suffering from seasonal allergic rhinitis. Allergy 1995; 26: 50 – 108
10) Lund V et al. International consensus report on the diagnosis and management of rhinitis. Allergy 1994; 49 (Suppl 19): 1 – 34.
11) Möllmann HW, Rohdewald P, Barth J, Möllmann C, Verho M, Derendorf H. Comparative pharmacokinetics of methylprednisolone phosphate and hemisuccinate in high doses. Pharm Res 1988; 5: 509 – 13.
12) Möllmann HW, Barth J, Schött D, Ulmer WT, Derendorf H, Hochhaus G. Differentialdiagnostische Aspekte zum Einsatz von Glukokortikoiden nach Reizgasvergiftungen. Intensivmed Notfallmed 1989; 26: 2 – 15.
13) Schmutzler W. Grundlagen der Arzneimittel-Therapie. In: Manuale Allergologicum. Fuchs E, Schulz KH, Hrsg. Deisenhofen: Dustri 1994.
14) Simons FER. The antiallergic effects of antihistamines (H1-receptor antagonists) J Allergy Clin Immunol 1992; 90 (4): 705 – 15.
15) Spaeth J, Mösges R, Klimek L. Nicht-sedierende Antihistaminika: Wunsch oder Wirklichkeit ? Allergologie 1994; 17 (5): 204 – 7.
16) Townley RG. Antiallergic properties of the second-generation H1 antihistamines during the early and late reactions to antigen. J Allergy Clin Immunol 1992; 90 (4): 720 – 5.


**Tab. 10.2** Stufenschema zur medikamentösen Behandlung nasaler Beschwerden bei Rhinitis allergica.

| Beschwerden | | Substanz |
|---|---|---|
| **Stufe 1** | **Gering** | Mastzellstabilisator topisch oder Antihistaminikum topisch |
| **Stufe 2** | **Mittelgradig** | |
| | Hauptsächlich Obstruktion | $\alpha$-Sympathomimetikum topisch (zu Beginn), Kortikosteroid topisch |
| | Hauptsächlich Niesreiz, Juckreiz, Rhinorrhoe | Antihistaminikum oral |
| **Stufe 3** | **Stark** | |
| | Hauptsächlich Obstruktion | $\alpha$-Sympathomimetikum topisch (zu Beginn), Kortikosteroid topisch plus Antihistaminikum oral |
| | Hauptsächlich Sekretion, Juckreiz | Antihistaminikum topisch plus Antihistaminikum oral |
| | (Hauptsächlich Rhinorrhoe) | (Antihistaminikum oral evtl. plus Anticholinergikum topisch) |
| **Stufe 4** | **Sehr beeinträchtigend** | Kortikosteroid oral plus topische Medikation (wie oben) |

## Anmerkung

Die Autoren erheben keinen Anspruch auf Vollständigkeit der Auflistung in Frage kommender Präparate und ihrer Eigenschaften. Dosierungsangaben gelten in der Regel für gesunde Erwachsene. Die Autoren haben große Sorgfalt darauf verwendet, die aufgeführten Angaben, insbesondere hinsichtlich der Dosierung, dem derzeitigen Wissensstand entsprechen zu lassen. Dennoch ist jeder Benutzer verpflichtet, anhand der Präparateinformation zu verschreibender Medikamente diese Angaben zu überprüfen und seine Verordnung in eigener Verantwortung zu bestimmen.

# Kapitel 11
# Spezifische Immuntherapie (Hyposensibilisierung)

Die Erkenntnis, daß bestimmte Krankheitsbilder des (oberen) Respirationstraktes, die wir heute als allergische Rhinitis (oft in Verbindung mit Konjunktivitis) und exogen-allergisches Asthma bronchiale bezeichnen, durch spezifische äußere Faktoren wie Allergene ausgelöst werden, führte folgerichtig zu dem Versuch, eine spezifische Therapie für diese Krankheitsbilder zu entwickeln. Die Einführung der spezifischen Immuntherapie (SIT) durch Exposition gegenüber ansteigenden Dosen des relevanten Allergens mittels subkutaner Injektion geht auf Noon im Jahre 1911 zurück (48). Bereits um 1900 arbeitete jedoch Curtis mit der oralen Allergenapplikation. Cooke propagierte den Begriff **Hyposensibilisierung** (im Gegensatz zu der Bezeichnung Desensibilisierung, da eine vollständige Desensibilisierung nicht tatsächlich erreicht wird). Erste Depotextrakte wurden 1938 von Naterman entwickelt, und Stull stellte 1940 erste formaldehydmodifizierte Extrakte (Allergoide) her. Die erste kontrollierte Studie zur Wirksamkeit der SIT wurde 1949 von Brunn durchgeführt. Das erste Allergenmolekül wurde 1967 von King und Norman identifiziert (Ragweed-Antigen-E).

## Allergenextrakte

Grundlage für die Herstellung von reinen Allergenextrakten sind Allergenquellen, die möglichst frei von Kontaminationen sein sollten. Ausgehend von diesem Rohmaterial werden nach Anwendung unterschiedlicher technischer Verfahren die gebrauchsfertigen **Allergenlösungen** oder Lyophilisate hergestellt (letztere müssen vor Gebrauch rekonstituiert werden). Zur Extraktion sollten möglichst Verfahren verwendet werden, die den physiologischen Verhältnissen bei der Allergenfreisetzung entsprechen. Besondere Probleme stellen dabei die proteolytische Degradation und mögliche mikrobielle Besiedlungen dar. Weiterhin werden in der Regel niedermolekulare Anteile entfernt, wobei darauf zu achten ist, daß keine relevanten Allergene ausgeschlossen werden. Zur Konservierung und Stabilisation werden unterschiedliche Substanzen zugesetzt.

Hinsichtlich der Herstellungsverfahren ist es also einerseits besonders wichtig, den **Gehalt an Allergenen**, die für die Erzeugung der erwünschten immunologischen und klinischen Effekte relevant sind, gut zu erhalten, andererseits aber unerwünschte überschießende Reaktionen durch einen genau kalibrierten Gehalt an einzelnen Allergenen zu vermeiden. Dabei ist es nicht nur notwendig, die **allergene Gesamtpotenz** der Extrakte konstant zu halten, sondern auch den **Anteil der einzelnen Allergene** zueinander. Teilweise sequenzierte Allergenmoleküle in verschiedenen Allergenquellen sind in Tab. 11.1 aufgelistet. Einzelne Patienten können gegen ganz bestimmte Allergenmoleküle sensibilisiert sein und würden suboptimal behandelt, wenn „ihre“ Allergene in zu geringer Konzentration vorhanden wären. Andere Patienten könnten mit überschießenden allergischen Reaktionen

**Tab. 11.1** Allergene in verschiedenen Allergenquellen/-gruppen, die teilweise sequenziert sind (modifiziert nach der Allergen-Nomenklatur der WHO/IUIS [Bulletin of the WHO 1994; 72:796-806)[1].

| | |
|---|---|
| **Kräuterpollen** | |
| Asterales: | |
| Ambrosia artemisiifolia (Short ragweed) | Amb a 1; Antigen E |
| | Amb a 2; Antigen K |
| | Amb a 3; Ra3 |
| | Amb a 5; Ra5 |
| | Amb a 6; Ra6 |
| | Amb a 7; Ra7 |
| Ambrosia trifida (Giant ragweed) | Amb t 5; Ra5G |
| Artemisia vulgaris (Beifuß) | Art v 2 |
| **Gräserpollen** | |
| Poales: | |
| Cynodon dactylon (Hundszahngras) | Cyn d 1 |
| Dactylis glomerata (Wiesenknäuelgras) | Dac g 1; AgDg1 |
| | Dac g 2; Dac g 5 |
| Lolium perenne (Lolch) | Lol p 1; Gruppe I |
| | Lol p 2; Gruppe II |
| | Lol p 3; Gruppe III |
| | Lol p 5 |
| | Lol p 9 |
| Phleum pratense (Wiesenlieschgras) | Phl p 1 |
| Poa pratensis (Rispengras) | Phl p 5; Ag25 |
| | Poa p 1; Gruppe I |
| | Poa p 5 |
| | Poa p 9 |
| **Baumpollen** | |
| Fagales: | |
| Alnus glutinosa (Erle) | Aln g 1 |
| Betula verrucosa (Birke) | Bet v 1 |
| | Bet v 2, Prolifin |
| Carpinus betulus (Hain-/Weißbuche) | Car b 1 |
| Corylus avelana (Hasel) | Cor a 1 |
| Quercus alba (Weißeiche) | Que a 1 |
| Pinales: | |
| Cryptomeria japonica | Cry j 1 |
| | Cry j 2 |
| Juniper sabinoides | Jun s 1 |
| Juniper virginiana | Jun v 1 |
| Oleales: | |
| Olea europea (Olivenbaum) | Ole e 1 |
| **Milben** | |
| Dermatophagoides pteronyssinus (Hausstaubmilbe) | Der p 1; Antigen P1 |
| | Der p 2 |
| | Der p 3; Trypsin |
| | Der p 4; Amylase |
| | Der p 5 |
| | Der p 6; Chymotrypsin |
| | Der p 7 |
| Dermatophagoides farinae (Hausstaubmilbe) | Der f 1 |
| | Der f 2 |
| Lepidoglyphus destructor (Vorratsmilbe) | Der f 3 |
| | Lep d ? |
| **Säugetiere** | |
| Canis domesticus (Hund) | Can d 1 |
| Felis domesticus (Katze) | Can d 2 |
| Mus musculus (Maus) | Fel d 1; cat-1 |
| Rattus norvegius (Ratte) | Mus m 1; MUP |
| | Rat n 1 |
| **Pilze** | |
| Aspergillus fumigatus | Asp f 1 |
| Candida albicans | Cand a ? |
| Alternaria alternata (Schwärzepilz) | Alt a 1 |
| Trichophyton tonsurans | Tri t 1 |
| **Insekten** | |
| Apis mellifera (Honigbiene) | Api m 1; Phopholipase A2 |
| | Api m 2; Hyaluronidase |
| | Api m 4; Melittin |
| Bombus pennsylvanicus (Hummel) | Bom p 1; Phospholipase |
| | Bom p 2; Protease |
| Blattaria germanica (Küchenschabe) | Bal g 2 |
| Chironomus thummi thummi (Mücke) | Chi t 1; Haemoglobin |
| Vespula vulgaris (Wespe) | Ves v 1; Phospholipase A1 |
| | Ves v 2; Hyaluronidase |
| | Ves v 5; Antigen 5 |
| Vespa crabo (Hornisse) | Vesp c 1; Phospolipase |
| | Vesp c 5; Antigen 5 |
| **Nahrungsmittel** | |
| Gadus callarias (Kabeljau) | Gad c 1; Allergen M |
| Gallus domesticus (Huhn/Ei) | Gal d 1; Ovomucoid |
| | Gal d 2; Ovalbumin |
| | Gal d 3; Conalbumin (Ag22) |
| | Gal d 4; Lysozym |
| Penaeus aztecus (Garnele) | Pen a 1 |
| | Pen a 2; Tropomyosin |
| Brassica juncea (Senf) | Bra j 1; 2S-Albumin |
| Hordeum vulgare (Gerste) | Hor v 1; BMAI-1 |
| Sinapis alba (Senf) | Sin a 1; 2S-Albumin |
| **Andere** | |
| Hevea brasiliensis (Naturkautschuk, Latex) | Hev b 1; Rubber Elongation Factor |

[1]Die Nomenklatur, die von der International Union of Immunological Societies (IUIS) festgelegt wurde, verfährt folgendermaßen: die ersten drei Buchstaben bezeichnen das Genus, dann folgt eine Freistelle, dann folgt der erste Buchstabe des Namens der Spezies, gefolgt von einer neuen Freistelle und schließlich einer neuerdings arabischen Ziffer (entsprechend der Entdeckung bzw. der Sequenzhomologie zu anderen Allergenen verwandter Arten). Isoallergene des gleichen Allergens werden neuerdings ebenfalls mit arabischen Ziffern differenziert (dabei bezeichnen die ersten beiden das jeweilige Isoallergen und die letzten beiden Varianten des jeweiligen Isoallergens). In Analogie zu anderen vergleichbaren Nomenklaturen werden neuerdings die Genotypen kursiv geschrieben und die Phänotypen normal. Natürliche Allergene können durch ein n als Präfix gekennzeichnet werden, rekombinante oder synthetische Allergene müssen durch ein r oder s als Präfix markiert werden. Peptide werden durch die Angabe der Aminosäurepositionen, die im Peptid enthalten sind und in Klammern an die Allergenbezeichnung angefügt werden, bezeichnet. Für modifizierte Peptide oder Allergene gelten besondere Bezeichnungsweisen.

reagieren, wenn „ihre" Allergene in zu hoher Konzentration im Extrakt vorhanden wären, obwohl die allergene Gesamtpotenz des Extraktes, bezogen z. B. auf einen Pool von Allergikern bzw. deren Seren, konstant geblieben ist (Abb. 11. 1).

Als **Majorallergen** werden Allergene bezeichnet, gegen die mehr als 50% der gegen eine Allergenquelle bzw. Allergengruppe klinisch sensibilisierten Patienten spezifisches IgE aufweisen, anderenfalls spricht man von **Minorallergenen** oder intermediären Allergenen. Diese Unterteilung impliziert jedoch keine Eingruppierung bezüglich der Bedeutung der Allergene für die SIT, die ja ganz wesentlich auf T-Zellen einwirkt (s. u.). Da derzeit die allergologische Diagnostik in der Regel Sensibilisierungen gegen einzelne Allergenmoleküle noch nicht erfaßt, kann auch noch keine Auswahl oder Zusammenstellung von Allergenextrakten nach solchen Allergenen erfolgen. Es erfolgt eine Diagnostik bzw. Therapie nach Allergenquellen oder Aller-

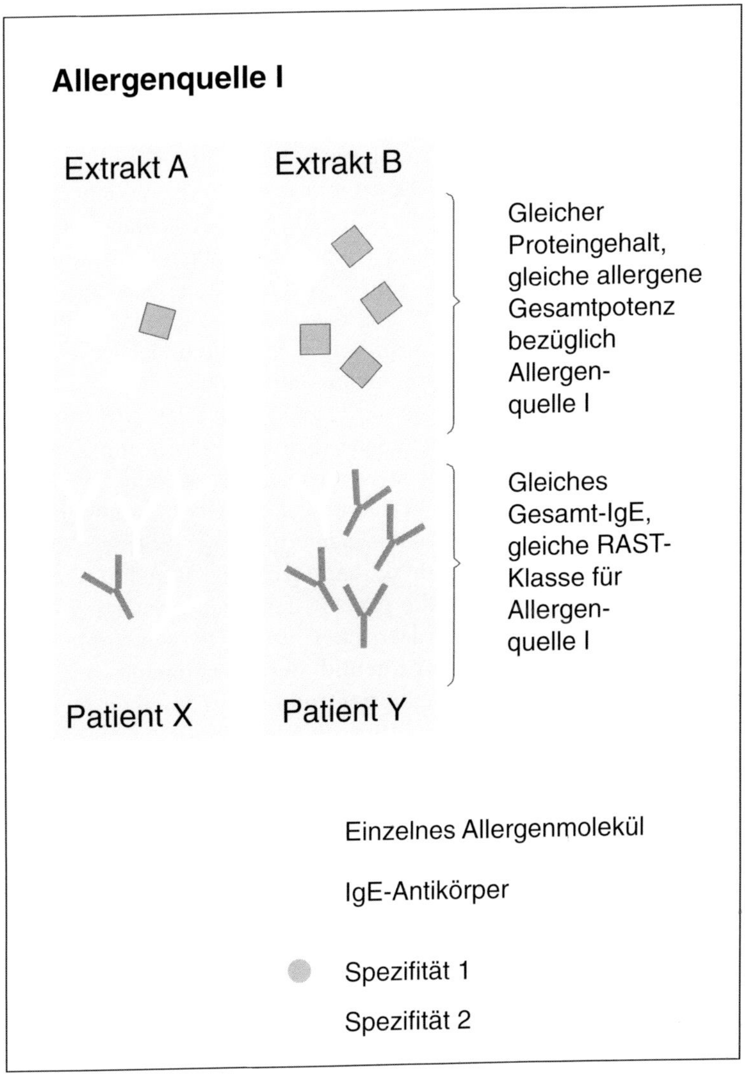


**Abb. 11.1** Einzelne Allergenmoleküle und spezifische Antikörper (Feinspezifität).

gengruppen, die mehrere bestimmte Allergene enthalten (vgl. Tab. 11.1). Aus den oben genannten Gründen sollte die Konstanz des Verhältnisses der wichtigsten Allergenmoleküle in Allergenextrakten heute bereits von seiten der Hersteller gewährleistet sein. Die technischen Möglichkeiten dazu bestehen bereits: morphologische Kontrollen des Rohmaterials, Elektrophorese, Western blot, isoelektrische Fokussierung (IEF), gekreuzte (Radio-)Immunelektrophorese (C[R]IE), Enzym- bzw. Radioimmunoassays und deren Inhibition, Histamin release assays etc. Da die einzelnen Methoden z. T. nicht ausreichend genau sind, sollten generell mehrere Methoden kombiniert werden. Angesichts der komplexen Zusammensetzung ist die Angabe der **Allergenkonzentration** keine einfache Aufgabe, denn es müßte die Konzentration von vielen verschiedenen Allergenen ([Glyko-]Proteinen) angegeben werden. Als praktikable Lösung haben die meisten Hersteller ein Verfahren gewählt, das die Gesamtpotenz eines Extraktes im Vergleich zu einem **Referenzextrakt** (Standard) angibt. Die Hersteller gewährleisten außerdem eine annähernd gleichbleibende relative Zusammensetzung. Obwohl teilweise internationale Standards zur Verfügung stehen, werden aus vielfältigen Gründen in der Regel hausinterne Standards herangezogen, was dazu führt, daß die Angabe der Allergenkonzentration von Hersteller zu Hersteller verschieden ist. **Aufgrund der kaum vergleichbaren Allergenkonzentrationen und des möglicherweise unterschiedlichen Gehaltes an einzelnen Allergenen sollte kein Wechsel zwischen Extrakten verschiedener Hersteller erfolgen.** Bezüglich der Sicherheitsmaßnahmen beim Wechsel zwischen Allergenlösungen des gleichen Herstellers geben die Produzenten in der Regel Verhaltensmaßregeln vor. Von der Praxis, beim **Flaschen-(Chargen-)Wechsel** eine entsprechende Dosisreduktion durchzuführen, sollte nur abgewichen werden, wenn dies laut Packungsbeilage ausdrücklich möglich ist. Ein Neubeginn der SIT mit einem anderen Extrakt (Hersteller) mit der niedrigsten Dosis ist natürlich immer möglich. Schließlich sollte auch die Zusammensetzung von Diagnostika und Therapeutika bezüglich der einzelnen Allergene möglichst gleich sein: Der diagnostische Nachweis von Sensibilisierungen, die sich eventuell gegen ganz bestimmte Allergenmoleküle richten, sollte zu einer Therapie mit einem Extrakt führen, der auch tatsächlich diese Allergene in entsprechender Konzentration enthält. Die **Qualität von Allergenextrakten** leitet sich also aus dem Rohmaterial, dem Herstellungsprozeß und der Qualitätskontrolle des Intermediär- und Endproduktes ab. Innerhalb der Europäischen Union bestehen diesbezüglich bestimmte Richtlinien. In Deutschland ist das Paul-Ehrlich-Institut in Langen für die Zulassung und Überwachung von Allergenextrakten zuständig.

Neben **wäßrigen Allergenextrakten**, die in der Regel mehrfach täglich bis mehrfach wöchentlich injiziert werden müssen, wurden Allergene an bestimmte Stoffe adsorbiert, um ihre Freisetzung zu verzögern. Verwendet werden zu diesem Zweck Aluminiumhydroxid oder L-Tyrosin (19, 38). Solche Allergenlösungen werden in der Regel in wöchentlichen bis mehrwöchigen Abständen injiziert. Die resultierenden Allergenextrakte werden als **Semi-Depot-Präparate** bezeichnet. Weiterhin werden von einigen Herstellern sogenannte **Allergoide** angeboten, die ebenfalls Depoteigenschaften aufweisen und gegebenfalls zusätzlich an Tyrosin adsorbiert werden können. Dabei handelt es sich um Allergene, die durch Behandlung mit Aldehyden, besonders Glutaraldehyd, modifiziert worden sind (29, 41, 42, 67). Dies führt zu einer veränderten Konfiguration und somit zu einer veränderten Erkennbarkeit durch Immunglobulinmoleküle bzw. B-Zellen (42). Dies soll zu einer

Erhöhung der therapeutischen Sicherheit dieser Produkte beitragen (verminderte Mastzelldegranulation) (50). Es muß jedoch betont werden, daß nie alle B-Zell-Epitope zerstört werden und daß auch bei weitgehendem (primärem) Fehlen von Strukturen, die durch B-Zellen und Immunglobulin erkannt werden können, wie z. B. bei der Peptidtherapie, unerwünschte Wirkungen auftreten können. Deshalb dürfen die für die SIT geforderten Sicherheitsrichtlinien auch bei der Verwendung von Allergoiden nicht verlassen werden (vgl. praktische Durchführung). Die Modifikation der Allergene bei der Allergoidbildung könnte außerdem die Stimulationseigenschaften, gegebenfalls über eine unterschiedliche Wirkung auf die antigenpräsentierenden Zellen, für T-Zellen verändern. Inwieweit diese Veränderungen dem Therapieziel, also der Umstimmung der Immunantwort mit dem Endergebnis Herabsetzung der klinischen Erscheinungen, zusätzlich dienlich sind (z. B. durch eine höhere tolerierbare Allergendosis), muß durch weitere Untersuchungen geklärt werden. Klinische Studien zur therapeutischen Wirksamkeit der Allergoide liegen vor (1, 2, 9, 30, 32, 43, 45, 46, 51). Ein Vergleich der Präparate unterschiedlicher Hersteller wird hier bewußt nicht unternommen; es muß jedoch betont werden, daß unbedingt Extrakte guter Qualität zu bevorzugen sind.

## Immunologische Wirkmechanismen

Eine Allergie vom Soforttyp entsteht, bei einer entsprechenden genetischen Disposition des Individuums, unter dem modulatorischen Einfluß weiterer unspezifischer (adjuvanter) Faktoren durch wiederholte Exposition gegenüber einem **Antigen mit hoher Allergenität**. Dies ist ein Antigen, das neben seiner **Immunogenität** (die Potenz, Immunantworten auszulösen) die Eigenschaft hat, ganz bestimmte Ausprägungen von Immunantworten zu induzieren, die insbesondere zu Allergien vom Soforttyp führen (vgl. Kap. 2). Nach neuerem Verständnis sind dies Antigene, die einerseits per se, andererseits aufgrund der Expositionsweise eine bevorzugte Aktivierung von $T_{H2}$-Immunantworten bewirken (mit nachfolgender allergenspezifischer IgE-Produktion durch B-Zellen, die ebenfalls durch diese Antigene aktiviert werden müssen). Welche Eigenschaften dies sind, ist noch weitgehend ungeklärt. Eventuell spielt hierbei auch die enzymatische Aktivität vieler Allergene eine Rolle.

Neben der Qualität des Allergens ist aber auch die **Expositionsweise** gegenüber dem Allergen für die Allergieentstehung von Bedeutung (61). So entsteht eine Allergie vom Soforttyp bevorzugt nach wiederholter Exposition gegenüber kleinen Allergenmengen über das Epithel des Respirationstraktes und der Haut (3, 44) (Abb. 11.2).

Verfolgt man nun das Ziel, die allergenspezifische Immunantwort aufzuheben oder in ihrem Charakter zu verändern, kann man das Allergen modifizieren, die Expositionsweise verändern oder regulativ wirksame Mediatoren beeinflussen. Die **Veränderung der genetischen Determinanten** steht aktuell nicht zur Verfügung.

Bei der **Modifikation des Allergens** muß darauf geachtet werden, daß die spezifische Erkennung durch das Immunsystem insgesamt nicht verlorengeht. **Das Prinzip, das der klassischen SIT mit subkutanen Allergeninjektionen zugrunde liegt, ist eine Umgehung des Epithels und eine Applikation großer Allergenmengen.** Dadurch kommt es zu einer vielfältigen Beeinflussung der Immunantwort auf unterschiedlichen Ebenen. Die nun ausgelöste Immunantwort steht nicht mehr unter dem Einfluß des epithelialen Mikromilieus mit Mediatoren, die auch von seiten der Epithelzellen gebildet werden und eventuell die Aktivierung von $T_{H2}$-Zellen relativ begünstigen

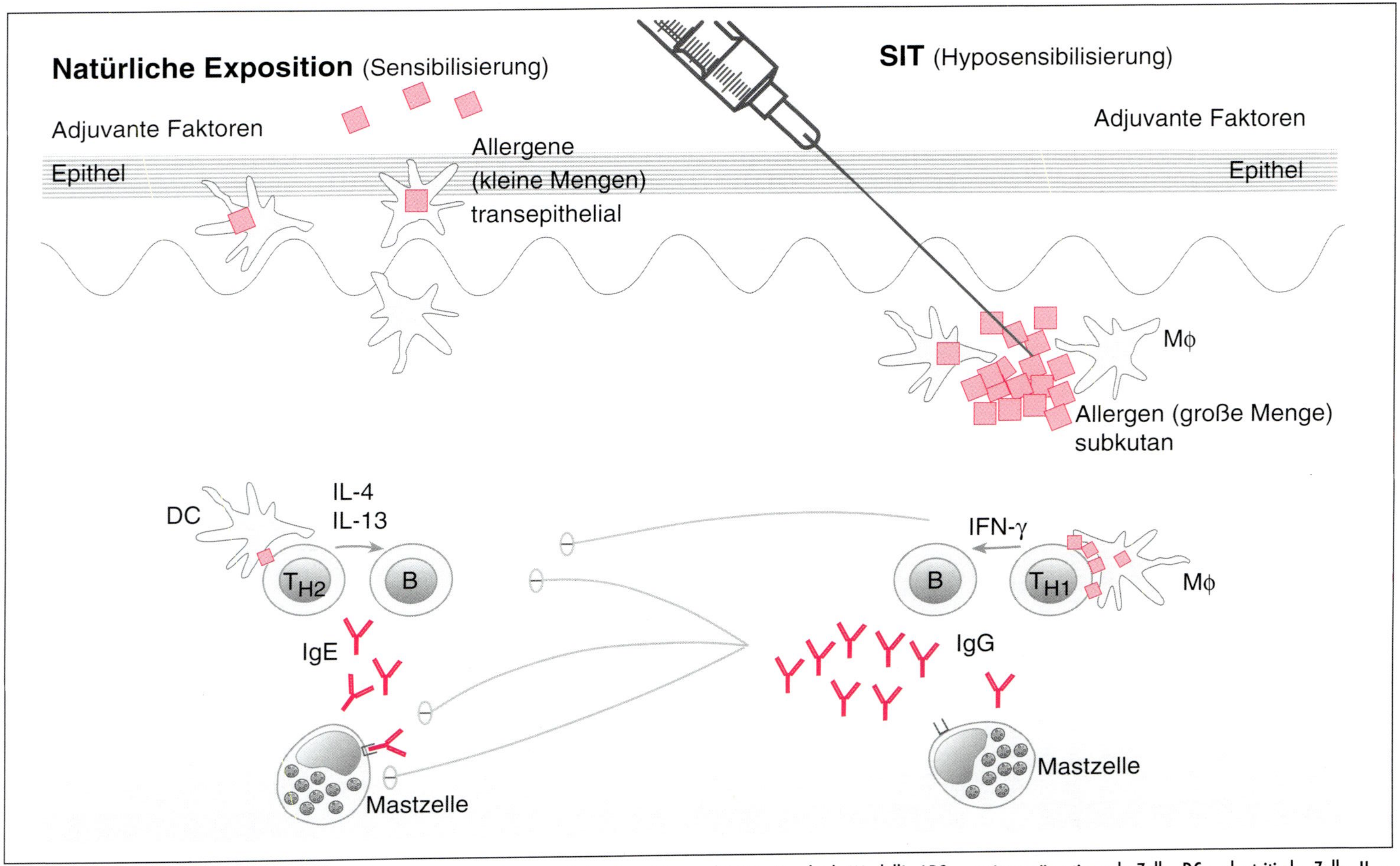


**Abb. 11.2** Allergenexposition und immunologische Konsequenzen bei natürlicher Exposition und SIT im Vergleich (Modell). APC = antigenpräsentierende Zelle, DC = dentritische Zelle, IL = Interleukin, Ig = Immunglobulin, Mϕ = Makrophage, $T_H$ = T-Helferzelle, IgE = IgE-Rezeptor ($FC_{\varepsilon}RI$); → = fördernde Wirkung; —⊖= hemmende Wirkung.

(3). Auch die antigenpräsentierenden Zellen sind andere. Im Epithel sind es bevorzugt dendritische Zellen, die das Allergen aufnehmen; subkutan sind es besonders Makrophagen. Unterschiedliche antigenpräsentierende Zellen exprimieren unterschiedliche kostimulatorische Signale und können somit unterschiedlich ausgeprägte Immunantworten induzieren (8, 25).

Die Allergenmenge beeinflußt ebenfalls die antigenpräsentierenden Zellen, die T-Zellen und andere Zelltypen (13, 63). In immunologischen Studien zur SIT beim Menschen konnte nachgewiesen werden, daß es unter SIT relativ rasch zu einer Verminderung der IL-4- und IL-5-Produktion von T-Zellen aus dem Blut von Allergikern kommt. Weiterhin kommt es zu einer unterschiedlich starken Anregung der IFN-γ-Produktion von T-Zellen (31, 62). Dies spricht dafür, daß das **$T_{H1}$-/$T_{H2}$-Gleichgewicht** zugunsten der $T_{H1}$-Antwort verschoben wird. Es ist dabei nicht geklärt, ob $T_{H2}$-Zellen umorientiert (Richtung $T_{H0}$ oder $T_{H1}$) oder funktionell inhibiert werden. Beide Effekte lassen sich unter dem Einfluß von hohen Allergendosen experimentell erzeugen.

Die Verschiebung im Zytokinmuster äußert sich nachfolgend auch in einer Veränderung des Musters an allergenspezifischen **Immunglobulinen**, die von B-Zellen unter der Einwirkung von T-Zellen produziert werden. So kommt es langfristig zu einer Verminderung der IL-4-abhängigen allergenspezifischen IgE-Produktion (insbesondere auch des saisonalen Anstiegs der IgE-Produktion) und zu einer Zunahme der IgG-Produktion (11, 22). Die Präsenz von anderen Immunglobulinklassen (nicht nur mit Spezifität gegen das gleiche Allergen) kann nun wiederum auf unterschiedliche Weise einen modulatorischen Einfluß auf das Immunsystem ausüben. Diese Antikörper binden einerseits an Fc-Rezeptoren auf verschiedenen Zelltypen, andererseits aber auch an andere (allergenspezifische) Immunglobuline (antiidiotypische Antikörper) und verhindern so z. B. deren Bindung an IgE-Rezeptoren auf Basophilen bzw. Mastzellen (20). Die Vorstellung, daß induzierte IgG-Antikörper das Allergen binden, bevor es mit IgE auf Basophilen bzw. Mastzellen reagieren kann („blockierende Antikörper"), ist weitgehend verlassen worden. Dennoch kann IgG offenbar über andere Mechanismen auf diese wichtigen Effektorzellen einwirken (12).

Nicht nur $CD4^+$-T-Helferzellen mit den von ihnen abhängigen immunologischen Effekten werden durch SIT beeinflußt. Auch **$CD8^+$-T-Zellen** werden in ihrer Funktion verändert. So wurde unter SIT über die Zunahme von $CD8^+$-T-Zellen berichtet, und es wurde die Induktion von $CD8^+$-T-Zellen beschrieben, die speziell die IgE-Produktion unterdrücken („Suppressorzellen") (34, 58). Auch sind $CD8^+$-T-Zellen eine Hauptquelle von IFN-γ, welches die IgE-Synthese hemmt. Und es kommt zu einer allgemeinen Hemmung der allergenstimulierten T-Zell-Proliferation unter SIT (57).

Weiterhin werden die **Effektorzellen** der allergischen Reaktion durch die SIT in ihrer Funktion beeinflußt. So kommt es z. B. zu einer Hemmung der Hautreaktivität (Quaddel) nach Allergenapplikation und zu einer Hemmung der Freisetzung von Histamin aus **Basophilen** nach Stimulation mit dem spezifischen Allergen (60, 71). Auch die Spätphase der allergischen Reaktion vom Soforttyp wird gehemmt. So resultiert eine veränderte Zytokinproduktion in kutanen Spätphasenreaktionen und ein verminderter Einstrom von **Eosinophilen** in die Haut oder Schleimhaut nach einer Allergenprovokation (14, 73). Weiterhin wird die Expression von Aktivitätsparametern von Eosinophilen wie ECP vermindert (55). Wie dies bewirkt wird, ist noch weitgehend unklar.

Insgesamt sind die Mechanismen, die der SIT zugrundeliegen, inzwischen jedoch deutlich besser aufgeklärt. Multiple immunologische Veränderungen unter SIT sind faßbar und meßbar geworden. Dennoch gibt es bislang keinen Einzelparameter und keine Konstellation von Laborparametern, die eine Beurteilung des Erfolgs der SIT für den individuellen Patienten sicher ermöglichen würden.

## Klinische Wirksamkeit

Die günstige Beeinflussung der allergischen Immunreaktion auf verschiedenen Ebenen korreliert mit der klinischen Wirksamkeit der SIT bezüglich der Reduktion der Symptome. Die therapeutische Effektivität der klassischen SIT mit subkutaner Injektion des Allergens oder subkutaner Injektion von Allergoiden wurde inzwischen durch zahlreiche klinische Studien belegt (24, 27, 49, 53, 54, 74, 72). In jüngster Zeit wurde auch die Wirksamkeit verkürzter Therapieprotokolle durch Studien belegt (35, 75, 76). Unter SIT kommt es zu einer **Reduktion der allergischen Symptome** wie Nasenlaufen, Niesen, Augentränen, asthmatischen Beschwerden (Symptom scores) und wohl auch zu einer Reduktion assoziierter Beschwerden wie dem Oral allergy syndrome (33). Weiterhin kann der **Medikamentenverbrauch** zur Behandlung der allergischen Beschwerden reduziert werden. Dies und die Steigerung der Leistungsfähigkeit bzw. die Verringerung von Fehlzeiten macht die SIT auch unter ökonomischen Gesichtspunkten zu einer wirtschaftlichen Therapieform (7). Neben diesen teilweise subjektiv beeinflußbaren Effekten werden unter SIT auch objektive krankheitsassoziierte Parameter verändert. So ist die Schwelle zur Auslösung von Symptomen nach nasaler Provokation mit dem Allergen nach SIT deutlich erhöht. Dies kann auch durch die Rhinomanometrie objektiviert werden (6, 15). Auch die „allergische Entzündung" an der Nasenschleimhaut wird durch SIT günstig beeinflußt. So kommt es zu einer Verringerung der Infiltration der Nasenschleimhaut, insbesondere mit Eosinophilen, während der Allergiesaison oder nach Provokation mit dem Allergen (28). Auch die Expression von Aktivierungsmarkern der Eosinophilen, wie ECP, wird signifikant vermindert (55). Die Dauerhaftigkeit der Wirkungen der SIT nach Beendigung der Behandlung wurde in kontrollierten Studien nachgewiesen (47).

## Indikationsstellung und Erfolgsaussichten

Durch die oben ausgeführte Dokumentation der klinischen Wirksamkeit mit kausalen Ansatzpunkten und vor allem auch mit der Möglichkeit der Progredienz des allergischen Krankheitsbildes im Sinne eines „Etagenwechsels" einer allergischen Rhinitis zum Asthma bronchiale entgegenzuwirken und weiteren Sensibilisierungen vorzubeugen, hat die SIT ihren Stellenwert im Spektrum der therapeutischen Möglichkeiten bei bestimmten allergischen Krankheiten erhöht und gefestigt (obwohl auch im Bereich der pharmakologischen Therapeutika erhebliche Fortschritte erzielt wurden) (65). Zwar ist die SIT nicht frei von Risiken, doch kann auch der langjährige Gebrauch von Pharmaka unerwünschte Wirkungen verursachen. Vor allem aber die bestehenden oder sich ggfs. entwickelnden allergischen Krankheitsbilder, insbesondere das Asthma bronchiale, sind mit erheblicher Morbidität oder Mortalität behaftet. Dies hat dazu geführt, daß auch von seiten einer Expertengruppe des europäischen Allergologenverbandes (European Academy of Allergology and Clinical Immunology [EAACI]) die **Indikation** zur SIT nicht, wie früher, nur nachgeordnet zur pharmakologischen Therapie, sondern als primär indiziert angesehen wird, wenn die Relevanz eines Allergens oder einer Allergengruppe für die Auslösung der Beschwerden gesichert wurde, eine ausreichende Meidung des Allergens nicht möglich ist und eine SIT für das Allergen bzw. die Allergengruppe durch klinischen Studien als sicher und effektiv belegt wurde (40). Für welche Allergene bzw. Allergengruppen letzteres gilt, ist in Tabelle 11. 2 zusammengefaßt. Die allergischen Krankheitsbilder des oberen Respirationstraktes, die einer SIT aufgrund der zugrundeliegenden Pathophysiologie der Krankheitsbilder zugänglich sind, sind die allergische Rhinitis (gegebenfalls mit Konjunktivitis) und das beginnende exogen-allergische Asthma bronchiale, das nicht selten im weiteren Verlauf einer allergischen Rhinitis, aber auch primär auftritt. Insektengiftallergien mit anaphylaktischen oder anaphylaktoiden Reaktionen sind ebenfalls einer SIT zugänglich. Diese Indikationen sind in Tabelle 11. 3 aufgeführt.

Weitere Voraussetzungen für eine erfolgreiche SIT sind, wie bereits erwähnt, die Ermittlung der (dominanten) klinischen Relevanz des oder der Allergene, die zur SIT verwendet werden sollen. Dies kann durch die Allergietestung (Hauttestungen und Bestimmung des allergenspezifischen IgE im Serum) in Verbindung mit der Anamnese und Provokationstestung erfolgen (vgl. Kap. 4, 5 und 6). Dabei ist die Verwendung der gleichen Allergene (Hersteller) für die Diagnostik und spätere Therapie ideal. Weiterhin sind **andere Krankheitsursachen auszuschließen bzw. möglichst zu beseitigen, und auch die Allergenexposition sollte zusätzlich möglichst verringert werden**. Von seiten des Patienten muß eine ausreichende **Kooperativität** vorhanden sein, was – neben Sicherheitsüberlegungen – der Grund dafür ist, daß Kinder unter sechs Jahren der SIT noch nicht zugeführt werden (Tab. 11.4).

Schließlich müssen eventuelle **Kontraindikationen** beachtet werden. Dies sind funktionell relevante Krankheitszustände am respirativen und kardiovaskulären System (Tab. 11. 5). Dazu gehört auch das Asthma bronchiale, wenn es bereits zu einer dauerhaften Einschränkung der Lungenfunktion geführt hat. Das Asthma bronchiale ist außerdem einer der Hauptrisikofaktoren für unerwünschte, überschießende Reaktionen bei iatrogener Allergenexposition wie bei der Hyposensibilisierung, aber auch bei der Provokationstestung oder Hauttestung,

**Tab. 11.2** Allergenquellen/-gruppen, für die qualitativ hochwertige Allergenextrakte mit erwiesener Wirksamkeit zur Verfügung stehen.

| |
|---|
| Bienen- und Wespengift |
| Baumpollen (insbesondere Birke, Erle, Hasel) |
| Gräser- und Roggenpollen |
| Hausstaubmilben |
| Beifuß |
| Katzenallergene und einige andere Tierepithelien |
| Schimmelpilze |

**Tab. 11.3** Krankheitsbilder, für die eine SIT indiziert sein kann.

| |
|---|
| Soforttypallergie gegen Bienen- oder Wespengift mit systemischen Reaktionen |
| Ausgeprägte allergische Rhinitis und Konjunktivitis |
| Beginnendes exogen-allergisches Asthma bronchiale |

**Tab. 11.4** Voraussetzungen für eine erfolgreiche SIT.

| |
|---|
| Ausschluß nichtallergischer Ursachen der Beschwerden |
| Umfassende allergologische Diagnostik mit Ermittlung aller potentiell relevanten Sensibilisierungen |
| Nachweis der klinischen Relevanz der Sensibilisierungen (Anamnese, Provokationstestung) |
| Auswahl weniger, klinisch relevanter und zueinander passender Allergene |
| Vorhandensein eines geeigneten Extraktes (standardisierter, ausreichend hoher Gehalt an den wesentlichen Allergenen; Freiheit von Kontaminationen) |
| Ausreichende Compliance auf seiten des Patienten |

**Tab. 11.5** Kontraindikationen für die SIT.

| |
|---|
| Funktionell relevante Veränderungen am Respirationssystem (insbesondere unkontrollierbares Asthma bronchiale und restriktive Störungen) |
| Funktionell relevante Veränderungen im kardiovaskulären System (insbesondere KHK und Herzinsuffizienz) |
| Hyperthyreose |
| Therapie mit β-Blockern (auch Augentropfen) oder ACE-Hemmern |
| Chronische Infektionskrankheiten wie Tbc und chronische Entzündungsprozesse bei Autoimmun- bzw. rheumatischen Erkrankungen |
| Tumorleiden |
| Immundefekte (Immunsuppression) |
| Andere schwerwiegende Erkrankungen (Niereninsuffizienz, Leberfunktionsstörung) |
| Schwangerschaft |

so daß hier eine enge Kooperation mit dem betreuenden Internisten bzw. Pneumologen bezüglich der Indikationsstellung und Durchführung der SIT notwendig ist. Ein atopisches Ekzem kann sich unter SIT ebenfalls verschlechtern und somit zum Therapieabbruch zwingen.

Auch darf der Patient während der SIT keine β-Blocker und möglichst keine ACE-Hemmer einnehmen. Erstere können v. a. mit einer eventuellen Notfallbehandlung mit Adrenalin oder Sympathomimetika interferieren; letztere können evtl. allergische Reaktionen in ihrem Ablauf verstärken, indem sie in den Kininmetabolismus eingreifen. Weitere Kontraindikationen wegen möglicher Interferenzen mit dem Krankheitsgeschehen sind Infektionskrankheiten, Autoimmunkrankheiten, rheumatische Krankheiten, maligne Erkrankungen, Immundefekte, immunsuppressive Therapien und andere schwere Erkrankungen.

Es gibt zwar keine Hinweise darauf, daß die SIT zu einer Schädigung einer schwangeren Patientin oder des Kindes führt, dennoch sollten bei Schwangeren alle vermeidbaren Therapien grundsätzlich unterbleiben, zumal allergische Zwischenfälle nicht auszuschließen sind, zu deren Therapie weitere Pharmaka gegeben werden müssen (eine ggfs. vital indizierte SIT bei Insektengiftallergie kann fortgesetzt werden).

Grundsätzlich sind die **Erfolgsaussichten der SIT** um so höher, je stärker sich die Auslösung der allergischen Symptomatik auf wenige relevante Allergene konzentriert und andere mögliche Krankheitsursachen in den Hintergrund treten. Da bei jahrelanger Bestandsdauer der allergischen Entzündung sekundär Veränderungen am Erfolgsorgan auftreten können, die die Abhängigkeit des Krankheitsgeschehens von der initial hauptsächlich kausalen, allergengetriggerten, spezifischen Entzündungsreaktion zunehmend unabhängig machen, nimmt die Erfolgsaussicht der SIT mit der Bestandsdauer des allergischen Krankheitsbildes ebenfalls ab. Dies ist, neben einer eventuell veränderten Reaktionsweise des Immunsystems, wohl der Hauptgrund für eine abnehmende Effektivität der SIT mit zunehmendem Lebensalter, obwohl das chronologische Alter alleine keine absolute Kontraindikation zur SIT darstellt (vgl. Tab. 11.5).

## Praktische Durchführung

Nachdem die Indikation zur SIT gestellt ist, ist in der Regel auch bereits eine Entscheidung über die Allergene oder Allergengruppen gefallen, gegen die hyposensibilisiert werden soll (klinisch relevante Allergene). Es sollten jedoch **nicht zuviele Allergene in einer Hyposensibilisierungslösung zusammengemischt werden**. Grundsätzlich dürfen keine eigenen Mischungen hergestellt werden, auch nicht aus den Präparaten des gleichen Herstellers. Auch bei der bei einigen Präparaten notwendigen Rekonstitution des Inhaltes dürfen nur die vom Hersteller vorgesehenen Lösungsmittel verwendet werden. Diese müssen exakt in der vorgeschriebenen Menge eingesetzt werden, da sonst die Konzentrationen der Allergene nicht stimmen, was auch bei einem Wechsel auf neue Flaschen oder Packungen zu Problemen führen kann. Die Etiketten sollten nicht verändert werden, allenfalls das Datum des Anbruchs der Flasche oder die Rekonstitution mit einem Lösungsmittel (nur bei einigen Allergenen) sollte vermerkt werden. Bei der Hyposensibilisierung eines Patienten sollte immer die gleiche Packung verwendet werden; diese sollte auch den Namen des Patienten tragen.

In der Regel geben die Hersteller sinnvolle **Allergenmischungen** vor, wie z. B. Pollen von frühblühenden Bäumen oder Gräser- und Roggenpollen. Da die allergene Gesamtpotenz eines Extraktes aus Sicherheitsgründen nicht beliebig gesteigert werden kann, führt der Wunsch des Verordners an den Hersteller, weitere Allergene zuzumischen, zu einer immer weiteren Verminderung des absoluten und relativen Allergengehaltes der einzelnen Allergene. Dies setzt die Wirksamkeit der Therapie bezüglich der verwendeten Allergene herab (56). Deshalb sollte man sich für die SIT auf wenige Allergene beschränken, die vergleichbare Major-Allergene enthalten. Diesbezüglich ist die **Kombination von Allergenen mit unterschiedlichem saisonalem Auftreten ungünstig**, da dann eine optimale Anpassung der Therapie an die Allergiesaison nicht mehr möglich ist. Auch kann die Präsenz eines Allergens, das bei einem Patienten schon bei relativ geringer Dosis zu Unverträglichkeitsreaktionen führt, bei solchen Allergengemischen eine Dosissteigerung bezüglich der sonstigen Allergene unmöglich machen und damit den möglichen Therapieerfolg unnötig limitieren. Daher sollte besser eine zweite Allergenlösung bestellt werden, die zeitlich versetzt zur Hyposensibilisierung verwendet wird. Dies stellt jedoch erhöhte Anforderungen an die Koordination dieser Behandlungen, die zusätzlich noch durch weitere Ereignisse wie interkurrente Infekte, eventuell notwendige Impfungen, Abwesenheiten etc. kompliziert werden kann. Daher sollte ein solches Vorgehen nur in Einzelfällen von besonders erfahrenen Allergologen gewählt werden. Im übrigen kommt natürlich auch eine weitere SIT nach Abschluß der ersten SIT in Frage.

Bei der Entscheidung für ein bestimmtes Präparat zur SIT kommen weitere Überlegungen hinzu, wie z. B. die Zeit, die dem Patienten zur Gabe der Injektionen zur Verfügung steht (Anzahl der Injektionen).

**In jedem Falle sollte ein qualitativ hochwertiges Produkt eines etablierten Herstellers verwendet werden, dessen Effektivität und Sicherheit gemäß den Anforderungen der EAACI in plazebokontrollierten klinischen Studien belegt wurde.**

Die Allergenlösungen sind **rezeptpflichtig** und müssen daher für den Patienten rezeptiert werden. Ergänzend kann ein Bestellschein ausgefüllt werden, den die Firmen zur Verfügung stellen, um die Bestellabläufe zu optimieren und die Sicherheit zu erhöhen (z. B. um festzustellen, daß eine Fortsetzungsbehandlung mit höheren Allergenkonzentrationen erst nach Bestellung einer Aufbaubehandlung für den gleichen Patienten erfolgt). Einige Hersteller von Allergenextrakten, die als Fertigarzneimittel in Deutschland angeboten werden, sind in Tabelle 11.6 aufgeführt. **Die Hyposensibilisierungslösungen selbst müssen im Kühlschrank nach Herstellerangaben gelagert werden (nicht einfrieren)**. Vor Therapiebeginn ist der Patient über Therapierisiken, Alternativen und Verhaltensmaßregeln **aufzuklären**. Die Führung

**Tab. 11.6** Einige Anbieter von Allergenextrakten (mit in Deutschland als Fertigarzneimittel zugelassenen Produkten).

| |
|---|
| Allergopharma Joachim Ganzer KG, 21462 Reinbeck |
| HAL Allergie GmbH, 40554 Düsseldorf |
| Scherax Arzneimittel GmbH (ALK), 22569 Hamburg |
| SmithKline Becham Pharma GmbH (Bencard), 80716 München |

eines Beschwerdetagebuches ist hilfreich (Symptome, Medikation).

**Vor der Injektion** muß sich der Arzt versichern, daß es sich um die richtige **Allergenlösung** handelt (Art der Allergene, Konzentration), daß das Verfallsdatum der Lösung nicht abgelaufen ist und daß die Lösung gleichmäßig aufgelöst ist. Er muß den **Patienten** fragen, ob es irgendwelche relevanten Veränderungen in seinem Gesundheitszustand gibt (bei Asthmatikern möglichst aktuelle Peak-Flow-Messung), ob sich der Medikamentenkonsum geändert hat und ob (neue) Medikamente eingenommen werden, die eine Kontraindikation zur SIT darstellen würden (vgl. Tab. 11. 5). Bei Vorliegen eines Infektes oder bei kürzlich erhaltenen Impfungen sollte die Injektion verschoben werden. Ferner muß der Arzt prüfen, ob der zeitliche Abstand zur vorangegangenen Injektion korrekt ist und wie die letzte Injektion vertragen wurde.

Hinsichtlich der **Intervallüberschreitungen** geben die Hersteller der Allergenextrakte in der Regel Orientierungshilfen für die der Dosisreduktion; ebenso für Reaktionen, die über eine geringe Lokalreaktion an der Injektionsstelle hinausgehen. Auch für die **Steigerung** der Allergendosis (ansteigende Injektionsvolumina bei gleicher Allergenkonzentration in einer Flasche, ansteigende Allergenkonzentrationen in den unterschiedlichen Flaschen) geben die Hersteller erprobte Schemata vor, die jedoch unter Umständen an den individuellen Patienten angepaßt werden müssen. Eine schnellere Steigerung als empfohlen (kürzere Intervalle, größere Dosisanstiege) sollte allerdings aus Sicherheitsgründen nicht erfolgen. Für hochgradig sensibilisierte Patienten bieten manche Firmen eine zusätzliche Allergenlösung mit besonders geringer Konzentration zur Einleitung der Behandlung an.

Die **Injektion** muß durch den Arzt selbst erfolgen und darf nicht delegiert werden. Sie muß streng subkutan vorgenommen werden, es darf nicht versehentlich ein Teil der Allergenlösung intravasal gelangen. Letzteres läßt sich durch Aspiration vor der Injektion ausschließen. Zur Vermeidung einer intramuskulären Injektion darf die Injektion nicht zu tief und steil ausgeführt werden, daher ist es hilfreich, die Haut in einer Falte abzuheben. Der am besten geeignete Injektionsort ist die Rückseite des Oberarmes; als Spritzen eignen sich in 0,1-ml-Schritten graduierte sterile Tuberkulinspritzen mit feiner Nadel für die subkutane Injektion (jeweils als Einmalartikel). Das Hautareal, an dem die Injektion vorgenommen wird, sollte vorher desinfiziert werden und klinisch erscheinungsfrei sein.

**Nach der Injektion muß der Patient für mindestens 30 Minuten unter ärztlicher Aufsicht überwacht werden** (17). **Notfallbehandlungsmaßnahmen**, wie in Kap. 17 beschrieben, müssen unmittelbar zur Verfügung stehen, eine entsprechende Ausrüstung ist vorzuhalten, und ihr Einsatz sollte mit allen involvierten Mitarbeitern erprobt werden (16). Grundsätzlich können alle allergischen Symptome wie Urtikaria, Angioödem, Asthma bronchiale bis hin zum anaphylaktischen Schock vorkommen. Ursächlich sind überwiegend Applikationsfehler (Verwechslung, intravasale Injektion) und Mißachtung von Kontraindikationen und Verhaltensmaßregeln. Die Häufigkeit systemischer Reaktionen beträgt, bezogen auf die Anzahl subkutaner Injektionen, je nach Untersucher und nach verwendeten Extrakten bis zu 1 % (52). Fatale Zwischenfälle sind sehr selten, jedoch ebenfalls dokumentiert (37). Weiterhin muß der Patient am Tage der Injektion körperliche Anstrengungen (schwere körperliche Arbeit, Sport), aber auch andere Stressfaktoren wie Alkohol meiden. Treten überschießende unerwünschte Wirkungen auf, ist neben einer Anpassung der Therapie die Überwachung entsprechend zu intensivieren und zu verlängern. Die genannten Sicherheitsvorkehrungen sollten unbedingt beachtet werden, um schwere Zwischenfälle zu vermeiden.

Die SIT kann nach einem präsaisonalen oder perennialen Therapieschema durchgeführt werden. Die präsaisonale SIT wird derzeit für saisonale Allergene am häufigsten angewandt, auch wenn die perenniale SIT ihr gegenüber einige Vorteile hat. Bei der **präsaisonalen SIT** werden nach Ende der Allergiesaison (in der Regel nach Ende des Sommers) nach entsprechender Allergietestung und Indikationsstellung die Hyposensibilisierungslösungen bestellt, und die Behandlung beginnt jedes Jahr erneut mit einer Aufbaubehandlung, d.h. es wird mit der geringsten vorgesehenen und für den individuellen Patienten geeigneten Allergenmenge begonnen und dann weiter gesteigert. Bei Erreichen der individuellen Erhaltungsdosis, die bei hochgradiger Sensibilisierung niedriger liegen kann als vom Hersteller vorgegeben, wird diese Dosis wiederholt bis zum Einsetzen der Allergiesaison (Pollenflug) in Intervallen verabreicht. Dann wird die Behandlung unterbrochen und nach der folgenden Allergiesaison mit einer Aufbaubehandlung erneut eingeleitet (Abb. 11.3).

Bei der **perennialen SIT** wird die Dosis, nach Erreichen der Erhaltungsdosis nach initialer Aufbaubehandlung, bei Beginn der Allergiesaison (Pollenflug) stark reduziert, aber fortgesetzt (kosaisonaler Anteil). Nach Ende der Allergiesaison wird die Dosis dann erneut langsam auf die Erhaltungsdosis gesteigert, wobei man sich an den Vorgaben des Herstellers orientieren kann, die Behandlung aber wie immer individuell auf den einzelnen Patienten abstimmen muß (vgl. Abb. 11.3). Dies hat den Vorteil, daß man nicht in jedem Jahr erneut „bei Null“ anfangen muß, sondern von dem Niveau das während der Allergiesaison vertragen wurde, bereits ausgehen kann. Insgesamt ergibt sich so eine höhere kumulativ verabreichte Allergendosis und eventuell ein besserer Therapieerfolg. Ein weiterer Vorteil ist in der durchgehenden Betreuung des Patienten durch den Arzt während der saisonalen Beschwerdezeit zu sehen, was oftmals die Compliance des Patienten verbessert und die Zahl der Therapieabbrüche verringert. Nachteilig ist, daß auch während der Saison Injektionen erforderlich sind, was teilweise durch weniger notwendige Injektionen beim Dosisaufbau nach Abschluß der Saison ausgeglichen wird, und daß die Steuerung dieser Therapie während der Saison mit wechselnder natürlicher Allergenexposition mehr Erfahrung verlangt. Jedoch besteht bei perennialen Allergenen ohnehin keine Alternative zu diesem Vorgehen, wenn die Indikation zur SIT gestellt wurde. Hierbei wird im Rahmen der Aufbaubehandlung bis zur vorgegebenen bzw. individuellen Erhaltungsdosis gesteigert, dann wird die Behandlung mit dieser Erhaltungsdosis im Rahmen der Fortsetzungsbehandlung weitergeführt. Dabei ist zu beachten, daß die tolerierte Allergenmenge in Abhängigkeit von verschiedenen Faktoren, wie z. B. schwankender natürlicher Allergenexposition, unterschiedlich sein kann, so daß zur Steuerung dieser Therapieform mehr allergologische Erfahrung erforderlich ist. Aus diesem und anderen Gründen sollte die Exposition zu perennialen Allergenen trotz SIT durch weitere Maßnahmen minimiert werden.

**Die SIT, ob präsaisonal und perennial, wird in der Regel zwei bis drei Jahre durchgeführt.** Zeigt sich nach dem ersten

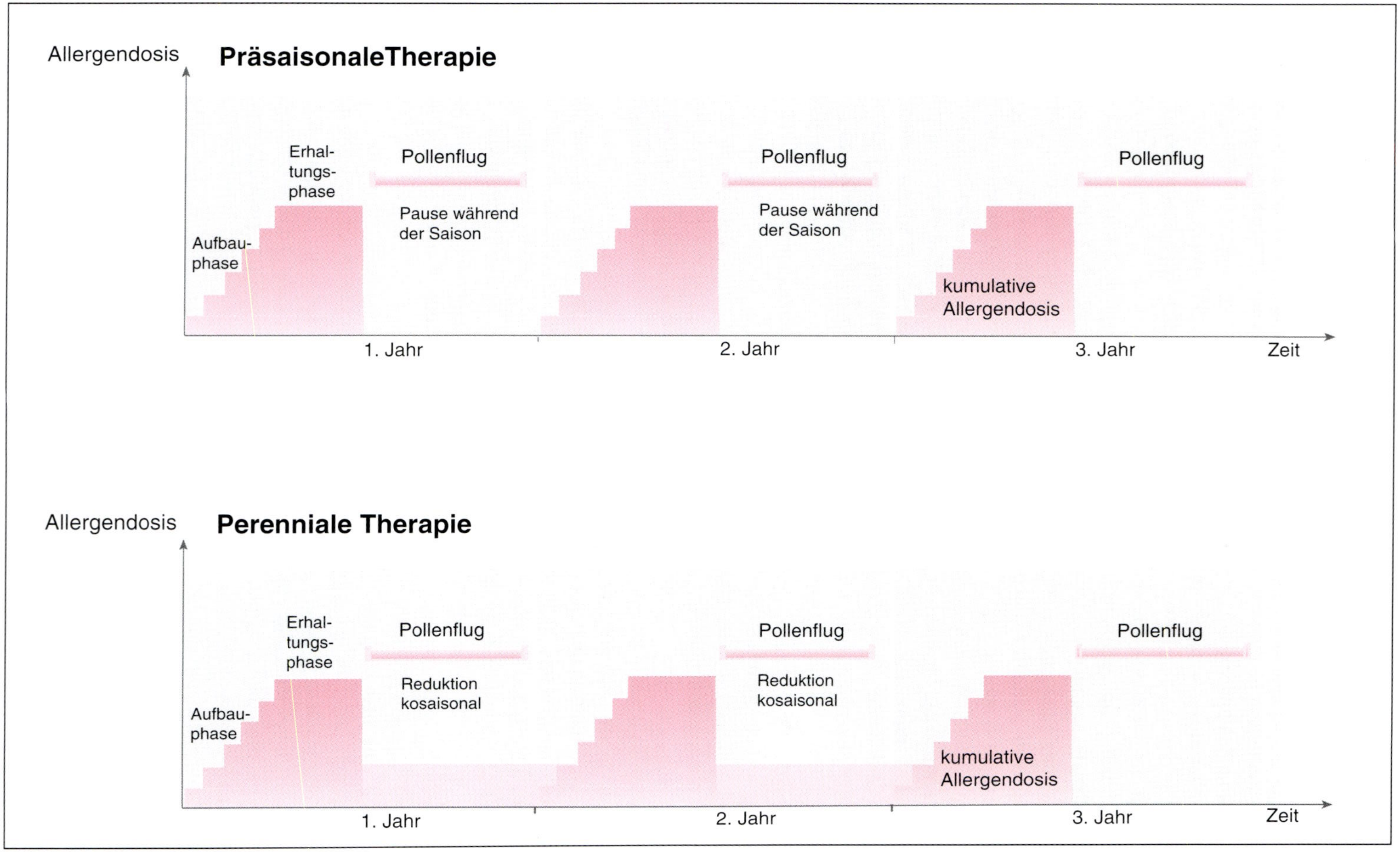


**Abb. 11.3** SIT: präsaisonale und perenniale Therapieform mit Aufbau- und Erhaltungsphase.

bzw. zweiten Jahr kein erwartungsgemäßer Therapieerfolg, ist die Indikation insbesondere bezüglich der klinischen Relevanz der ausgewählten Allergene erneut zu überprüfen. Im Einzelfall kann auch länger als drei Jahre therapiert werden, was für Insektengiftallergien ohnehin empfohlen wird (66). Auch kann eine SIT natürlich mit den gleichen oder auch anderen Allergenen wiederholt werden, wenn der Therapieerfolg nachläßt und die Indikationsstellung entsprechend erfolgt ist. Die gleichzeitige Anwendung symptomatischer antiallergischer Pharmaka beeinträchtigt die Wirkung der SIT nicht, kann jedoch die Reaktionslage des Patienten auf Allergeninjektionen beeinflussen, was insbesondere bei Reduktion der Pharmakotherapie zu beachten ist.

## Besondere Formen der SIT

Unter einer SIT versteht man klassischerweise die subkutante Injektion des spezifischen Allergens in ansteigender Dosierung, um die Toleranz gegenüber dem Allergen zu erhöhen. Neben den hier beschriebenen Allergenen wurde dieses Verfahren auch erfolgreich mit anderen Allergenen (Medikamente) angewandt. Weiterhin wurden bei unverzichtbaren **Medikamenten** auch peroral Hyposensibilisierungen mit Erfolg durchgeführt. So scheinen am Verdauungstrakt, der täglich mit einer Vielzahl von fremden Stoffen konfrontiert wird, besondere Mechanismen der Toleranzinduktion zu bestehen (69).

Bezüglich der Wirksamkeit einer **peroralen oder sublingualen Hyposensibilisierung** mit Aeroallergenen besteht derzeit keine Einigkeit. So wurde in einigen Studien eine Wirksamkeit nachgewiesen, in anderen nicht (18, 68). Tendenziell scheint die Wirksamkeit bei Kindern höher zu sein. Insbesondere die in jüngster Zeit durchgeführten kontrollierten Untersuchungen, bei denen im Vergleich zur subkutanen Therapie höhere Allergendosen appliziert wurden, belegen eine Wirksamkeit, die mit der verwendeten Allergenmenge korreliert (10, 21, 36, 59). Obwohl in diesen Studien keine erhöhte Nebenwirkungsraten beobachtet wurden, stellt sich die Frage nach der Sicherheit dieser nicht in Gegenwart des Arztes durchgeführten Behandlung. Fehldosierungen sind nicht auszuschließen, und die Resorption der Allergene kann, zumindest bei oraler Einnahme, durch zahlreiche für die Anwender unter Umständen nicht erkennbare Faktoren wie Nahrungsaufnahme, gastrointestinale Krankheitszustände etc. beeinflußt werden. Allerdings ist die tropfenweise Steigerung der Allergenmenge im Vergleich zur subkutanen Injektion wesentlich langsamer, was die Gefahr plötzlich auftretender Unverträglichkeiten mindert. Zur Zeit kann die sublinguale oder perorale Hyposensibilisierung nicht gleichwertig neben die klassische subkutane SIT gestellt werden, deren Wirksamkeit unzweifelhaft in vielen Studien belegt ist. Dennoch ist nicht auszuschließen, daß die sublinguale oder perorale Hyposensibilisierung nach weiterer Verbesserung, auch in der klinischen Dokumentation, in Zukunft einen höheren Stellenwert im Rahmen der Therapiemodalitäten allergischer Krankheiten, insbesondere bei Kindern, einnehmen wird. Die Verwendung schlecht definierter, minderwertiger Allergenextrakte sollte auch hier auf jeden Fall vermieden werden. Bezüglich der Qualitätskontrolle sollten ähnliche Maßstäbe angelegt werden wie für die Extrakte zur subkutanen SIT.

In neuerer Zeit wurden erste klinische Studien mit **rekombinant hergestellten Allergenen oder Peptiden** begonnen. Der Vorteil dieser Verfahren könnte in der Herstellung von Extrakten mit hochgradig reinen Allergenen liegen, die später industriell in großer Menge erzeugt werden könnten. Angesichts der Vielzahl möglicher relevanter Allergene, des natürlichen Vorkommens von verschiedenen Isoallergenen des gleichen Allergens (vgl. Tab. 11. 1) und technisch schwer zu überwindender Probleme bei der eventuell notwendigen posttranslationellen Modifikation der Proteine erscheint jedoch die Anwendung in der alltäglichen allergologischen Praxis eher fraglich. Mit dem Ziel, B-Zell-Epitope zu eliminieren, wurden außerdem Bruchstücke von Allergenen (Peptide), die von B-Zellen nicht erkannt werden sollen, zur SIT verwendet, um die T-Zell-Antwort zu modifizieren (T-Zell-Epitope). Dies wurde in tierexperimentellen Studien bereits erfolgreich durchgeführt. Die Wirksamkeit dieser Therapieform beim Menschen läßt sich noch lange nicht abschließend bewerten, zumal erst wenige Allergene verwendet wurden. Es zeichnet sich jedoch ab, daß auch die SIT mit Peptiden nicht frei von unerwünschten Wirkungen sein wird, die teilweise erst verzögert auftreten. Sollten sich diese unerwünschten Wirkungen nicht durch weitere Modifikationen beheben lassen, könnte ein wesentliches Argument für die SIT mit Peptiden – die Sicherheit – hinfällig werden. Der enorme Aufwand zur Erzeugung von unterschiedlichen Peptiden aus einem Allergen, der sonst von den antigenpräsentierenden Zellen geleistet wird, wäre dann kaum noch zu rechtfertigen. Insofern ist ein breiter Einsatz von rekombinanten Allergenen oder Peptiden derzeit nicht abzusehen. Dennoch sind z. B. Anreicherungen von natürlichen Allergenextrakten mit rekombinanten Allergenen, gegebenenfalls entsprechend den individuellen Sensibilisierungen einzelner Patienten, denkbar. Hierfür sind natürlich vorangehende Studien, die eine bessere Wirksamkeit solcher Extrakte belegen müßten, notwendig. Auch die allergologische Diagnostik könnte dann zugunsten einer weiteren Differenzierung der Sensibilisierungen auf Einzelallergenniveau vorangetrieben werden, was angesichts immer stärkerer finanzieller Restriktionen im Gesundheitswesen jedoch fraglich erscheint. Aber auch unabhängig von rekombinanten Allergenen und Peptiden, die bereits jetzt die wissenschaftliche Allergologie stark gefördert haben, sind weitere Verbesserungen der SIT denkbar. Vorstellbar sind hier z. B. Veränderungen der verwendeten **Adjuvanzien** (Adsorptionsstoffe) hinsichtlich einer noch stärkeren Beeinflussung des Immunsystems in der erwünschten Weise. Dies läßt sich eventuell auch durch den zusätzlichen Einsatz von **Zytokinen und Zytokinantagonisten** erreichen. Was hiervon Realität werden wird, muß die Zukunft erweisen. Außerdem kommen auch noch weitere **Modifikationsmöglichkeiten des Allergens** in Betracht, die über die derzeit etablierten Verfahren zur Erzeugung von Allergoiden hinausgehen.

Ganz andere Strategien verfolgen Ansätze unter **Verwendung von Antikörpern gegen IgE oder gegen IgE-Rezeptoren**, die die Bindung von allergenspezifischem IgE an Basophile oder Mastzellen verhindern sollen. Ähnliches läßt sich eventuell mit **löslichen IgE-Rezeptoren oder anderen modifizierten körpereigenen Molekülen** erreichen.

Des weiteren gibt es Ansätze zur SIT bei bestimmten **Nahrungsmittelallergien**, die jedoch bislang keine allgemeine Verbreitung gefunden haben. Eventuell werden auch Formen der SIT gegen „neue" Allergene wie **Latex** anzustreben sein, falls sich die menschliche Exposition gegenüber Latex bzw. den eigentlich relevanten darin enthaltenen Proteinen, nicht durch andere Maßnahmen weitgehend unterbinden läßt. Auch bei nicht-IgE-vermittelten allergischen Reaktionsformen könnten sich durch neue Erkenntnisse neue Modalitäten der spezifischen Immuntherapie auftun.

Die hier gemachten Angaben zur Indikationsstellung und Durchführung der SIT können für den individuellen Patienten nur Anhaltspunkte liefern. Grundsätzlich obliegt es der Verantwortung des behandelnden Arztes, diese Entscheidungen zu treffen. Dabei sollten insbesondere auch die ständig aktualisierten Packungsbeilagen der Hersteller beachtet werden. In diesen Packungsbeilagen wird inzwischen auch darauf verwiesen, daß der Arzt, der die SIT anwendet, allergologisch erfahren sein muß.

## Literatur


1. Adamek-Guzik T, Szceklik A, Woloszynski J. Multicentre controlled trial of Pollinex treatment of hay fever and pollen asthma. Polish Medical Weekly 1979; 34:1111-3.
2. Baumgarten C, Kunkel G, Rudolph R. Vergleichende Untersuchung von Graspollen-Allergikern behandelt mit Graspollen-Allergoid sowie an Aluminiumhydroxid adsorbierten Graspollen-Allergenen. Allergologie 1982; 5:89-96.
3. Bellinghausen I, Enk AH, Mohamadzadeh M, Lohmann S, Knop J, Saloga J. Epidermal cells enhance interleukin 4 and immunoglobulin E production after stimulation with protein allergen. J Invest Dermatol 1996 (in Druck).
4. Björksten B, Möller C, Broberger U, et al. Clinical and immunological effects of oral immunotherapy with a standardized birch pollen extract. Allergy 1986; 41:290-5.
5. Bousquet J, Hejjaoui A, Skassa-Brociek W, et al. Double-blind, placebo-controlled immunotherapy with mixed grass-pollen allergoids. I. Rush immunotherapy with allergoids and standardized orchard grass-pollen extract. J Allergy Clin Immunol 1988; 82:439-46.
6. Bousquet J, Maasch H, Martinot B, et al. Double-blind, placebo-controlled immunotherapy with mixed grass-pollen allergoids. II. Comparisons between parameters assessing the efficacy of immunotherapy. J Allergy Clin Immunol 1988; 82:439.
7. Büchner K, Siepe M. Nutzen der Hyposensibilisierung unter wirtschaftlichen Aspekten. Allergo Journal 1995; 4:156-63.
8. Chang TL, Shea CM, Urioste S, Thompson RC, Boom WH, Abbas AK. Heterogeneity of helper/inducer T lymphocytes. III. Responses of IL-2 and IL-4 producing clones to antigens presented by different accessory cells. J Immunol 1990; 145:2803.
9. Cockcroft DW et al. Allergen injection therapy with glutaraldehyde-modified-ragweed pollen-tyrosine adsorbate. A double-blind trial. J Allergy Clin Immunol 1977; 60:56-62.
10. Creticos PS, Naclerio RM, Adkinson NRF, Norman PS. Efficacy, safety, and kinetics of oral ragweed immunotherapy in the treatment of allergic seasonal rhinitis. J Allergy Clin Immunol 1990; 85/1:165.
11. Creticos PS, Van Metre TE, Mardiney MR, Rosenberg GL, Norman PS, Adkinson NF. Dose response of IgE and IgG antibodies during ragweed immunotherapy. J Allergy Clin Immunol 1984; 73:94-104.
12. Daeron M, Malbec O, Latour S, Arock M, Fridman WH. Regulation of high-affinity IgE receptor-mediated mast cell activation by murine low-affinity IgG receptors. J Clin Invest 1995; 95:577-85.
13. DeKruyff RH, Fang Y, Umetsu DT. IL-4 synthesis by in vivo primed keyhole limpet hemocyanin-specific CD4+ T cells. I. Influence of antigen concentration and antigen-presenting cell type. J Immunol 1992; 149:3468-76.
14. Durham SR, Varney V, Gaga M, Jacobson MR, Frew AJ, Kay AB. Immunotherapy suppresses T lymphocyte infiltration in the cutaneous late phase reaction. J Allergy Clin Immunol 1991; 87:299.
15. Ewan PW, Alexander MM, Snape C, et al. Effective hyposensitization in allergic rhinitis using a potent partially purified extract of house dust mite. Clin Allergy 1988; 18:501.
16. Executive Committee American Academy of Allergy and Immunology, Position statement. The waiting period after allergen skin testing and immunotherapy. J Allergy Clin Immunol 1990; 85:526.
17. Executive Committee American Academy of Allergy and Immunology, Position statement. Personnel and equipment to treat systemic reactions caused by immunotherapy with allergenic extracts. J Allergy Clin Immunol 1986; 77:271.
18. Fischöder W, Neumann M, Veltmann G. Ergebnisse der subkutanen und oralen spezifischen Hyposensibilisierung mit Inhalationsallergenen. Allergologie 1982; 5:24-33.
19. Fuchs AM, Strauss MB. The clinical evaluation and the preparation of standardization of suspensions of a new water-insoluble whole ragweed pollen complex. J Allergy Clin Immunol 1959; 30:66.
20. Geha RS, Communale M. Regulation of immunoglobulin E antibody synthesis in man by antiidiotypic antibodies. J Clin Invest 1983; 71:46-54.
21. Giovane AL, Bardare M, Passalacqua G, Ruffoni S, Scordamaglia A, Ghezzi E, Canonica GW. A three-year double-blind placebo-controlled study with specific oral immunotherapy to Dermatophagoides: evidence of safety and efficacy in paediatric patients. Clinical and Experimental Allergy 1994; 24:53-9.
22. Gleich GJ, Zimmermann EM, Henderson LL, Yunginger JW. Effect of immunotherapy on immunoglobulin E and immunoglobulin G antibodies to ragweed antigens: a six-year prospective study. J Allergy Clin Immunol 1982; 70:261-71.
23. Haugaard L, Dahl R. Immunotherapy in patients allergic to cat and dog dander. I. Clinical results. Allergy 1992; 47:249-54.
24. Haugaard L, Dahl R, Jacobsen L. A controlled dose-response study of immunotherapy with standardized, partially purified extract of house dust mite: clinical efficacy and side effect. J Allergy Clin Immunol 1993; 91:709-22.
25. Hauser C, Snapper CM, Ohara J, Paul WE, Katz SI. T helper cells grown with hapten-modified cultured Langerhans' cells produce interleukin 4 and stimulate IgE production by B cells. Eur J Immunol 1989; 19:245-51.
26. Hedlin G, Graff Lonnevig V, Heilborn H, et al.Immunotherapy with cat- and dog-dander extracts. V. Effects of 3 years of treatment. J Allergy Clin Immunol 1991; 87:955-64.
27. Hepner MJ, Ownby DR, Anderson JA, Rowe MS, Sears Ewald D, Brown EB. Risk of systemic reactions in patients taking beta-blocker drugs receiving allergen immunotherapy injections. J Allergy Clin Immunol 1990; 86:407-11.
28. Iliopoulos O, Proud D, Adkinson NF, Jr., et al. Effects of immunotherapy on the early, late, and rechallenge nasal reaction to provocation with allergen: changes in inflammatory mediators and cells. J Allergy Clin Immunol 1991; 87:855-66.
29. Johansson SGO et al. Glutaraldehyde-pollen-tyrosine, clinical and immunological studies. Clinical Allergy 1974; 4:255-63.

30. Jung CM, Prinz JC, Rieber EP, Ring J. A reduction in allergen-induced $FC_{\varepsilon}R2$/CD23 expression on peripheral B cells correlates with successful hyposensitization in grass pollinosis. J Allergy Clin Immunol 1995; 95:77-87.
31. Jutel M, Pichler WJ, Skrbic D, Urwyler A, Dahinden C, Muller UR. Bee venom immunotherapy results in decrease of IL-4 and IL-5 and increase of IFN-gamma secretion in specific allergen-stimulated T cell cultures. J Immunol 1995; 154:4187-94.
32. Kalla M, Rozniecki J, Grzegorczyk J. Analysis of dependence of histamine release by basophils induced by pollen allergens and bronchial reactivity to inhaled Polymyxin B on the clinical state of pollen asthma patients desensitized with Pollinex. Pneumonol Pol. 1984; 52:279-86.
33. Kelso JM, Jones RT, Tellez R, Yunginger JW. Oral allergy syndrome successfully treated with pollen immunotherapy. Ann Allergy Asthma Immunol 1995; 74:391-6.
34. Kesarwala HH, Maccia C, Amaram N, Szep R, Papageorgiu P. Suppressor T cells and soluble suppressor factors in allergy: effect of immunotherapy. Clinical Allergy 1984; 14:519-24.
35. Kurzzeit-Immuntherapie auf neuer wissenschaftlicher Basis. Der Deutsche Dermatologe 1995; 43:836-7.
36. Leng X, Fu Y-X, Ye S-T, Duan S-Q. A double-blind trial of oral immunotherapy for Artemisia pollen asthma with evaluation of bronchial response to the pollen allergen and serum-specific IgE antibody. Annals of Allergy 1990; 64.
37. Lockey RF, Benedict LM, Turkeltaub PC, et al. Fatalities from immunotherapy and skin testing. J Allergy Clin Immunol 1987; 79:660.
38. Lombardo M, Carreira J. A comparison between pyridinic and non-pyridinic extraction of allergenic materials. Ann Allergy 1986; 56:72.
39. Maasch HJ, Marsh DG. Standardized extracts. Modified allergens-allergoids. Clin Rev Allergy 1987; 5:89-106.
40. Malling HJ, Weeke B (eds). Position paper. Immunotherapy. Allergy 1993; 48 (Suppl 14):9-35 (and appendicies).
41. Marsh DG. Preparation and properties of „allergoids" derived from native pollen allergens by mild formalin treatment. Int Arch Allergy Appl Immunol 1971; 41:199-215.
42. Marsh DG, Lichtenstein LM, Campbell DH. Studies on „allergoids" prepared from naturally occuring allergens. I. Assay of allergenicity and antigenicity of formalinized rye group I component. Immunology 1970; 18:705-22.
43. von Mayenburg J et al. The results of a three year hyposensitization with L-tyrosine-pollen-allergoid. Allergologie 1981; 4:36-42.
44. McMenamin C, Schon Hegrad M, Oliver J, Girn B, Holt PG. Regulation of IgE responses to inhaled antigens: cellular mechanisms underlying allergic sensitization versus tolerance induction. Int Arch Allergy Appl Immunol 1991; 94:78-82.
45. Metzger WJ et al. Clinical and immunologic evaluation of glutaraldehyde modified, tyrosine absorbed, short ragweed extract: a double-blind, placebo-controlled trial. J Allergy Clin Immunol 1981; 68:442-8.
46. Mischler TW et al. A multiclinic trial with glutaraldehyde-modified tyrosine-adsorbed ragweed pollen extract (Pollines R). Curr Therap Res 1981; 29:745-56.
47. Mosbech H, Osterballe O. Does the effect of immunotherapy last after termination of treatment? Follow-up study in patients with grass pollen rhinitis. Allergy (1988) 43:523-9.
48. Noon L. Prophylactic inoculation of hay fever. Lancet 1911; I:572-3.
49. Norman PS. Immunotherapy for nasal allergy (symposium). J Allergy Clin Immunol 1988; 81:992-6.
50. Norman PS, Marsh DG, Lichtenstein LM. Long-term immunotherapy with ragweed allergen and allergoid. J Allergy Clin Immunol 1979; 63:167.
51. Norman PS, Lawrence MD, Lichtenstein M, et al. Controlled evaluation of allergoid in immunotherapy of ragweed hay fever. J Allergy Clin Immunol 1982; 70:247-60.
52. Norman PS, Van Metre TE. The safety of allergenic immunotherapy. J Allergy Clin Immunol 1990; 85:522.
53. Nüchel Petersin B, Janniche H, Munch EP, Wihl JA, Böwadt H, Ipsen H, Lowenstein H. Immunotherapy with partially purified and standardized tree pollen extracts. I. Clinical results from a three-year double-blind study of patients treated with pollen extracts either of birch or combinations of alder, birch and hazel. Allergy (1988) 43:353-62.
54. Ohman JL. Allergen immunotherapy in asthma: evidence for efficacy. J Allergy Clin Immunol 1989; 84:133-40.
55. Rak S, Löwhangen O, Venge P. The effect of immunotherapy on bronchial hyperresponsiveness and eosinophilic cationic protein in pollen-allergic patients. J Allergy Clin Immunol 1988; 82:470-80.
56. Rocklin RE. Clinical and immunologic aspects of allergenspecific immunotherapy in patients with seasonal allergic rhinitis and/or allergic asthma. J Allergy Clin Immunol 1983; 72:323-34.
57. Rocklin RE, Pence H, Kaplan H, Evans R. Cell-mediated immune response of ragweed-sensitive patients to ragweed antigen E: in vitro lymphocyte transformation and elaboration of lymphocyte mediators. J Clin Invest 1974; 53:735-44.
58. Rocklin RE, Sheffer AL, Greineder DK, Melmon KL. Generation of antigen-specific suppressor cells during allergy desensitization. New Engl J Med 1980; 302:1213-9.
59. Sabbah A, Le Sellin J, Hassoun S, Sicard H, Andre C. A double-blind, placebo-controlled trial by the sublinguar route of immunotherapy with a standardized grass pollen extract. Allergy 1994; 49:309-13.
60. Sadan N, Rhyne MB, Mellits ED, Goldstein EO, Levy DA, Lichtenstein LM. Immunotherapy of pollinosis in children. Investigation of the immunologic basis of clinical improvement. New Engl J Med 1969; 280:623-7.
61. Saloga J, Renz H, Lack G, et al. Development and transfer of immediate cutaneous hypersensitivity in mice exposed to aerosolized antigen. J Clin Invest 1993; 91:133-40.
62. Secrist H, Chelen CJ, Wen Y, Marshall JD, Umetsu DT. Allergen immunotherapy decreases interleukin 4 production in CD4+ T cells from allergic individuals. J Exp Med 1993; 178:2123-30.
63. Secrist H, DeKruyff RH, Umetsu DT. Interleukin 4 production by CD4+ T cells from allergic individuals is modulated by antigen concentration and antigen- presenting cell type. J Exp Med 1995; 181:1081-9.
64. Sennenkamp J, Moers K, Hornung B. Empfehlungen zur Hyposensibilisierung mit Allergenextrakten. Allergo 1995; 4:205-12.
65. Sly RM. Mortality from asthma 1979-1984. J Allergy Clin Immunol 1988; 82:705-17.
66. Subcommittee on Insect Venom Allergy, Position paper. Immunotherapy with hymenoptera venoms. Allergy 1993; 48 (Suppl 14): 37-46.
67. Symington IS, O'Neil D, Kerr JW. Comparison of a glutaraldehyde modified pollen-tyrosine absorbate with an alum-precipitated pollen vaccine in the treatment of hay fever. Clinical Allergy 1977; 7:189-94.
68. Taudorf E, Weeke B. Orally administered grass pollen. Allergy 1983; 38:561-4.
69. Tomasi TBj. Oral tolerance. Transplantation 1980; 29:353-6.

70. Urbanek R, Kuhn W, Binder U. Untersuchungen zur Wirksamkeit oraler und parenteraler Hyposensibilisierung mit Pollen-Extrakten. Dtsch Med Wschr 1983; 108:1433-7.
71. Van Metre TE, Adkinson NF, Kagey-Sobotka A, et al. Immunotherapy decreases skin sensitivity to ragweed extract: demonstration by midpoint skin test titration. J Allergy Clin Immunol 1990; 86:587-8.
72. Varney VA, Gaga M, Frew AJ, Aber VR, Kay AB, Durham SR. Usefulness of immunotherapy in patients with severe summer hay fever uncontrolled by antiallergic drugs. British Medical Journal 1991; 302:265-9.
73. Varney VA, Hamid QA, Gaga M, et al. Influence of grass pollen immunotherapy on cellular infiltration and cytokine mRNA expression during allergen-induced late-phase cutaneous responses. J Clin Invest 1993; 92:644-51.
74. Wihl JA, Ipsen H, Nüchel Petersen B, Munch EP, Janniche H, Lowenstein H. Immunotherapy with partially purified and standardized tree pollen extracts. II. Results of skin prick tests and nasal provocation tests from a three-year double-blind study of patients treated with pollen extracts either of birch or combinations of alder, birch and hazel. Allergy 1988; 43:363-9.
75. Wolf H, Balda B-R. Shortterm immunotherapy (STI): Placebocontrolled Doubleblind Multicenter Study With Unmodified Tree Pollen Allergens. Allergy 1996; 51 (Suppl. 31):91.
76. Zenner HP, Baumgarten C, Rasp G, Fuchs T, Kunkel G et al. Shortterm immunotherapy (STI): Efficacy and safety of a molecular standardized unmodified grass/rye allergen preparation for patients with allergic rhinitis. J Allergy Clin Immunol (in press).

# Kapitel 12
# Notfalltherapie

Allergologische **Notfälle** durch übersteigerte immunologische Allgemeinreaktionen treten in der Regel nach einer diagnostischen oder therapeutischen Allergenzufuhr (Hyposensibilisierung, Hauttestung) auf; seltener nach einer natürlichen Allergenexposition (Insektenstiche: in den USA jährlich ca. 50 Todesfälle; seltener Nahrungsmittel). Die Häufigkeit bei Allergeninjektionen zur spezifischen Immuntherapie werden auf 1:1.000.000 bis 1:100.000 geschätzt (4, 6). In jeder Praxis oder Klinik, in der Hauttestungen, Provokationstestungen und Hyposensibilisierungsbehandlungen durchgeführt werden, **muß** daher ein entsprechend ausgerüsteter **Notfallkoffer** (Tab. 12. 1) vorhanden sein, und die Mitarbeiter müssen mit der Notfalltherapie vertraut sein! Die Anwesenheit des Arztes bei diesen Maßnahmen ist Pflicht. **Anaphylaktoide Reaktionen** werden durch die Freisetzung verschiedenster Mediatoren wie Histamine, Leukotriene oder PAF verursacht. Die Art, die Menge und das Verhältnis der Mediatoren sowie die individuelle Prädisposition bestimmen die ausgelöste Symptomatik. Diese manifestiert sich im wesentlichen an Haut, Lunge, kardiovaskulärem System und Gastrointestinaltrakt. An Haut und Schleimhäuten treten Erytheme, Urtikariae und (Quincke-)Ödeme auf (Abb. 12. 1). Zu Beginn besteht oft ein Juckreiz; häufig an Handinnenflächen und Fußsohlen (perioral, perianal). An der Lunge führen die verschiedenen Mediatoren zur Bronchokonstriktion, Hypersekretion und in unterschiedlichem Ausmaß auch zur Vasokonstriktion mit z.T. extremer Erhöhung des pulmonalen vaskulären Widerstands bis hin zur akuten respiratorischen Insuffizienz (2). In der Endstrombahn kommt es innerhalb von Sekunden bis Minuten zu einer Permeabilitätserhöhung der Kapillaren mit Plasmaexsudation und nachfolgender Hypovolämie mit Hämokonzentration. Zudem tritt eine Vasodilatation auf. Initial kann es zu einer reflektorischen Bradykardie kommen, anschließend folgt eine Tachykardie (Histamin wirkt positiv chronotrop). Bei einem fulminantem Verlauf des anaphylaktoiden Schocks kann ein primärer Kreislaufstillstand eintreten, ohne daß zuvor Reaktionen an anderen Organen beobachtet werden. Die gastrointestinalen Symptome lassen sich auf Permeabilitätsstörungen zurückführen. Darüber hinaus stimulieren Histaminrezeptoren die Darmmotorik. Unspezifische Symptome einer anaphylaktoiden Reaktion sind: Harnbzw. Stuhldrang bis zur Blasenentleerung und Defäkation sowie Uteruskrämpfe. Zentralnervöse Symptome sind: Unruhe und zerebrale Krämpfe bis hin zur Bewußtlosigkeit.

Entscheidend für die Prognose bei einer anaphylaktischen Reaktion ist die frühzeitige Behandlung der Veränderungen an Kreislauf und Lunge!

Die Unterteilung anaphylaktoider Reaktionen, je nach Schweregrad in vier Stadien, ist für die Praxis sinnvoll; da hiervon die jeweilige Therapie abhängig gemacht werden kann (2). Die von uns empfohlene Therapie entspricht den Vorgaben der „Konsensuskonferenz der Arzneimittel-

**Tab. 12.1** Standardisierter Inhalt des Notfallkoffers des Klinikums der Johannes-Gutenberg-Universität Mainz (Klinik für Anästhesiologie).

**Diagnostika**

- Stethoskop, Blutdruckmeßgerät, Taschenlampe

**Ausstattung zur Behandlung respiratorischer Störungen**

- Ambu-Beutel und PEEP-Ventil
- Sauerstoffreservoir
- Durchsichtige Beatmungsmasken
- Nasopharyngealtuben (Wendel) Größe 28 und 32
- Oropharyngealtuben (Guedel) Größe 3 und 4
- Pleurakanüle (Pleuracath nach Matthys)
- Mundkeil
- Notfallrohr
- Absaugkatheter Größe 12, 14 und 16
- Laryngoskop mit Spatel Größe 3 und 4
- Endotrachealtuben (Magill) Größe 28, 32 und 34
- Führungsstab aus Plastik
- Blockerspritze
- Xylocaingel
- Stauschlauch
- Magillzange

**Ausstattung zur Behandlung zirkulatorischer Störungen**

| | |
|---|---|
| • Kolloidale Volumenersatzmittel | |
| – Expafusion 500 ml | x 2 |
| – Sterofundin 500 ml | x 1 |
| • Natriumbicarbonat 1,4 % und 8,4 %, 250 ml | x 1 |
| • Katheter für zentralvenösen Zugang | |

**Notfallmedikamente**

| | | |
|---|---|---|
| • Adalat | 10-mg-Kapsel | x 2 |
| • Akrinor | 2-ml-Ampulle | x 2 |
| • Alupent (5 mg) | 10-ml-Ampulle | x 1 |
| • Atropin (0,5 mg) | 1-ml-Ampulle | x 5 |
| • Berotecspray | | x 1 |
| • Dopamin (200 mg) | 5-ml-Ampulle | x 2 |
| • Dobutrex (250 mg) | 5-ml-Ampulle | x 2 |
| • Ebrantil (50 mg) | 10-ml-Ampulle | x 2 |
| • Euphyllin (200 mg) | 10-ml-Ampulle | x 3 |
| • Fenistil (4 mg) | 4-ml-Ampulle | x 2 |
| • Fortecortin (100 mg) | 5-ml-Ampulle | x 1 |
| • Glukose 40 % | 10-ml-Ampulle | x 2 |
| • Heparin (25000 iE) | 5-ml-Ampulle | x 1 |
| • Isoptin (5 mg) | 2-ml-Ampulle | x 2 |
| • Ketanest (100 mg) | 2-ml-Ampulle | x 2 |
| • Lanitop (0,2 mg) | 2-ml-Ampulle | x 1 |
| • Lasix (20 mg) | 2-ml-Ampulle | x 2 |
| • Narcan (0,4 mg) | 1-ml-Ampulle | x 2 |
| • Nitrolingualspray | | x 1 |
| • Succinylcholin (100 mg) | 5-ml-Ampulle | x 2 |
| • Suprarenin (1 mg) | 1-ml-Ampulle | x 10 |
| • Tagamet (300 mg) | 2-ml-Ampulle | x 2 |
| • Valium (10 mg) | 2-ml-Ampulle | x 3 |
| • Visken (0,4 mg) | 2-ml-Ampulle | x 1 |
| • Volon A (200 mg) | 5-ml-Ampulle | x 2 |
| • Xylocain 2 % (100 mg) | 5-ml-Ampulle | x 3 |
| • NaCl 0,9 % | 10-ml-Ampulle | x 3 |

**Verbrauchsmaterial**

- Desinfektionsspray
- Kompressen
- Spritzen 2 ml, 5 ml und 10 ml
- Kanülen
- Verschiedene Pflaster
- Braunülen und Mandrins Größe 0,8, 1,2 und 1,4
- Dreiwegehahn
- Einmalskalpell
- Sterile Einmalhandschuhe
- Magensonden 14 und 16 Char

**Defibrillator** (einfaches Gerät ausreichend, EKG-Anzeige vorteilhaft)

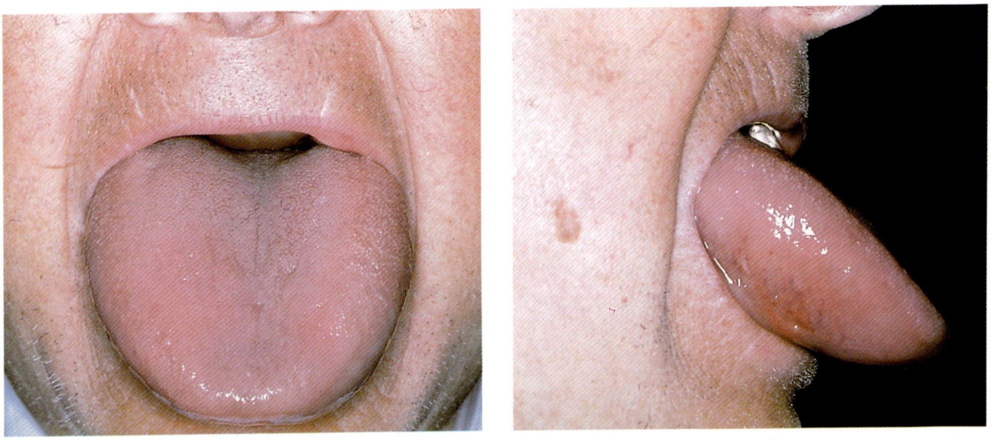

a b

**Abb. 12.1.** **a** Ödematöse Zungenschwellung bei ausgeprägter allergischer Allgemeinreaktion. **b** Ödematöse Zungenschwellung bei ausgeprägter allergischer Allgemeinreaktion.

kommission der Deutschen Ärzteschaft: Akuttherapie anaphylaktoider Reaktionen" (2).

Lokale, auf den Kontaktort beschränkte Hautreaktionen (Stadium 0) sind oftmals lästig, bedürfen jedoch in der Regel keiner speziellen Therapie (vgl. Kap. 5, S. 57 f). Bei leichten Allgemeinreaktionen (Stadium I) wie Nasenjucken, Niesreiz, Rhinorrhö, Augentränen und -jucken, Unruhe, Kopfschmerz oder disseminierten Hautreaktionen ist erhöhte Vorsicht geboten. Der Patient sollte nicht aus der Beobachtung entlassen werden. Als Alarmzeichen eines Fortschreitens der Reaktion kann ein Juckreiz an Händen und Füßen, aber auch ein perioraler und perianaler Juckreiz gewertet werden. Die weiteren therapeutischen Maßnahmen werden dem individuellen Befund angepaßt (Tab. 12.2 und 12.3).

**Tab. 12.2** Stadieneinteilung und Symptomatik anaphylaktischer und anaphylaktoider Sofortreaktionen.

| Stadium | | Symptomatik |
|---|---|---|
| 0 | Lokal (am Ort des Kontaktes mit dem Auslöser) | Lokal begrenzte (z. B. kutane) Reaktion |
| I | Leichte Allgemeinreaktion | Disseminierte kutane Reaktionen (z. B. Flush, generalisierte Urtikaria, Pruritus), Schleimhautreaktionen (z. B. an Nase und Konjunktiven), Leichte Allgemeinreaktionen (z. B. Unruhe und Kopfschmerz) |
| II | Ausgeprägte Allgemeinreaktion | Kreislaufdysregulation (Blutdruck und Pulsveränderung, Luftnot (leichte Dyspnoe, beginnender Bronchospasmus), Stuhl- bzw. Urindrang |
| III | Bedrohliche Allgemeinreaktionen | Schock (schwere Hypotension, Blässe), Bronchospasmus mit bedrohlicher Dyspnoe, Bewußtseinstrübung bzw. Bewußseinsverlust, eventuell mit Stuhl- oder Urinabgang |
| IV | Vitales Organversagen | Atemstillstand, Kreislaufstillstand |

## Allgemeine Maßnahmen

- Sofortige Beendigung der Allergenzufuhr: Anlage eines Stauschlauches zur Unterbrechung des venösen Blutabstroms; subkutane Injektion von Adrenalin (0,1 bis 0,2 mg) um und unter die Einstichstelle (Abb. 12.2).
- Ab Stadium I: Legen eines venösen, möglichst großlumigen Zuganges:
  - Flachlagerung des Patienten (Trendelenburg-Lagerung);
  - Pulsoxymeter anlegen; RR-Messung, Puls- und Atemfrequenz;
  - Applikation von Sauerstoff (4 bis 6 l/Min).
- Bei Progredienz (Stadium II etc.): zwei bis drei Zugänge und zentralen Venenkatheter legen:
  - arterielle Blutdruckmessung;
  - großzügige Flüssigkeitszufuhr.

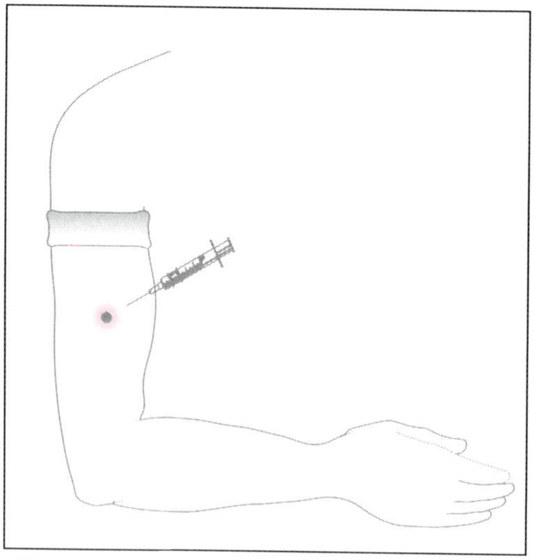

**Abb. 12.2** Allgemeine Maßnahme bei anaphylaktischen Reaktionen: Verhinderung des weiteren Allergeneinstroms durch Anlage eines Stauschlauches oberhalb der Injektionsstelle und Umspritzen mit Adrenalin.

# Atem- und Kreislaufstillstand

Bei foudroyantem Schockgeschehen kann ein Atem- und Kreislaufstillstand eintreten. Maßnahmen zur Wiederbelebung haben Aussicht auf Erfolg, wenn die Situation rechtzeitig erkannt und möglichst unverzüglich mit der Reanimation begonnen wird.

## Klinik des Atem- und Kreislaufstillstandes

- Pulslosigkeit (A. carotis, A. femoralis prüfen!).
- Bewußtlosigkeit (6 bis 12 Sekunden nach Sistieren der O2-Zufuhr zum Gehirn).
- Schnappatmung, Atemstillstand (bei primärem Kreislaufstillstand nach 15 bis 40 Sekunden).
- Weite, lichtstarre Pupillen (nach 30 bis 90 Sekunden).
- Grau-zyanotische Hautfarbe (unsicheres Zeichen).

Die Therapie erfolgt nach der **ABCD-Regel**:

Atemwege freimachen: Kopf überstrecken, Unterkiefer nach vorn und oben ziehen (Esmarch-Handgriff). Eventuelles Entfernen von Sekret bzw. Speichel aus dem Mund-Rachen-Raum.

Beatmung: Mund-zu-Mund, Mund-zu-Nase, Mund-zu-Tubus (Safar-Tubus, Guedel-Tubus). Falls vorhanden: Maskenbeatmung (Ambu-Beutel) mit 100 %igem Sauerstoff. Möglichst frühzeitige endotracheale Intubation und Beatmung. Bei massivem Larynxödem: Koniotomie oder Nottracheotomie. Beatmungsfrequenz ca. 20/Min. Beatmungserfolg kontrollieren: Atemgeräusch symmetrisch? Rückgang der Zyanose? Einsetzende Spontanatmung?

Cirkulation: Bei Herzstillstand möglichst unmittelbarer Beginn mit extrathorakaler Herzdruckmassage; zuvor präkordialer Faustschlag empfehlenswert: flache Lagerung auf harter Unterlage, Druckpunkt zwei Querfinger oberhalb des Xiphoids, auf dem unteren Sternumdrittel (bei Kindern in der Sternummitte). Die Herzdruckmassage wird mit gestreckten, angelegten Armen durchgeführt. Die Hände liegen aufeinander, nur die Handballen berühren den Druckpunkt. Die Massagefrequenz beträgt bei Erwachsenen 80/Min, bei Kindern 90/Min. Es sollte keine Unterbrechung der Herzdruckmassage länger als sieben Sekunden erfolgen.

Falls ein Helfer zur Verfügung steht, kontrolliert dieser die Suffizienz der Therapie durch Palpation der A. femoralis. Bei gleichzeitig durchgeführter Beatmung wird eine Relation von 5:1 (Herzdruckmassagen: Beatmungen) angestrebt. Zentralen Pulsschlag an Karotis- oder Femoralarterie prüfen.

Bei anaphylaktischem Schock findet sich zunächst ein Sinusrhythmus (elektromechanische Entkopplung). Durch anhaltende Hypotonie und Hypoxie kommt es zu Kammerflimmern. Eine primäre Asystolie ist bei anaphylaktischen Reaktionen nicht zu erwarten. Bei verlängerter Reanimation muß die Azidose mit Natriumhydrogencarbonat-Pufferlösung (1,4 % = isotone Lösung; wegen Volumenmangels keine hypertonen Lösungen 3,5 %, 10 %) korrigiert werden, da sonst die Katecholaminwirkung aufgehoben wird (Abb. 12.3).

Drugs (medikamentöse Therapie): Tabelle 12.3 und 12.4.

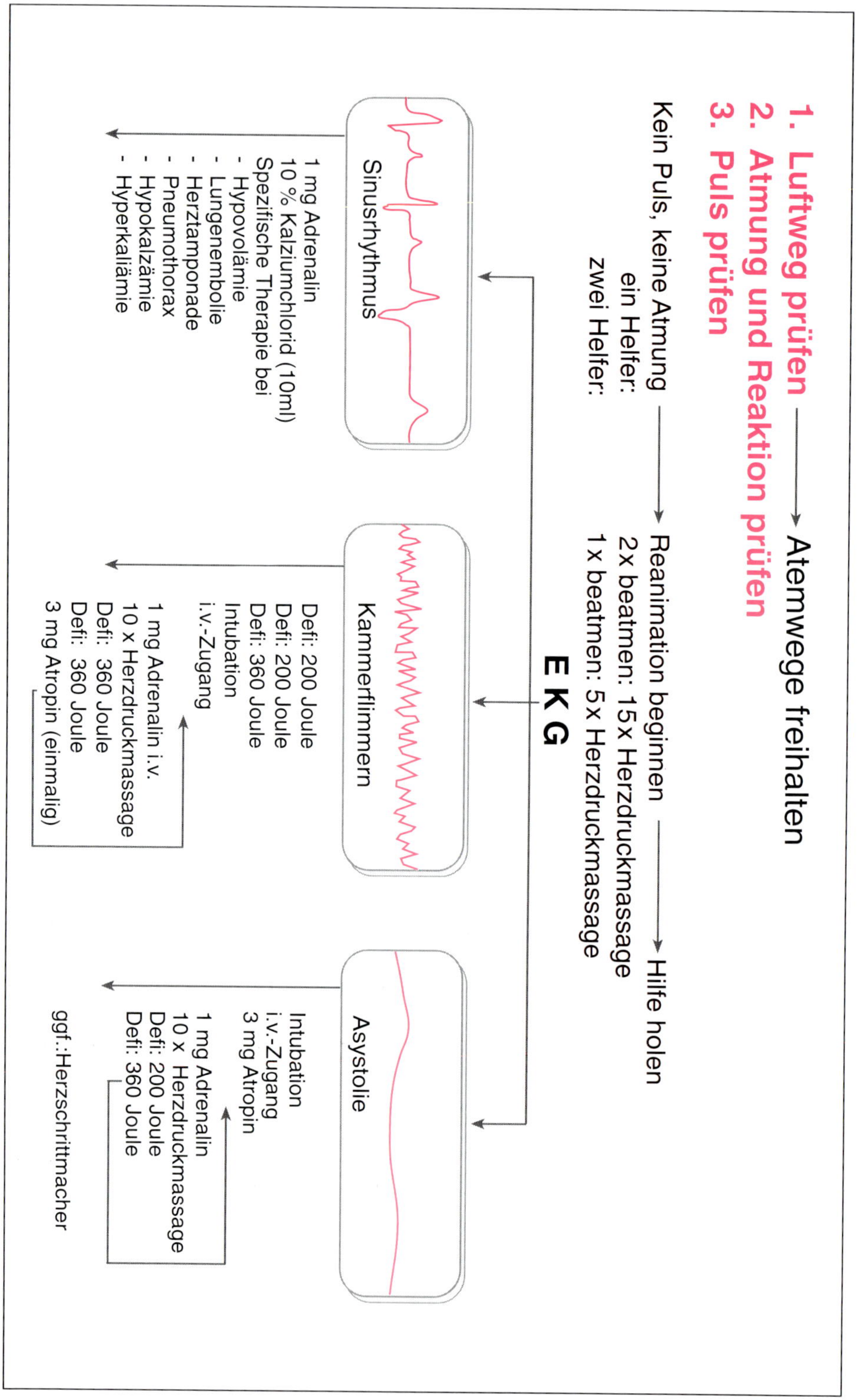


**Abb. 12.3** Schema der kardiopulmonalen Reanimation.

# Medikamentöse Therapie

In der spezifischen medikamentösen Therapie haben sich einige wenige Substanzen bewährt.

## Katecholamine

### Adrenalin

Adrenalin führt über eine Stimulation der α-Rezeptoren zur Vasokonstriktion und über eine β-mimetische Wirkung zur Bronchodilatation, aber auch zur Tachykardie (1). Darüber hinaus besitzt Adrenalin direkte, antiödematöse Eigenwirkungen. Die Adrenalinwirkung ist dosisabhängig. Bei einer höheren Dosis überwiegt der α-adrenerge Effekt. Bei pulmonaler Symptomatik im Stadium II oder III (Bronchospasmus) ist die inhalative Applikation indiziert. Als Mittel der Wahl steht Adrenalin-Medihaler® zur Verfügung. Alternativ können die zur Asthmatherapie verwendeten $\beta_2$-Mimetika (z.B. Terbulatin, Fenoterol, Salbutamol u.a.) als Dosieraerosol eingesetzt werden. Die Dosierung richtet sich nach den Nebenwirkungen (in der Regel höher als bei der Asthmatherapie). Die Maximaldosis ist erreicht, wenn Tachykardie und etwas später Tremor auftreten. Die Überwachung der Herzfrequenz ist daher Voraussetzung. **Cave:** Bei Herzkrankheiten, insbesondere bei koronaren Herzkrankheiten, ist eine Dosisreduktion erforderlich. Ein ausreichender Wirkspiegel wird nicht nur durch Inhalation erreicht, sondern auch durch Resorption über die Mundschleimhaut. Bei kardiovaskulärer Symptomatik soll Adrenalin intravenös appliziert werden. Da Arrhythmien bis zum Kammerflimmern sowie myokardiale Ischämien beschrieben wurden, darf Adrenalin nur fraktioniert in kleinen Dosierungen (ca. 0,1 mg/min) sehr langsam appliziert werden. Um eine ausreichend genaue Dosierung zu ermöglichen, sollte hierbei 1 mg (1 ml) Adrenalin in einer 10-ml-Spritze mit 9 ml 0,9%iger NaCl aufgezogen werden. Eine Maximaldosis von 1 mg Adrenalin sollte in der Regel nicht überschritten werden. Bei Situationen, in denen ein venöser Zugang nicht plaziert werden kann (Stadium III oder IV), kann Adrenalin aufgrund der schnellen Verfügbarkeit auch endobronchial oder sublingual appliziert werden. In diesem Fall sollte Adrenalin etwa zwei- bis dreimal höher als bei intravenöser Gabe dosiert werden (ca. 0,3 mg) und mit 0,9%iger NaCl oder Aqua bidest. auf ein Volumen von etwa 5 ml verdünnt werden (5); eventuell erforderliche Wiederholungsgaben sollten möglichst intravenös erfolgen. Die Wirkung von Adrenalin hält bei endobronchialer Gabe länger an als bei intravenöser Verabreichung (5). Stark gefährdete Patienten (z.B. bekannte Insektengift- oder Nahrungsmittelallergiker) können für Notfälle mit Adrenalin als Dosieraerosol (Adrenalin-Medihaler®) oder Adrenalinfertigspritzen zur intramuskulären Selbstinjektion (Fastject®) versehen werden.

### Dopamin

Ein günstigeres Wirkprofil für die Therapie kardiovaskulärer Reaktionen bietet Dopamin. Es wirkt dosisabhängig auf α- und β-Rezeptoren und besitzt eine kurze Halbwertszeit. Bei vergleichbarem α-mimetischen Effekt zeichnet sich Dopamin durch eine geringere $\beta_1$- und $\beta_2$-mimetische Wirkung aus. Steht Dopamin schnell zur Verfügung, kann die Therapie auch primär damit begonnen werden. Als Anfangsdosierung empfiehlt sich die Gabe von 35 bis 70 µg/kg/min (2,5 bis 5mg/70kg/min) Dopamin über einen Perfusor. Dies entspricht 0,5 bis 1,0 ml der 10-ml-Ampulle (50 mg) bei Erwachsenen. Gegebenfalls kann die Dosierung nach der Wirkung ad-

Tab. 12.3 Differentialindikatoren zum Einsatz von Medikamenten zur Akuttherapie anaphylaktoider Reaktionen (2).

| Stadium | Kutane Reaktionen, Unruhe, Zephalalgie | Pulmonale Reaktionen | Kardiovaskuläre Reaktionen | Progredienz/Unzureichender Therapieerfolg |
|---|---|---|---|---|
| 0 | Adrenalin s. c. | | | |
| I | $H_1$ + $H_2$-Antagonisten p. o. | i. v.-Zugang, Sauerstoff, Überwachung | i. v.-Zugang, Sauerstoff, Überwachung | Kortikosteriode i. v. |
| II | Kortikosteroide i. v. | 1. β-Mimetika oder Adrenalininhalation<br>2. Kortikosteroide i. v.<br>3. $H_1$ + $H_2$-Antagonisten i. v. | 1. Ringer-Laktat i. v.<br>2. Kolloide i. v. bis 1000 ml | Adrenalin (i. v./i. m.)<br>Zusätzliche Hilfe (ein Arzt reicht nicht)<br>Krankenhausüberwachung |
| III | | 1. β-Mimetika oder Adrenalininhalation<br>2. Kortikosteroide i. v.<br>3. Theophyllin i. v.<br>4. Adrenalin/Salbutamol i. v.<br>5. $H_1$ + $H_2$-Antagonisten i. v. | 5. Kolloide i. v.<br>6. Ringer-Laktat i. v. mehr als 2000 ml<br>7. Adrenalin (i. v./i. tr.)<br>8. Dopamin i. v. | Nach etwa 3-5 Minuten:<br>1 mg Adrenalin i. v.<br>Noradrenalin i. v.<br>$H_1$ + $H_2$-Antagonisten i. v. |
| IV | Reanimation: siehe Beschreibung im Text | | | |

aptiert werden. Um die Gefahr unerwünschter Wirkungen zu minimieren, sollte – wenn möglich – auch bei primärer Wirksamkeit von Adrenalin möglichst frühzeitig auf Dopamin gewechselt werden. Der therapeutische Vorteil von Dopamin gegenüber dem Adrenalin konnte zumindest tierexperimentell bei potentiell letalen allergischen Reaktionen gezeigt werden (3). In der Klinik sind die Erfahrungen mit Dopamin unter dieser Indikation jedoch noch begrenzt.

## Noradrenalin

Läßt sich weder durch Adrenalin noch durch Dopamin eine Kreislaufstabilisierung erzielen, empfiehlt sich nach spätestens 10 Minuten der frühzeitige Einsatz eines Katecholamins mit vorwiegend α-mimetischen Wirkungen. Die Anfangsdosierung von Noradrenalin sollte etwa 0,05 bis 0,1 mg (0,5 bis 1,0 ml der auf 10 ml verdünnten Ampulle Arterenol®) betragen und kann fraktioniert in Minutenabständen wiederholt werden (maximal etwa 1 mg/10 Min).

## Volumengabe

Plasmaexsudation und Vasodilatation sind Ausdruck schwerer anaphylaktoider Reaktionen und Ursache der kardiovaskulären Symptome. Die kausale Therapie der relativen Hypovolämie ist die adäquate Volumenzufuhr. Diese kann grundsätzlich mit Elektrolytlösungen, verschiedenen kolloidalen Plasmaersatzmitteln, humanem Plasma oder mit Albumin erfolgen. Kolloidale Lösungen haben sich jedoch als vorteilhaft erwiesen (2). **Elektrolytlösungen** verbleiben nur kurzfristig im Intravasalraum. Der Effekt von Elektrolytlösungen auf das intravasale Volumen ist bei alleiniger Gabe dieser Lösungen, zumindest bei bedrohlichen Reaktionen (Stadium III), unzureichend. Darüber hinaus wird eine verstärkte interstitielle Ödembildung begünstigt. Aus diesen Gründen sind initial höhermolekulare Lösungen zu bevorzugen. **Hydroxyethylstärke** (HES) (mit einem mittleren Molekulargewicht von 200000/0,5) ist das Volumenmittel der Wahl zur **Soforttherapie anaphylaktoider Reaktionen**. Begrenzt wird der Einsatz vor allem durch die maximal zu verabreichende Menge von etwa 20

**Tab. 12.4** Dosierung von Medikamenten, Beispiele zur Akuttherapie anaphylaktoider Reaktionen (2).

| Medikament | Packungsgröße | Dosierung | Applikation | Wiederholung |
|---|---|---|---|---|
| **Katecholamine** | | | | |
| • Adrenalin/β-Mimetika | Adrenalin-Medihaler Inhalation | 3 bis 4 Hübe initial Berotec/Salbutamol | | Frühestens nach 5 Minuten |
| • Adrenalin | 1 Ampulle = 1 mg in 1 ml, 1:10 verdünnen | 1 mg/10 ml = 1:10000, 0,1 mg/min | 1-5 ml i. v. | 5 ml i.v. alle 3 bis 5 Minuten |
| • Dopamin | 1 Ampulle = 250 mg in 5 ml | 2,5-5 mg/70 kg/min gegebenenfalls nach 10 Minuten | Perfusor 2500 mg/50 ml, gegebenenfalls 0,1 ml i.v./min | |
| • Noradrenalin | 1 Ampulle = 1 mg in 1 ml, 1:10 verdünnen | 1 mg/10 ml 0,05-1 mg/min | 1 ml i.v. | 5 ml i.v. alle 3 bis 5 Minuten |
| **Kortikosteroide** | | | | |
| • Prednisolonäquivalente | (Solu-Decortin®) 1 Ampulle = 250 mg in 5 ml 1 Ampulle = 1000 mg in 5 ml | 250-500 mg i.v. | Bis 1000 mg i.v. | Alle 8 Stunden für 24 Stunden 80-100 mg p.o. oder i.v. |
| • Theophyllin | 1 Ampulle = 200 mg in 10 ml 1 Ampulle = 500 mg in 10 ml | 5 mg/kgKG | Perfusor: langsam 10-15 ml i.v. (> 5 Min) | Weiter: 10 mg/kg/24 h |
| **Histaminantagonisten** | | | | |
| • $H_1$-Antagonisten | 1 Ampulle = Dimetindenmaleat 8 mg, Clemastin 4 mg | 1 Ampulle i.v. | Langsam 1 Ampulle i.v. (> 3 min) Histaminfreisetzung möglich | Alle 8 Stunden für 24 Stunden |
| • $H_2$-Antagonisten | 1 Ampulle = 1 Cimetidin 400 mg 2 Ranitidin 100 mg | 1 Ampulle i.v. | Langsam 1 Ampulle i.v. (> 3 min) Histaminfreisetzung möglich | P.o. oder parenteral alle 8 Stunden für 24 Stunden |
| **Volumen** | | | | |
| • Kristalloide | Ringer-Laktat ≥ 500 ml | Mehrere Liter | Unter RR-Kontrolle max. 1,5 l/24 h | |
| • Kolloide | HES10 % | 1-1,5 Liter | | |

bis 30 ml/kg/Tag (ca. 2 Liter bei einem Erwachsenen). Eine darüber hinaus erforderliche Volumenzufuhr sollte bevorzugt mit Elektrolytlösungen erfolgen. Die Ödemverstärkung durch Plasmaexsudation stellt dabei keine Kontraindikation dar. Schwere anaphylaktoide Reaktionen erfordern nicht selten die Zufuhr größerer Mengen Flüssigkeit innerhalb kurzer Zeit (zwei bis drei Liter in 20 bis 30 Minuten). Dies ist nur über einen großlumigen Zugang zu erreichen. Auch nach primärer Kreislaufstabilisierung können im Verlauf der nächsten Stunden Infusionen von mehreren Litern Flüssigkeit erforderlich werden. **Cave:** Kardiale Dekompensation bei vorgeschädigten Patienten.

## Histaminantagonisten

Histaminantagonisten können derzeit nicht als Mittel der ersten Wahl bei schweren kardiovaskulären Reaktionen empfohlen werden. Ihr Einsatz scheint gerechtfertigt zu sein, wenn die primär eingeschlagene Therapie nicht innerhalb kürzerer Zeit zu einer Stabilisierung des Kreislaufs führt (2). Wegen des erforderlichen raschen Wirkungseintritts kommen für die Therapie anaphylaktoider Reaktionen nur die älteren, sedierenden $H_1$-Antagonisten in Frage (Clemastin, Dimetinden, Chlorpheniramin), nicht aber die neuen, nichtsedierenden $H_1$-Antagonisten. Zusätzlich ist oftmals die Gabe eines $H_2$-Antagonisten empfehlenswert. Hier wird meist Cimetidin, gelegentlich auch Ranitidin genannt (2). Empfehlenswert ist die Kombination von Dimetindenmaleat mit Cimetidin (Fenistil® mit Tagamet®): ca 0,1 mg Dimetindenmaleat/kg und 5 mg Cimetidin/kg; alternativ: Dimetindenmaleat mit Ranitidin (1 mg/kg) oder Clemastin (Tavegil®) mit Cimetidin (0,05 mg/kg). Diese Dosis ist grundsätzlich als Kurzinfusion über mindestens 5 Minuten zu verabreichen.

## Glukokortikosteroide

Glukokortikosteroide sind vorwiegend bei kutanen und pulmonalen Symptomen indiziert. Das Wirkprinzip der Glukokortikosteroide ist in Kapitel 10, S. 103 ff erläutert. Aus den dort angeführten Erläuterungen wird ersichtlich, daß mit einer Wirkung nicht sofort gerechnet werden kann. Bei **progredienten kutanen Reaktionen** läßt sich häufig durch rechtzeitige Gabe von 50 bis 125 mg Prednisolon i.v. oder entsprechender Äquivalente das Fortschreiten zu einer systemischen Reaktion verhindern. In der Therapie **akuter pulmonaler Reaktionen** (Bronchokonstriktion) werden Kortikosteriode neben den β-Mimetika eingesetzt (Wirkung: Bronchodilation, Minderung des bronchialen Schleimhautödems und der Mukosekretion). Im Stadium II sind 50 bis 125 mg Prednisolonäquivalente meist ausreichend. Im Stadium III muß gegebenfalls kurzzeitig eine höhere Dosierung erfolgen (unspezifische Kortikoidwirkungen). Insbesondere nach Kontrastmittel-, Hyposensibilisierungs- und Nahrungsmittelreaktionen sowie bei Insektenstichallergien beobachtet man nicht selten einen biphasischen Verlauf. Hier sind Kortikosteriode geeignet für die **Prophylaxe von Rezidivreaktionen** bzw. allergischen Spätreaktionen. Sie sollten über mindestens 24 Stunden gegeben werden (dreimal 40 bis 125 mg Prednisolonäquivalente), was auch der mindesterforderlichen Überwachungszeit nach schweren allergischen Reaktionen entspricht.

## Theophyllin

Der vermutete Wirkmechanismus von Theophyllin umfaßt die Hemmung der Ermüdbarkeit der Atemmuskulatur, der Mediatorenfreisetzung, die Erhöhung der Adrenalinkonzentration und die Bronchodilatation. Die einzige Indikation für Theophyllin bei anaphylaktoiden Reaktionen ist die **schwere bronchospastische Reaktion**, die auf die Therapie mit β-Mimetika und Kortikosteroiden allein nicht ausreichend anspricht. Theophyllin wirkt deutlich schwächer bronchodilatatorisch als die β-Mimetika; seine Wirkung addiert sich jedoch zu deren Wirkung hinzu. Ist die Gabe von Theophyllin angezeigt, sollte mit einer initialen Dosis von etwa 5 mg/kg begonnen und – falls erforderlich – weitere 10 mg/kg über 24 Stunden gegeben werden.

## Kalzium

Es gibt keine Hinweise auf einen positiven Effekt von Kalzium bei systemischen anaphylaktoiden Reaktionen. Kalzium kann im Schock, besonders nach einer Adrenalintherapie, eine Verschlimmerung der Zellzerstörung, eine Myokardkontraktur, ein irreversibles Kammerflimmern und eine Verstärkung der zerebralen Minderperfusion verursachen (2). Angesichts dieser potentiell gefährlichen Folgen muß vom Einsatz des Kalziums bei anaphylaktoiden Reaktionen abgeraten werden.

**Literatur**


1. Barach EM, Nowak RM, Lee TG, Tomlanovich MC. Epinephrine for treatment of anaphylactic shock. JAMA 1984; 251:2118-22.
2. Lindner UK. Akuttherapie anaphylaktoider Reaktionen. Ergebnisse einer interdisziplinären Konsensuskonferenz. HNO 1994; 42:570-81.
3. Molls M, Bernauer W. Effects of catecholamines and sympathicolytics on survival and circulatory parameters in protracted anaphylactic shock in guinea pigs. Int Arch Allergy Appl Immunol 1976; 52:15-20.
4. Norman PS, VanMetre TE. The safety of allergenic immunotherapy. J Allergy Clin Immunol 1990; 85: 522-5.
5. Schüttler J. Die endobronchiale Pharmakotherapie bei der kardiopulmonalen Reanimation. Notfallmedizin 1990; 16:760-9.
6. Weber RW, Vaughan TR, Dolen WK. A ten-year review of adverse reactions to immunotherapy. J Allergy Clin Immunol 1988; 81:295.

# Sachverzeichnis